U0642369

常见急危重症临床诊治概要

主　编

杨娉婷　中南大学湘雅三医院

刘心利　中南大学湘雅三医院

杨　姣　中南大学湘雅二医院

林泉成　湖南中医药大学第一附属医院

副主编

俞婧佳　中南大学湘雅三医院

任昌发　贵州省关岭布依族苗族自治县人民医院

徐光启　通辽市人民医院

龙　霞　中南大学湘雅二医院

中南大学出版社
www.csupress.com.cn

图书在版编目（CIP）数据

常见急危重症临床诊治概要／杨娉婷等主编. —长
沙：中南大学出版社，2025.2
ISBN 978-7-5487-5007-9

Ⅰ. ①常… Ⅱ. ①杨… Ⅲ. ①常见病－急性病－诊疗
②常见病－险症－诊疗 Ⅳ. ①R459.7

中国国家版本馆 CIP 数据核字（2023）第 205986 号

常见急危重症临床诊治概要

CHANGJIAN JIWEI ZHONGZHENG LINCHUANG ZHENZHI GAIYAO

杨娉婷　刘心利　杨姣　林泉成　主编

□出 版 人	林绵优	
□责任编辑	陈　娜	
□责任印制	唐　曦	
□出版发行	中南大学出版社	
	社址：长沙市麓山南路	邮编：410083
	发行科电话：0731-88876770	传真：0731-88710482
□印　　装	广东虎彩云印刷有限公司	

□开　　本	787 mm×1092 mm　1/16	□印张 15.25	□字数 360 千字
□版　　次	2025 年 2 月第 1 版	□印次 2025 年 2 月第 1 次印刷	
□书　　号	ISBN 978-7-5487-5007-9		
□定　　价	98.00 元		

前　　言

　　急危重症是临床上必须在短时间内做出诊断并及时处理的一类危重病。危重症的发病机制复杂,病理损害严重,临床表现复杂多变,病情进展迅速,预后凶险,历来备受临床医务工作者的重视。也正因为如此,急危重症医学已成为临床医学领域中极其重要的一门新的医学学科。急危重症救治水平的日益提高对提高抢救成功率和降低病死率、致残率起着重要作用。

　　本书主要对临床常见急危重症的病因、发病机制、临床表现、辅助检查、诊断和鉴别诊断及治疗方案等进行详细的阐述。本书注重临床实际应用,重点讲述急危重症治疗关键的诊治内容,使读者能够对疾病有一个系统和全面的认识。本书内容精练、条理清楚、一目了然,指导对象明确,实用性强,可供急诊科、重症科及相关医务工作者参考阅读。

　　本书在编撰过程中,参阅了大量相关专业文献书籍,但由于各位编者的临床经验及编写风格有所差异,加之时间仓促,故各章衔接尚有不妥之处,望广大同仁予以指正,以期再版时修改完善。

目　　录

第一章 呼吸系统常见急危重症

第一节 急性上呼吸道感染

急性上呼吸道感染简称上感,为外鼻孔至环状软骨下缘包括鼻腔、咽或喉部急性炎症的概称。其中大多数由病毒引起,少数为细菌所致。其发病不分年龄、性别、职业和地区。全年皆可发病,冬春季较多。免疫功能低下者易感。通常病情较轻,病程短,可自愈,预后良好。但少数急性病毒性心肌炎患者早期或前驱期的表现与上呼吸道感染相似,首诊医生应警惕,以免漏诊、误诊,造成严重后果。

一、病因与发病机制

急性上呼吸道感染有70%～80%由病毒引起。包括鼻病毒、冠状病毒、腺病毒、流感和副流感病毒、呼吸道合胞病毒、埃可病毒、柯萨奇病毒等。另有20%～30%的上呼吸道感染由细菌引起。细菌感染可直接感染或继发于病毒感染之后,以口腔定植菌溶血性链球菌为最常见,其次为流感嗜血杆菌、肺炎球菌、葡萄球菌等,偶或为革兰氏阴性菌。其感染主要表现为咽炎或扁桃体炎。当人体受凉、淋雨、过度疲劳以及气候突变等诱因使人的全身或呼吸道局部防御功能降低时,则原已存在于上呼吸道的或从外界侵入的上述病原体(病毒和细菌)可迅速繁殖,引起本病。老幼体弱者、免疫功能低下者或慢性呼吸道疾病患者,更易诱发。

二、诊断

(一)临床表现
根据病因不同,临床表现可有以下不同的类型。

1.普通感冒

普通感冒为病毒感染引起,俗称"伤风",又称急性鼻炎或上呼吸道卡他。起病较急,主要表现为鼻部症状,如打喷嚏、鼻塞、流清水样鼻涕,也可表现为咳嗽、咽干、咽痒或灼热感,甚至鼻后滴漏感。咳嗽、咽干和鼻后滴漏感与病毒诱发的炎症介质导致的上呼吸道传入神经高敏状态有关。2～3天后鼻涕变稠。可伴咽痛、头痛、流泪、味觉减退、呼吸不畅、声嘶等症状。有时咽鼓管炎可使听力减退。一般无发热及全身症状,或仅有低热、不适、轻度畏寒、头痛表现。检查可见鼻腔黏膜充血、水肿、有分泌物,咽部轻度充血。如无并发症,一般经5～7天痊愈。

2.急性病毒性咽炎和喉炎

①急性病毒性咽炎多由鼻病毒、腺病毒、流感病毒、副流感病毒以及肠道病毒、呼吸道合胞病毒等引起。临床特征为咽部发痒和灼热感,咽痛不明显。当吞咽疼痛时,常提示有链球菌感染。咳嗽少见。流感病毒和腺病毒感染时可有发热和乏力症状。体检可见咽部明显充血和水肿,颌下淋巴结肿大且触痛。腺病毒咽炎可伴有眼结膜炎。②急性病毒性喉炎多由流感病毒、副流感病毒及腺病毒等引起。临床特征为声嘶、讲话困难、咳嗽时咽喉疼痛,常有发热、咽痛或咳嗽表现。体检可见喉部水肿、充血,局部淋巴结轻度肿大和触痛,可闻及喉部的喘息声。

3.急性疱疹性咽峡炎

常由柯萨奇病毒A引起,表现为明显咽痛、发热,病程约1周。检查可见咽充血,软腭、腭垂、咽及扁桃体表面有灰白色疱疹及浅表溃疡,周围有红晕,以后形成疱疹。该病多于夏季发作,多见于儿童,偶见于成人。

4.急性咽结膜炎

主要由腺病毒、柯萨奇病毒等引起。临床表现为发热、咽痛、畏光、流泪,咽及结合膜明显充血。病程4~6天,该病常发生于夏季,由游泳传播,儿童多见。

5.急性咽扁桃体炎

主要由溶血性链球菌引起,其次为流感嗜血杆菌、肺炎球菌、葡萄球菌等引起。起病急,表现为明显咽痛、畏寒、发热,体温为39℃以上。检查可见咽部明显充血,扁桃体肥大、充血,表面有黄色脓性分泌物,颌下淋巴结肿大、压痛,肺部无异常体征。

(二)实验室检查

1.血象

病毒性感染时,白细胞计数多正常或偏低,淋巴细胞比例升高;细菌感染时,白细胞计数常增多,有中性粒细胞增多和核左移现象。

2.病原学检查

因病毒类型繁多,且明确类型对治疗无明显帮助,一般无须做病原学检查。细菌培养可判断细菌类型同时做药物敏感试验可指导临床用药。

(三)诊断注意事项

根据鼻咽部的症状和体征,结合血常规和阴性胸部X线检查可作出临床诊断,一般无须进行病因诊断。特殊情况下可行细菌培养或病毒分离,或病毒血清学检查等以确定病原体。但须与初期表现为感冒样症状的其他疾病鉴别:①过敏性鼻炎,临床上很像感冒,但其起病急骤,鼻腔发痒,打喷嚏频繁,鼻涕呈清水样,无发热,咳嗽较少。多由过敏因素如螨虫、灰尘、动物皮毛、低温等刺激引起。如脱离过敏原,在数分钟至1~2小时内症状即消失。检查显示鼻黏膜苍白、水肿,鼻分泌物涂片可见嗜酸性粒细胞增多。②流行性感冒,常有明显的流行。其起病急,全身症状较重,表现为高热,全身酸痛,眼结膜炎症明显,但鼻咽部症状较轻。病毒分离或血清学诊断可供鉴别。③急性传染病前驱期症状,如麻疹、脊髓灰质炎、脑炎、肝炎等,在患病初期常有上呼吸道症状,在这些病的流行季节或流行区应密切观察,并进行必要的实验室检查,以资鉴别。

三、治疗

1.对症治疗

病情较重或年老体弱者应卧床休息,应忌烟、多饮水,室内保持空气流通。如有发热、头痛症状,可选用复方阿司匹林、吲哚美辛(消炎痛)、索米痛片(去痛片)等药;咽痛可用各种喉片如溶菌酶片、健民咽喉片,或中药六神丸等口服;若声音嘶哑,可用超声雾化治疗;鼻塞、流涕可用1%麻黄碱滴鼻。

2.抗菌药物治疗

普通感冒无须用抗菌药物,除非有白细胞升高、咽部脓苔、咳黄痰和流鼻涕等细菌感染证据。常选口服青霉素、第一代头孢菌素、大环内酯类或喹诺酮类药物。极少需要根据病原菌选用敏感的抗菌药物。

3.抗病毒药物治疗

对于无发热症状、免疫功能正常、发病超过两天的患者一般无须应用抗病毒药物治疗。对于免疫缺陷患者,可早期常规使用。①利巴韦林(病毒唑):10～15 mg/(kg·d)分2次静脉滴注;或0.8～1.0 g/d分3～4次口服。孕妇和备孕妇女禁用。②奥司他韦:75 mg口服,每日2次,共5天。利巴韦林和奥司他韦有较广的抗病毒谱,对流感病毒、副流感病毒和呼吸道合胞病毒等有较强的抑制作用,可缩短病程。

4.中医中药治疗

可供选用的中成药有清热解毒口服液、双黄连口服液、痰热净注射液等。

第二节　急性气管-支气管炎

急性气管-支气管炎是由生物、物理、化学刺激或过敏等因素引起的气管-支气管黏膜的急性炎症。多为散发,无流行倾向,年老体弱者易感。临床主要症状有咳嗽和咳痰。常发生于寒冷季节或气候突变之时。也可由急性上呼吸道感染蔓延而来。

一、病因与发病机制

病原体与上呼吸道感染类似。常见病毒为腺病毒、流感病毒、冠状病毒、鼻病毒、呼吸道合胞病毒和副流感病毒等;常见细菌为流感嗜血杆菌、肺炎球菌、卡他莫拉菌等;近年来衣原体和支原体感染明显增加。在病毒感染的基础上继发细菌感染亦较多见。受物理与化学性刺激如过冷空气、粉尘,吸入某些刺激性气体或烟雾(如二氧化硫、二氧化氮、氨气、氯气等)等,均易引起本病。常见的吸入过敏原包括花粉、有机粉尘、真菌孢子、动物皮毛和排泄物,或对细菌、蛋白质或寒冷空气过敏者也可发病。寄生虫如钩虫、蛔虫等幼虫在肺脏移行时,也可以引起气管-支气管炎。儿童有急性气管-支气管炎反复发作者,应排除少见疾病如囊性纤维化肺病或低免疫球蛋白血症的可能性。

二、诊断

(一)临床表现

起病较急,常先有急性上呼吸道感染症状,如鼻塞、打喷嚏、咽痛、声嘶等。全身症状轻微,仅有轻度畏寒、发热、头痛及全身酸痛等症状。咳嗽开始不重,呈刺激性,痰少。1~2天后咳嗽加剧,痰由黏液转为脓性黏液。部分病例常在晨起、晚上睡前、体位改变、吸入冷空气时或体力活动后,有阵发性咳嗽;有时甚至终日咳嗽。剧咳时可伴恶心呕吐或胸腹肌痛。当伴发支气管痉挛时,可出现程度不等的气促,伴胸骨后发紧感。体检显示两肺呼吸音增粗,散在干、湿性啰音。啰音的部位常不恒定,咳痰后可减少或消失。急性气管-支气管炎一般呈自限性,发热和全身不适可在3~5天内消退,咳嗽有时延长数周方痊愈。如迁延不愈,日久可演变为慢性支气管炎。有慢性阻塞性肺病等基础疾病患者,病情较重,可有发绀、气急等症状,好转也延缓。

(二)辅助检查

血白细胞计数多无明显改变。继发感染较重时,白细胞数可升高。痰涂片或血培养可发现致病菌。X线胸片检查大多数正常或肺纹理增粗。

(三)诊断注意事项

本病主要应与流行性感冒、急性上呼吸道感染等疾病相鉴别。此外,支气管肺炎、肺结核、肺癌、肺脓肿、麻疹、百日咳等多种肺部疾病可伴有急性支气管炎的症状,应详细检查,加以鉴别。

三、治疗

1.对症治疗

患者有全身症状时应适当休息,注意保暖,多饮水。咳嗽无痰或少痰者,可服用喷托维林(咳必清)25 mg、右美沙芬10~30 mg或可待因15~30 mg,每日3次口服。痰稠不易咳出时,可服氨溴索15~30 mg,或溴己新(必嗽平)8~16 mg,每日3~4次;或用0.9%氯化钠注射液超声雾化吸入。较为常用的药物为兼顾止咳和化痰的复方甘草合剂,也可选用其他中成药止咳化痰。出现哮鸣音时,可服用氨茶碱0.1 g,特布他林(博利康尼)2.5 mg,或沙丁胺醇(舒喘灵)2.4 mg,每日3次。高热患者可服用复方阿司匹林等。

2.抗菌药物治疗

仅在有细菌感染证据时应用。患者一般咳嗽10天以上,细菌、支原体、肺炎衣原体等感染的几率较大。可首选新大环内酯类、青霉素类药物,亦可选用头孢菌素类或喹诺酮类等药物。美国CDC推荐服用阿奇霉素(0.5 g/d)5天,克拉霉素(0.5~1.0 g/d,分2次口服)7天或红霉素(1~2.0 g/d,分3~4次用)14天。多数患者口服给药即可,症状较重者可经肌内注射或静脉滴注给药。少数患者需要根据病原体培养结果来指导用药。

第三节　急性呼吸窘迫综合征

急性呼吸窘迫综合征（ARDS）是指由各种肺内外致病因素导致的急性弥漫性肺泡损伤和进而发展的急性呼吸衰竭。主要病理特征是炎症导致肺微血管通透性增高，肺泡腔渗出富含蛋白质的液体，进而导致肺水肿及透明膜形成，常伴肺泡出血。主要病理生理改变是肺容积减少、肺顺应性降低和严重的通气/血流比例失衡。临床表现为呼吸窘迫、顽固性低氧血症和呼吸衰竭，肺部影像学表现为双肺渗出性病变。

1994 年的美国欧洲 ARDS 共识会议（AECC）提出了急性肺损伤（ALI）/ARDS 的概念。ALI 和 ARDS 为同一疾病过程的两个阶段，ALI 代表早期和病情相对较轻的阶段，而 ARDS 代表后期病情较严重的阶段，55% 的 ALI 会在 3 天内进展为 ARDS。鉴于用不同名称区分严重程度可能给临床和研究带来困惑，2012 年在 *JAMA* 发表的 ARDS 柏林诊断标准取消了 ALI 命名，将本病统称为 ARDS，原 ALI 基本相当于现在的轻症 ARDS。

一、病因和发病机制

ARDS 的病因各异，但共同基础是肺泡—毛细血管的急性损伤。其机制至今未完全阐明，但已确认它是系统性炎症反应综合征（SIRS）的一部分，涉及两个主要过程即炎症细胞的迁移和聚集以及炎症介质的释放，它们相辅相成，作用于肺泡毛细血管膜，从而导致血管通透性增高。

二、诊断

（一）临床表现

1.起病情况

ARDS 多于原发病起病后 7 天内发生，约半数发生在 24 小时内。起病急且隐秘，尤其是在基础疾病发生后的 12～72 小时内，常被原发病症状所掩盖，极易漏诊误诊。

2.主要临床表现

ARDS 多见于脓毒血症、严重创伤、休克、误吸、急性胰腺炎等原发病发展过程中。发病早期易与肺部感染或右心力衰竭相混淆。患者呼吸急促窘迫，一般大于 28 次/min，吸气时可见到锁骨上窝、胸骨上窝下陷，呼吸呈进行性增快，为 50～60 次/min。但是并非所有的患者呼吸次数大于 28 次/min，一些老弱病残患者，呼吸频率超过 20 次/min，也应引起注意。患者咳血痰，可有不同程度的咳嗽，少量咳痰及咯血，咳血水样痰是 ARDS 的典型症状之一；缺血症状，发绀、缺氧的症状不会被吸氧治疗而改善；发热，多见于由脓毒血症及脂肪栓塞引起的 ARDS 患者。发病早期患者可以没有肺部啰音，但是随着疾病的进展，湿啰音逐渐增多。患者表现为烦躁不安或淡漠，曾有报道称约 51% 的 ARDS 患者可出现烦躁、神志恍惚或淡漠症状。

3.既往病史

患者常有原发病,该病可分为肺内、肺外因素疾病。直接肺损伤因素:严重的肺部感染、胃内容物吸入、肺挫伤、吸入有毒气体、淹溺、氧中毒等。间接肺损伤因素:脓毒血症、严重的非胸部创伤、严重的胰腺炎、大量的输血、体外循环、DIC 等。具有这些基础疾病的患者,出现相应的临床症状体征,均应引起警惕。

(二)体格检查

(1)一般情况:患者表现为急性病容,呼吸急促,随着病情的进展,可以出现"三凹征"、发绀,可有不同程度的发热。有外伤史者,可有外伤的表现。其他基础病者,有相应的临床表现。

(2)感染者多有发热。

(3)肺部早期可无啰音,随着病情的进展,可闻及干湿啰音,后期可出现肺实变体征。

(三)实验室检查及其他辅助检查

1.血常规

ARDS 早期,白细胞计数(WBC)可一过性下降,随着病情的进展,WBC 回升至正常,感染期间 WBC 可显著高出正常范围。

2.血气分析

ARDS 早期 PaO_2 明显低于正常,低氧血症即使吸入高浓度氧,也难以纠正,$PaO_2 < 50$ mmHg 是重要的诊断依据。氧合指数(PaO_2/FiO_2)< 200 mmHg,有助于诊断。早期 ARDS 可以出现过度通气,$PaCO_2$ 一般低于正常,如怀疑为 ARDS,同时又出现 PaO_2 和 $PaCO_2$ 同时降低,是早期 ARDS 的诊断依据。如 $PaCO_2$ 升高,提示病情严重,预后不良;早期 ARDS,pH 升高,显示呼吸性碱中毒;病程晚期,因代谢性酸中毒合并呼吸性酸中毒,pH 往往降低。

3.胸部 X 线和 CT 检查

因肺损伤的程度、损伤的类型、严重程度、治疗措施不同和有无并发症,X 线表现不同。CT 扫描可显示病变从头向足以及从腹向背两个方向上形成的密度递增征象,患者取仰卧位时,腹侧肺野透亮度接近正常,而实变影位于背侧脊柱两旁,中间区域则呈现磨玻璃样改变。

(1)早期:ARDS 发病 24 小时之内,患者表现为显著的呼吸困难,常有发绀表现,胸片多无异常,或肺纹理增粗,边缘模糊,提示有一定的间质性肺水肿改变,重症者可有小片状模糊阴影。

(2)中期:患者发病的 1～5 天,临床表现为急性呼吸窘迫症状,持续性缺氧,X 线胸片显示肺实变为主要特征,表现为两肺的散在的大小不等、边缘模糊、浓密的斑片状阴影,常融合成片,呈现均匀致密磨玻璃影。有时有支气管充气相,心影边缘清晰,肺实变呈区域性、重力性分布,以中下肺野和肺外带为主,区别于心源性肺水肿。

(3)晚期:患者发病多在 5 天以上,临床症状进行性加重,呼吸窘迫,烦躁不安,或神志模糊。X 线表现为两肺大片密度均匀的磨玻璃样改变,支气管充气相明显,心影边缘不清或消失,呈"白肺"表现。

当患者病情好转时,病变吸收先从肺泡开始,其次是间质,少数患者出现不同程度的间质性纤维化。

4.心脏功能检查

除非患者存在心脏基础疾病或由严重炎症反应引起 ARDS 可能并发感染性心肌炎或心肌功能受损,否则通常情况下,ARDS 患者心脏功能正常。可通过超声、胸阻抗、唯捷流、PiCCO 等监测手段对心脏功能如心指数等进行评估,有助于协助鉴别诊断。

5.血流动力学监测

(1)漂浮导管,亦称肺动脉导管(PAC),可通过监测肺动脉楔压(PAWP)协助排除心力衰竭。因 PAWP 间接反映左心房压力。如 PAWP>20 mmHg 提示肺渗出性病变与心源性因素有关。PAWP 在 5~10 mmHg 提示肺渗出性病变与心源性因素的相关性不大。

(2)PiCCO(经肺热稀释脉搏轮廓持续心排血量测定),它能全面反映血流动力学参数和心脏舒缩功能的变化。该方法可测定血管外肺水(EVLW)及肺血管通透性指数(PVPI)。EVLW 是指肺组织内液体的相对含量;若 EVLW 升高,且 PVPI 升高,提示存在肺毛细血管渗漏。此外,PiCCO 还可监测全心射血分数(GEF)、心功能指数(CFI)、左心室收缩力指数(dPmx),均为评价心脏收缩功能指标,有助于协助鉴别肺渗出性改变及严重低氧血症是否与心脏因素有关。

(3)超声检查:肺部超声可用于监测血管外肺水。若肺部超声提示双侧前胸可见超声肺彗星尾征(如激光束一样起自胸膜线直达超声机荧屏底部的垂直强回声线,随肺滑动而移动)为主时,提示存在间质性肺水肿。心脏超声可以评价心脏的收缩力和泵血能力,有助于协助鉴别肺渗出性改变及严重低氧血症是否与心脏因素有关。

(四)诊断要点

ARDS 的临床表现主要为呼吸窘迫、呼吸衰竭及肺水肿征象,其临床特点:患者发病前几天多有严重创伤、烧伤、感染、大手术史,突然出现呼吸急促、呼吸困难,可咳水样血痰,可见低氧血症,即使吸入高流量氧,也不能纠正。

2012 年提出的柏林诊断标准如下。

1.时限

具有已知临床损害或呼吸症状新发或加重后 1 周内出现。

2.影像学改变

X 线或 CT 影像学表现为双肺致密影,不能完全以胸腔积液、肺不张或结节解释。

3.肺水肿

无须测定患者肺动脉楔压,无法用心力衰竭或体液超负荷完全解释的呼吸衰竭则可认为存在 ARDS。如果不存在危险因素,则需要进行客观评估(例如超声心动图)以排除流体静力性肺水肿。

4.氧合状态

如果海拔高于 1000 m,校正因子应计算为 $PaO_2/FiO_2×$(大气压力$/760$ mmHg)

(1)轻度:200 mmHg$<PaO_2/FiO_2\leqslant$300 mmHg,且呼气末正压(PEEP)或持续气道正压(CPAP)$\geqslant$5 cmH$_2$O。

(2)中度:100 mmHg$<PaO_2/FiO_2\leqslant$200 mmHg,且 PEEP$\geqslant$5 cmH$_2$O。

(3)重度:$PaO_2/FiO_2 \leqslant 100$ mmHg,且 PEEP$\geqslant 5$ cmH$_2$O。

（五）鉴别诊断

注意与一些临床表现和辅助检查相似的疾病相鉴别。

1.心源性肺水肿

见于各种原因引起的急性左心功能不全,其病理基础是左心功能衰竭导致肺循环流体静压升高,液体漏出肺毛细血管,故水肿液蛋白含量不高。因此不易形成透明膜。ARDS 则因肺泡毛细血管膜损伤,通透性增加,水肿液蛋白含量高。

2.非心源性肺水肿

有明确的大量输液、快速输液,抽胸腔积液过多过快,肺水肿的症状、体征出现快,X 线的表现出现也快,并且是临床诊断的重要依据,表现为肺纹理增多变粗,吸氧后症状改善较快。

3.急性肺栓塞

患者骤然起病,呼吸急促,烦躁不安,咯血,发绀,血气分析显示 PaO_2 和 $PaCO_2$ 下降,与 ARDS 相似,但是有下肢深静脉血栓形成的病史及肿瘤、羊水栓塞等病史。患者多有胸闷、胸痛或咯血症状。体检可有心动过速、肺动脉第二心音亢进伴分裂、肺部湿啰音、胸膜摩擦音或胸腔积液体征等,但并非特异性。实验室检查:D-二聚体升高。若其多次小于 500 $\mu g/L$,则一般可排除急性肺栓塞。超声心动图可提示右心功能不全,或肺动脉主干有血栓存在,或肺动脉高压、右心室壁运动减弱。典型的心电图表现为:Ⅰ导联 S 波加深,R 波变小,ST 段显示 J 点降低,T 波多直立。Ⅲ导联 Q 波变大,T 波倒置(即 $S_I Q_{III} T_{III}$ 改变),胸导联顺时针方向转位,并呈动态变化。胸部薄层增强 CT、选择性的肺动脉造影和同位素核素扫描有助于鉴别。

4.张力性自发性气胸

患者起病急,起初突发胸痛,呼吸困难,急促严重,烦躁不安,有发绀、出汗、休克表现。典型的气胸体征表现为:患者胸腔饱满,肋间隙膨隆,气管及心尖搏动向健侧移位,呼吸运动减弱或消失,叩诊呈鼓音,语音震颤及呼吸音减弱或消失。左侧气胸时心脏浊音界叩不清,右侧气胸时肝脏浊音界叩不清。X 线表现为:萎陷的肺组织缩向肺门,可见气胸线。张力性气胸时可见纵隔向健侧移位。

5.急性心肌梗死

出现以急性左心力衰竭为主的临床表现,如突发的胸闷、呼吸困难、窒息感、胸骨后压榨性疼痛持续 1 小时以上,心源性哮喘发作,甚至端坐呼吸、出冷汗、头晕等。实验室检查:①CPK 于梗死后 4～8 小时升高,24 小时达高峰,72 小时恢复正常。CPK 升高还可以见于心肌炎、肺梗死、糖尿病等。②LDH 在发病 1～2 天后升高,3～6 天达高峰,8～14 天恢复正常。心肌炎、肺梗死、肝炎也可见其升高。③心电图改变,急性早期,ST 段抬高、T 波高尖。24～48 小时达高峰,并出现病理性 Q 波,同时伴有 ST 段弓背向上抬高。

三、治疗

（一）治疗原则

(1)尽早明确诊断,早期治疗。

(2)积极治疗原发病。如处理创伤,脓毒症抗感染治疗。

（3）同时给予积极的抗感染治疗，控制并发症。

（4）改善通气和组织供氧，防止肺损伤进一步发展是主要的原则。

（二）治疗计划

1.病因治疗

首先积极治疗原发病，去除引起 ARDS 的因素。

2.基础治疗

（1）积极控制感染：控制感染是重要的措施之一。此病约 95% 的患者合并感染，发病初期 40% 左右的患者死亡原因为感染。感染部位明确或不明确，血培养阳性者，按照血培养结果选择抗菌药物；血培养阴性者，使用经验性广谱抗菌药物，必要时联合使用抗真菌、抗病毒药物，抗病毒治疗疗程一般 7～14 天。在第 1 周，多为院外获得性感染致病菌，以葡萄球菌、肺炎链球菌、流感嗜血杆菌等致病力相对强的致病菌为主，应重拳出击，选用抗菌活性强的 β 内酰胺类抗菌药物联合抗球菌和抗病毒药物，如碳青霉烯类抗菌药物联合万古霉素、奥司他韦（达菲）或更昔洛韦等。第 2～4 周，多继发医院获得性致病菌，以多重耐药的铜绿假单胞菌、鲍曼不动杆菌、肠杆菌属等为主，使用碳青霉烯类抗菌药物加酶抑制剂抗菌药物联合喹诺酮、氨基糖苷类治疗，根据痰培养药敏试验结果调整药物，加用抗真菌药物治疗。

（2）积极的支持治疗：患者尤其是合并感染者，呈高消耗状态，积极的支持疗法可缩短恢复时间，静脉输注丙种球蛋白、胸腺肽可有助于提高机体体液量和细胞免疫功能。

（3）严格的液体管理：控制液体摄入量，在监测血压、尿量的情况下，保持 500～1000 mL 体液负平衡。在 ARDS 的急性期，肺的管理"干一些"比"湿一些"更有利于肺部的气体交换，尽管潜在的不足之处是导致肺部分泌物黏稠，不易排出，但是前者更有利于 ARDS 的肺康复。有临床研究证实，严重 ARDS 早期应用 CVVH 过滤掉大量的炎症介质和水分，有利于肺的换气功能好转，整体治愈率增加。此外，有必要适当增加机体胶体渗透压。因为患 ARDS 时，患者大量蛋白渗出至血管外且蛋白合成不足，导致机体胶体渗透压降低，加重了肺间质渗出。若不能测定机体胶体渗透压，可以血液中白蛋白达到正常状态为准，输注适量白蛋白，提高血液胶体渗透压，有助于减轻肺水肿。

（4）内屏障维护：胃肠道是全身最大的免疫器官，亦是导致 ARDS 继发肺部感染的致病菌的来源。多器官功能不全者多合并胃肠道功能障碍，这是由于患者卧床时间长导致全身及胃肠道运动减少、营养物质不均衡、大量应用广谱抗菌药物，致使胃肠道菌群失调、胃肠道的屏障功能减弱，大量胃肠道存在的毒素和致病菌通过胃肠道及其减弱的胃肠道屏障后，通过淋巴管道进入肺，引起肺部感染。因此应尽早经胃肠道进食，给予正常胃肠道需要的活菌，恢复胃肠道的运动，给予谷氨酰胺以有助于胃肠道黏膜屏障的修复；同时摄入适量纤维素，可溶性的纤维可作为底物在胃肠道被细菌分解为脂肪酸；不溶性纤维可作为各种胃肠道代谢的载体，促进胃肠道正常运动。

3.药物治疗

目前，前列腺素、吸入一氧化氮（NO）、表面活性物质、酮康唑、利索茶碱、乙酰半胱氨酸及鱼油在临床试验中均未显示出具有显著改善患者病死率的作用。

（1）糖皮质激素：应用于 ARDS 仍存在争议。激素可抑制花生四烯酸代谢，从而抑制细胞膜上的磷脂代谢;可抑制血小板聚集及微血栓的形成;具有广泛的抗炎、减轻毛细血管的通透性的作用;可减少炎症介质的释放;增加肺表面活性物质的合成,减少肺不张。目前的共识是,短程大剂量糖皮质激素不能改善 ARDS 患者的预后;而小至中等剂量糖皮质激素有助于促进 ARDS 病情缓解。因此,对于中度及重度 ARDS 患者早期(<72 小时)可考虑持续小剂量糖皮质激素静脉滴注:首剂甲泼尼龙的量为 1 mg/(kg·d),静脉滴注后持续静脉滴注 14 天。第 15~21 天量减至 0.5 mg/(kg·d),第 22~25 天减至 0.25 mg/(kg·d),第 26~28 天减至 0.125 mg/(kg·d)。若患者在第 1~14 天内拔管,则根据第 15 天后的减量方案治疗。然而,对于小剂量激素是否有助于减少 ARDS(特别是与脓毒症相关的 ARDS)患者脏器功能不全、改善其生存率仍未完全阐明。

(2)他汀类(3-羟基-3-甲基-戊二酰辅酶 A 还原酶抑制剂):近期的研究发现,他汀类除有降脂作用外,还具有抑制炎症介质释放和血小板聚集、抗凝、抗氧化、改善内皮功能等作用。前期的实验显示他汀类药物可减轻 ARDS 患者肺部炎症细胞浸润、炎症因子水平,改善肺呼吸力学、氧合状态,但其确切疗效仍有待大规模、多中心、随机对照研究证实。

(3)肌松药:其主要作用机制可能与减轻呼吸机相关性肺损伤、抗炎及改善通气血流比值有关。有临床研究显示,早期 ARDS 应用肌松药阿曲库铵治疗 2 天,可明显降低校正后的 90 天的病死率,机械通气时间及 ICU 入住时间缩短,目前建议有选择地对部分严重的 ARDS 患者早期采用肌松药治疗。

4.呼吸支持治疗

机械通气是治疗 ARDS 的主要方法。

首先保持呼吸道的通畅,常规吸氧通常难以纠正进行性低氧血症,因此对于中度和重度的 ARDS 患者应给予及时的无创或有创通气治疗。

(1)无创正压通气(NPPV):预计病情能够短期缓解的早期 ARDS 患者,可考虑应用 NPPV 治疗,合并免疫功能低下的 ARDS 患者早期可首先试用 NPPV 治疗。无创机械通气期间,须严密监测患者的生命体征,NPPV 1~2 小时后复查动脉血气,若治疗无反应或患者出现神志不清、休克,呼吸道自洁能力差,应及时改为有创机械通气。持续气道正压通气(CPAP)和双水平正压通气(BiPAP)是 NPPV 常用的两种模式,以后者最为常用。BiPAP 的参数设置包括吸气相气道压力(IPAP)、呼气相气道压力(EPAP)及后备控制通气频率。IPAP/EPAP 设置均从较低水平开始,患者耐受后再逐渐上调,直到通气和氧合水平满意或调至患者能耐受的水平,可应用较高的 EPAP(4~12 cmH$_2$O)。

(2)有创机械通气:治疗 ARDS 时避免或减少机械通气引起肺损伤的常用通气策略如下。

①小潮气量(V_T):大 V_T 或高气道压是造成肺损伤和肺泡内皮屏障损伤的原因。目前认为用 4~6 mL/kg 可以改善血流动力学和减少肺并发症。临床上亦可用气道平台压(Pplat)或有效静态肺顺应性指标选择适当的 V_T。

②允许性高碳酸血症(PHC)通气的原则:由于 V_T 减少,患者可能出现高碳酸血症。目前认为机械通气所致的肺损伤后果高于低通气所致的高碳酸血症。高碳酸血症引起的低氧血症可补充氧来纠正;一定水平的机械低通气并不表明通气衰竭的加重;机械通气期间,呼吸性酸中毒没有明显的不良反应,PaCO$_2$ 的逐渐增加患者多可耐受;PHC 可有轻度的代偿性酸中

毒,但对肺血管阻力、体循环阻力、心脏排血指数、氧运送量无影响。

(3)ARDS患者通气模式的选择:目前的临床研究还没有证实何种通气模式对ARDS治疗最好。

①压力控制通气(PCV):目前ARDS患者的机械通气治疗推荐应用压力控制通气,因为PCV时人—机容易同步,提供的吸气流量为减速波形,有利于气体交换和氧合增加,并可保证非均质的肺内各区带的气道压不超过预定吸气压值。当选择PCV模式时,一般可先选择最大吸气压(气道峰压)即30～35 cmH$_2$O,施加5～8 cmH$_2$O的PEEP,然后逐步增加PEEP水平,维持最大吸气压不变,此时可出现V$_T$减少,直到出现某一点,肺的潮气顺应性从增加到降低,则此PEEP值即理想的PEEP。所设置的最大吸气压和PEEP的压力之差则是用于产生潮气量的压力。

②容量控制通气(VCV):ARDS患者若选择VCV模式来控制通气,则必须预设最小潮气量(6～8 mL/kg),采用减速波形,预设较低的压力报警线(＜35 cmH$_2$O),密切监测气道平台压。

③补充自主呼吸的通气模式:包括成比率辅助通气(PAV)、气道压力释放通气(APRV)和双相气道正压。这些模式的优点是通气较自然,可以降低气道峰压;血流动力学较稳定,对重要器官的血供、功能影响小;有利于塌陷肺泡开放;人-机同步较好,可减少镇静剂、肌松剂的应用。这种模式的缺点是模式新,一般的通气机缺乏这些模式,其优势仍需大量的临床研究证实。

④高频振荡通气(HFOV)是一种高通气频率、低潮气量(1～4 mL/kg PBW)的通气方式,其通气频率至少为机体常规机械通气的4倍,潮气量接近或小于解剖无效腔。其采用较高的平均气道压以复张萎陷的肺泡而维持较高的肺容积,使肺内气体分布最大限度地处于均匀状态而有利于氧合的改善。由于该通气模式可减少局部肺过度扩张和终末气道反复开闭所造成的肺损伤,所以被认为是一种较为理想的肺保护性通气模式。重度ARDS,建议尽快于12～24小时内改用HFOV。研究证明,该模式可以明显改善氧合,但病死率较常规机械通气没有明显减少。此外,HFOV由于使用较高的平均气道压,患者可能会出现低血压、中心静脉压(CVP)升高。因此,高频振荡通气治疗ARDS仍有争议,临床开展不多。

(4)PEEP的临床应用:ARDS的病理生理过程是部分肺泡过分膨胀,而部分肺泡塌陷,肺部病变分布不均,在实变肺与正常肺的交界处可产生很高的切力,尤其是潮气量过大时更为明显,过度的牵拉使肺微血管渗透性显著升高形成肺水肿。恰当的PEEP可增加肺容量和防止肺泡塌陷,通过平衡局部力学避免肺组织过度牵拉所致的肺损伤,保护肺表面活性物质,降低心排血量导致的肺血管渗透压降低。因此PEEP可减少肺内分流和改善氧合。此外,恰当的PEEP可明显抑制肺脏局部炎性因子的释放。

适当的PEEP能有效提高PaO$_2$,改善动脉氧和降低氧浓度,而过高的PEEP会增加气压伤,过低的PEEP起不到最好的通气改善效果。因此,寻找最佳的PEEP极为重要,目前的共识是低拐点＋2 cmH$_2$O较为合适。PEEP一般从3～5 cmH$_2$O开始,逐渐增加至合适的水平,常用的PEEP为5～18 cmH$_2$O。有研究者利用经热稀释脉搏轮廓持续心排血量测定(PiCCO)技术指导最佳PEEP的发现,ELWI＜14 mL/kg的ARDS患者,高水平PEEP(≥

$12\ cmH_2O$)并未额外获益;但 ELWI≥14 mL/kg 者,高水平 PEEP(≥12 cmH_2O)能更大限度地改善患者氧合情况。目前仍建议根据呼吸力学指标个体化设定 PEEP。

①肺泡充张的判定——临床寻找最佳 PEEP:从病理生理上说,应使肺泡处于充张状态,从临床上讲,应具备较好的氧合、最小的呼吸机相关性肺损伤和受循环系统的影响最小。值得注意的是 PEEP 可以增加肺功能残气量,但是这并不能说明肺泡复张,只意味着扩张了那些原来已经膨胀的肺泡,而肺泡复张则指在呼气末原来萎陷的肺泡张开。最简单和最早的判定方法是观察 PEEP 应用后 PaO_2 的变化,还有最大氧输送、最大静态顺应性、P-V 曲线的曲折点方法判定。

②最大氧输送:在 ARDS 的早期,大量的肺泡萎陷,致使肺泡的通气血流比例(V/Q)失调,氧合功能下降,进而使全身的氧输送下降。应用 PEEP 一方面使肺的氧合功能改善,有利于提高氧输送能力,但另一方面由于提高了胸膜腔内压,心脏泵功能下降,氧输送能力下降,因此在寻找最佳 PEEP 时需兼顾氧输送及循环,此外还需警惕呼吸机相关性肺损伤的发生。

③最大的静态顺应性:早期的 ARDS,由于肺泡萎陷、间质水肿,肺残气量减少,肺静态顺应性下降。PEEP 有助于萎陷肺泡复张,静态顺应性增加。因此最佳 PEEP 应能使最大静态顺应性达到最佳比例状态。但是实验表明提高氧合与肺泡是否复张有关,与最大静态顺应性无关。

④最佳动脉血气值:它能提示使肺达到最佳氧合状态时所对应的 PEEP 值。但血气分析不能提示肺是否存在过度膨胀以及气道压力是否过高。

⑤P-V 曲线上低拐点的判定:静态 P-V 曲线上的低拐点表示绝大多数肺泡在某一压力范围内开始复张,肺泡的顺应性有一个较大的增加。亦有研究认为,PEEP 的设置应在施行肺复张使塌陷肺泡开放后进行,根据该方法设定 PEEP 比应用 P-V 曲线上的低拐点设定 PEEP 能更好地改善 ARDS 患者的氧合,增加肺容积,对血流动力学影响不大。

(5)反比通气(IRV):是限制过高的高气道压力的另一种方法,正常的吸气和呼气时间比例为 1:(2~3),所谓的反比通气是指延长吸气时间,使之超过呼气时间,使患者在呼气末尚未结束时,开始下一次的吸气,这时肺内依然存在着向外的压力,这时的压力称为内源性 PEEP(PEEPi)。

IRV 的优点:①吸气流速减低;②最大吸气峰压下降;③平均气道内压升高;④因呼气不充分,产生内源性 PEEP,发挥与外加 PEEP 类似的作用。由于患者吸气时间明显延长,因此对于肺顺应性较差的肺,气道压不至于过高,减少了高峰压值导致的肺损伤;换气时间亦延长,有利于改善氧合。IRV 可在 VCV 或压力控制通气(PCV)中应用。越来越多的证据表明对那些用常规方法不能维持氧合的 ARDS,IRV 可明显改善气体交换,但一般多主张在 PEEP 无效时才考虑应用。例如 PEEP>15 cmH_2O 而氧合仍然无明显改善或用 PEEP,PAP 太高时,可考虑用 IRV。

IRV 的缺点:由于反比通气是非正常状态的通气,患者往往感到不适,需应用镇静剂其至肌松剂将其自身的呼吸打断,对患者整体干预较大,患者往往呼气时间不足,导致二氧化碳潴留。

气道压力释放通气(APRV)和双相气道正压(BiPAP)模式是 IRV 的进一步改良,其优点是除具有 IRV 的优点外,还具有通气较自然、血流动力学较稳定,对重要器官的血供、重要器官的功能影响小;有利于改善和促进不张和萎陷的肺泡复原;人—机同步较好,可保留患者自主呼吸,减少镇静剂、肌松剂的应用的优点,是目前治疗 ARDS 常用的方式。其原理是在持续气道正压通气(CPAP)的基础上,呼气时通过压力释放活瓣定时释放压力,使 FRC 减少,呼出容积增加。应用 APRV 时通气量增加量取决于 APRV 的频率、PEEP 的释放梯度以及释放时间、肺顺应性、气道阻力等。

(6)俯卧位通气:ARDS 患者病变的分布有一定的重力依赖性,即下肺区和背侧肺区病变重,上肺区和前侧肺区病变轻微。俯卧位使肺静态顺应性增加,有利于不同部位肺泡的膨胀和气体交换。研究发现,俯卧位通气能有效地改善其氧合状况,而不至于产生明显的不良反应,是治疗 ARDS 的一种简单有效的辅助方法。完全的俯卧位通气,每次 3～6 小时,每天 1 次。俯卧位通气可引起患者不适、气管插管或切开套管脱落,从而可能造成患者呼吸通道循环不稳定等,因此它只能在患者病情允许并充分镇静、医护工作者严密监测下进行。

(7)肺复张手法(RM):是临床治疗 ARDS 的一种肺开放措施,是指在限定时间内通过维持高于常规通气的压力或容量使得陷闭状态的肺泡重新开放。RM 可使生理无效腔减少,改善一部分 ARDS 患者的氧合状况。

实施肺复张手法最简单的方法有多种:①采用大多数呼吸机都有的"叹气"功能。②采用控制性肺膨胀(SI),即在 CPAP 模式下,间断地将平均气道压在 3～5 秒内升高到 30～40 cmH_2O,持续 30～60 秒后,再恢复到实施 SI 前的压力水平,还有 APRV 模式下的 SI。③递增 PEEP。

实施 RM 时应注意的问题:在 ARDS 早期肺水肿明显时应用此手法效果好。中晚期 ARDS 或者直接肺部病变(严重的肺炎、外伤)导致的 ARDS,由于肺实质严重损伤,实变或明显纤维化形成,RM 效果有限。若肺复张不能引起陷闭的肺泡开放,则将进一步加重低氧合,其原因是肺内分流增加。可复张肺容积高者,肺复张成功率较高;可复张肺容积越低,则肺复张效果越差。对肺复张无反应者继续进行肺复张操作,可能进一步加重肺损伤且导致循环不稳定。有研究发现假如 ARDS 肺对 RM 有反应,即氧合有改善,其肺泡液的清除量也增加;假若对 RM 无反应,即氧合无改善,其肺泡液的清除减少。如果吸入氧浓度较高,复张后的肺泡可能会因为吸入高氧而再次萎陷。因此,复张后吸入氧浓度应尽可能降低至可以维持基本氧合的最低水平。关于采用 RM 的时限及压力水平,目前没有统一的定论。如果 RM 持续时间过长,压力幅度过大,则会引起气压伤及剪切伤。常用的 RM 持续时间为 15～30 秒,压力水平为 25～40 cmH_2O;施行 RM 后,应加用 PEEP 维持肺泡开放。因此,寻找可以维持肺泡复张的最佳 PEEP 同样重要。

然而,目前仍缺乏强有力的依据证实肺复张可改善 ARDS 病死率。此外,肺复张可引起颅内压增高,脑灌注减少,因此对于合并有颅脑疾病所致颅内压增高者,需谨慎施行 RM。

5.肺外气体交换

应用肺外气体交换的目的是让 ARDS 患者已受疾病损伤的肺充分休息,减少呼吸机所致的肺损伤,给肺组织提供修复愈合的机会。

(1)体外膜肺氧合(ECMO):其工作原理是将体内的静脉血引出体外,经过膜式氧合器氧合重新注入患者动脉或静脉系统。其作用是减少对呼吸机的要求,避免长期高浓度氧吸入和高气道吸入压所致的肺损伤。ARDS 患者在以下情况下可考虑应用 ECMO:原发病可逆的急性患者;严重通气/换气功能障碍者,在吸纯氧条件下,氧合指数(PaO_2/FiO_2)<100,肺泡动脉氧分压差[$P(A-a)O_2$]>600 mmHg;Murray 肺损伤评分≥3.0;pH<7.2;年龄<65 岁;传统机械通气时间<7 天;无抗凝禁忌者;对持续的积极治疗无禁忌者。但患者存在以下情况时不适宜应用 ECMO:严重脑损伤、长时间重度休克,代谢性酸中毒 BE<-5 mmol/L 大于 12 小时;尿量<0.5 mL/(kg·h)大于 12 小时;乳酸>10 mmol/L 大于 10 小时;呼吸机使用时间过长,新生儿 10 天,成人 7 天以上;预计 ECMO 不能使其获得较好的生活质量;多脏器功能衰竭;严重感染;恶性肿瘤;不可治愈的肺部疾患。

(2)体外二氧化碳去除(ECCO$_2$R):是改进版的 ECMO 技术,即通过把静脉血引出至体外 ECMO 进行氧合和排出 CO_2 后再把血液引回静脉血或动脉血中,其目的是促进 CO_2 排出。

ECMO、ECCO$_2$R 技术可以让肺得到暂时的休息和恢复,但其费用且技术要求高,目前只作为常规通气失败的援救手段。

6.细胞治疗

根据 ARDS 的发病机制,若能加速或促进受损肺泡上皮和肺毛细血管内皮细胞修复,则理论上能够改善 ARDS 病程转归及预后。随着干细胞工程学的发展,目前认为间充质干细胞有望成为 ARDS 干细胞治疗的首选细胞类型。动物实验显示间充质细胞能有效降低血管内皮和肺泡上皮的通透性,减轻肺水肿,增加肺泡液体清除率。但目前仍处于动物实验阶段,其有效性仍有待安全可靠的临床试验证实。

四、病程观察和处理

(1)治疗期间定期检测患者外周血常规,贫血者把握适应证,进行适当的输血疗法。

(2)发热者,进行血细菌、真菌培养,根据培养结果和药敏试验指导用药抗感染。

(3)发热者,适当地做检查检验,寻找感染灶,如复查胸片,腹部 B 超检查,给予对应的处理。

(4)进行呼吸支持疗法的患者,根据心电监护调整通气参数。

五、预后评估

预后与诱发因素、肺损伤程度、累及器官数量、伴发疾病以及治疗是否得当有关。可采用适当的评分系统,结合病因、肺的气体交换影响程度、其他器官损伤程度、伴发疾病、患者的自身基础免疫力等来判断预后。但是现在的评分系统还有待改善。通常,基础疾病易去除、肺损伤轻、累及器官损伤少及轻、及时的呼吸支持疗法、积极的对症支持治疗者预后佳。

第四节　慢性阻塞性肺疾病急性加重

慢性阻塞性肺疾病(COPD)简称慢阻肺,是一种常见的、以持续气流受限为特征的可以预防和治疗的疾病,其气流受限多呈进行性发展,与气道和肺组织对香烟烟雾等有害气体或有害颗粒引起的异常慢性炎症反应有关。肺功能检查可确定气流受限。患者在吸入支气管扩张剂后,第 1 秒用力呼气容积(FEV_1)/用力肺活量(FVC)(FEV_1/FVC)$<70\%$表明存在持续气流受限。

慢性阻塞性肺疾病急性加重(AECOPD)指呼吸症状加重,变化超过正常的每日变异率,需要调整药物治疗的 COPD 的急性发作。急性加重的风险随着气流受限严重程度的升高而增加。急性加重和并发症影响着疾病的严重程度和个体的预后,需要入院治疗的 AECOPD 患者预后不良,死亡风险增加。

慢性支气管炎是指在除外其他已知原因的慢性咳嗽后,患者每年咳嗽、咳痰 3 个月以上并连续 2 年者。肺气肿是指肺部终末细支气管远端气腔出现异常持久的扩张,并伴有肺泡壁和细支气管的破坏,而无明显的肺纤维化。当慢性支气管炎、肺气肿患者肺功能检查出现持续气流受限时,则可诊断为 COPD,若患者无持续气流受限,则不能诊断为 COPD。一些已知病因或具有特征性病理表现的疾病也可导致持续气流受限,如支气管扩张症、肺结核纤维化病变、严重的间质性肺疾病、弥漫性泛细支气管炎和闭塞性细支气管炎等,但均不属于 COPD。

一、病因和发病机制

(一)病因

引起 COPD 的病因复杂,其中一个重要原因是吸入香烟烟雾和其他有毒颗粒,如生物燃料的烟雾导致的肺脏炎症,其中吸烟是世界范围内引起 COPD 最常见的危险因素,采用生物燃料取暖和烹饪所引起的室内污染,则是发展中国家贫穷地区女性 COPD 的重要危险因素;遗传性α_1-抗胰蛋白酶缺乏症是非吸烟者 COPD 的重要原因,并且增加了吸烟者 COPD 的易感性。此外,任何可能影响胚胎和幼儿肺部发育的原因,如低体重儿、呼吸道感染等,也是潜在可导致 COPD 的危险因素。

导致 AECOPD 的常见原因是呼吸道感染(病毒或细菌感染),最常见的有气管、支气管感染,主要为病毒、细菌感染。部分病例急性加重的原因难以确定,一些患者表现出急性加重的易感性,每年急性加重$\geqslant 2$ 次,被定义为频繁急性加重。环境、理化因素改变,稳定期治疗不规范等均可导致急性加重。肺炎、充血性心力衰竭、心律失常、气胸、胸腔积液和肺血栓栓塞症等的症状酷似 COPD 急性发作,需要仔细加以鉴别。

(二)发病机制

吸烟和吸入有害气体及颗粒引起肺部炎症反应,导致了 COPD 典型的病理过程。除炎症外,氧化应激在 COPD 的发病中也起重要作用。

1.炎症

由吸入性暴露所触发的气道以及肺泡炎症反应。肺内各个部分中性粒细胞、巨噬细胞、T 淋巴细胞(尤其是 CD8+细胞)数增加。部分患者可能会有嗜酸性粒细胞数增加,尤其在急性加重期。炎性细胞能够释放多种细胞因子和炎性介质,重要的有白三烯-4、IL-8 和 TNF-α。

2.感染

呼吸道感染和吸入性暴露(吸烟等)协同作用可加快肺组织病变过程。感染是导致COPD急性加重的最常见病因。

3.氧化应激

目前已在吸烟者和COPD患者的肺内、呼出气冷凝液和尿中检测出大量、不同种类的氧化应激标志物,包括过氧化氢、NO和脂质过氧化反应产物。氧化应激通过多种途径促进COPD发病,氧化多种生物分子从而导致细胞功能障碍或坏死,破坏细胞外基质,使关键的抗氧化反应失活(或者激活蛋白酶),或者增强基因表达。

(三)病理生理

COPD的生理学异常主要表现为黏液过度分泌和纤毛功能障碍、气流受限和过度充气、气体交换障碍、肺动脉高压以及系统性效应。

(1)黏液过度分泌和纤毛功能障碍是COPD首发的生理学异常,前者是由于黏液腺肥大、黏液分泌增加,后者是由于上皮细胞的鳞状化生。

(2)气流受限和过度充气。不可逆气流受限是COPD的典型生理特点。气流受限的主要部位是直径小于2 mm的传导气道,受限的原因主要是气道重塑。其他加重气流受限的因素包括弹性回缩消失、肺泡支撑破坏、炎性细胞聚集、支气管内黏液渗出、平滑肌收缩以及运动时肺动态性过度充气。动态性过度充气是COPD患者活动受限加重的主要因素之一。

(3)气体交换障碍发生在进展期,其原因是通气-血流比例失调,特点为低氧血症伴有或不伴有高碳酸血症。弥散常数的异常与肺气肿的严重程度有很好的相关性。

(4)COPD的病理生理改变并未局限在肺部,还包括全身性效应。COPD的肺外表现包括系统性炎症和骨骼肌萎缩,这些全身性效应进一步限制了COPD患者的活动能力,使其预后更差。

二、诊断

目前AECOPD的诊断主要依赖于临床表现,即患者主诉症状的突然变化(呼吸困难、咳嗽、咳痰情况)超过日常变异范围。实验室检查有助于AECOPD的临床诊断和评估,具体如下。

1.常规实验室检查

血红细胞计数及血细胞比容有助于了解红细胞增多症或有无出血。血白细胞计数通常对了解肺部感染情况有一定帮助。部分患者肺部感染加重时白细胞计数可增高和(或)出现中性粒细胞核左移。

2.X线胸片

急性加重期的患者就诊时,首先应行X线胸片检查以鉴别是否合并胸腔积液、气胸与肺炎。X线胸片也有助于AECOPD与其他具有类似症状的疾病相鉴别,如肺水肿和胸腔积液等。

3.动脉血气分析

对于需要住院治疗的患者来说,动脉血气是评价加重期疾病严重程度的重要指标。在海平面条件下呼吸室内空气时,$PaO_2 < 60$ mmHg 和(或)$PaCO_2 > 50$ mmHg,提示呼吸衰竭。如 $PaO_2 < 50$ mmHg,$PaCO_2 > 70$ mmHg,pH< 7.30,提示病情危重,需严密监控病情发展或入住重症监护病房(ICU)治疗。

4.肺功能测定

$FEV_1 < 1$ L 提示肺功能损害极为严重;急性加重期患者,常难以进行肺功能检查。因为患者无法配合且检查结果不够准确,故急性加重期间不推荐行肺功能检查。

5.心电图和超声心动图

对右心室肥厚、心律失常及心肌缺血诊断有帮助。

6.血液生化检查

有助于确定引起 AECOPD 的其他因素,如电解质紊乱(低钠、低钾和低氯血症等)、糖尿病危象或营养不良(低白蛋白)等,亦可发现合并存在的酸碱失衡。

7.痰培养及药物敏感试验等

痰液物理性状为脓性或黏液脓性时,则应开始抗菌药物治疗;抗菌治疗前留取合格痰液行涂片及细菌培养。在肺功能为 GOLDⅢ级和 GOLDⅣ级的 COPD 患者中,铜绿假单胞菌为重要致病细菌。已经使用较长时间抗菌药物和(或)反复全身应用糖皮质激素治疗的患者,注意真菌感染可能性。对于重度 AECOPD 患者,推测可能为难治性病原菌感染或对抗菌药物耐药者,应采用气管内吸取分泌物(机械通气患者)进行细菌检测,或应用经支气管镜保护性毛刷从末端气道获得的标本进行实验室检查。

三、病情判断

(一)AECOPD 的治疗目标

减轻急性加重的临床表现,预防再次急性加重的发生。根据 AECOPD 严重程度的不同和(或)伴随疾病严重程度的不同,患者可以门诊治疗或住院治疗。当患者在急诊就诊时,要首先进行氧疗并判断此次急性加重是否威胁生命,评估呼吸做功情况或气体交换功能受损的程度及是否需要进行无创通气。

(二)AECOPD 严重程度分级

目前尚无统一、临床适用的客观标准。2017GOLD 指南提出分为以下三级。

1.无呼吸衰竭

患者呼吸频率:20~30 次/min;未动用辅助呼吸肌;无精神状态改变;低氧可以通过文丘里面罩吸氧(28%~35%)而改善;无 $PaCO_2$ 升高。

2.急性呼吸衰竭——未威胁生命

呼吸频率>30 次/min;动用辅助呼吸肌;无精神状态改变;低氧可以通过文丘里面罩吸氧(20%~30%)而改善;高碳酸血症即 $PaCO_2$ 较基础值升高或升高至 50~60 mmHg。

3.急性呼吸衰竭——威胁生命

呼吸频率>30 次/min;动用辅助呼吸肌;精神状态急性改变;低氧不可以通过文丘里面罩吸氧而改善;高碳酸血症即 $PaCO_2$ 较基础值升高或>60 mmHg 或存在酸中毒(pH≤7.25)。

四、治疗

(一)COPD 急性加重期的处理

COPD 急性加重的治疗目标为最小化本次急性加重的影响,预防再次急性加重的发生。根据急性加重的原因和病情严重程度,决定患者院外治疗或住院治疗。多数患者可以使用支气管舒张剂、激素和抗菌药物在院外治疗。COPD 急性加重可以预防,减少急性加重及住院次数的措施有戒烟,接种流感和肺炎疫苗,掌握吸入装置用法等与治疗有关的知识,吸入长效支气管舒张剂或联合应用吸入激素,使用 PDE-4 抑制剂。

1.院外治疗(居家治疗)

COPD 急性加重早期、病情较轻的患者可以在院外治疗,但需注意病情变化,及时去医院治疗。院外治疗包括:①适当增加以往所用支气管舒张剂的剂量及频度,单一吸入短效 β_2 受体激动剂或联合应用吸入短效 β_2 受体激动剂和短效抗胆碱药物。对较严重的病例可给予较大剂量雾化治疗数日,如沙丁胺醇 2500 μg、异丙托溴铵 500 μg,或沙丁胺醇 1000 μg 加用异丙托溴铵 250～500 μg 雾化吸入,每日 2～4 次。②症状较重及有频繁急性加重史的患者除使用支气管舒张剂外,还可考虑口服激素,泼尼松龙 30～40 mg/d,连用 10～14 天,也可用激素联合短效 β_2 受体激动剂(SABA)雾化吸入治疗。全身使用糖皮质激素对加重期治疗有益,可促进病情缓解和肺功能恢复。③COPD 症状加重,特别是有脓性痰液时应积极给予抗菌药物治疗。抗菌药物的选择应依据患者急性加重的严重程度及常见的致病菌,结合患者所在地区致病菌及耐药菌的流行情况,选择敏感的抗菌药物,疗程为 5～10 天。

患者院外治疗期间需密切观察其病情变化,以免贻误送医院治疗的时机。

2.住院治疗

(1)AECOPD 患者到医院急诊科就诊或住院治疗的指征:①患者症状明显加重,如突然出现静息状况下呼吸困难;②重度 COPD;③出现新的体征或原有体征加重(如发绀、意识改变和外周水肿);④有严重的伴随疾病(如心力衰竭或新近发生的心律失常);⑤初始治疗方案失败;⑥高龄;⑦诊断不明确;⑧院外治疗无效或条件欠佳。

(2)COPD 急性加重患者收入 ICU 的指征:①呼吸困难严重且对初始治疗反应不佳;②意识障碍(如嗜睡、昏迷等);③经氧疗和无创机械通气低氧血症(PaO_2<50 mmHg)仍持续或进行性恶化和(或)高碳酸血症($PaCO_2$>70 mmHg)无缓解甚至恶化和(或)严重呼吸性酸中毒(pH<7.30)无缓解,甚至恶化。

(3)AECOPD 住院治疗方案。

①氧疗:氧疗是 AECOPD 患者的基础治疗。氧疗的目的是改善低氧血症,氧疗的目标是使血氧饱和度升至88%～92%。氧疗30分钟后应复查动脉血气,以确认氧合满意,且未引起 CO_2 潴留和(或)呼吸性酸中毒。给氧途径包括鼻导管或文丘里面罩,其中文丘里面罩更能精

确地调节吸入氧浓度。

②支气管舒张剂治疗：治疗 AECOPD 的支气管舒张剂首选短效支气管舒张剂，β_2 受体激动剂联用或不联用胆碱能受体拮抗剂。

③糖皮质激素：糖皮质激素在 AECOPD 中的疗效已被肯定，全身性应用糖皮质激素可缩短患者的康复时间，改善其肺功能（FEV_1）及动脉低氧血症（PaO_2）；并能减少患者病情的早期复发、治疗失败，以及住院时间延长等风险。由于大剂量使用肾上腺皮质激素与不良反应风险增加相关，因此要权衡疗效及安全性。一般推荐剂量为：泼尼松龙 40 mg/天，疗程 5～7 天。延长疗程不会增加有效性，反而导致不良反应（如高血糖、肌萎缩症等）风险增加。对特殊患者（合并糖尿病、高血压、消化性或应激性溃疡等）应用时需考虑到激素的不良反应，酌情减量或适时停药。

④抗菌药物：适用于具有下列 3 种主要症状者。a.呼吸困难增加、痰量增多，以及脓痰增多；b.脓痰增多，且伴有一项其他的主要症状；c.需要机械通气者。通常 AECOPD 主要为病毒或细菌感染，其中主要致病菌多为肺炎链球菌、流感嗜血杆菌及卡他莫拉菌。除以上常见细菌外，尚可有肠杆菌科细菌、铜绿假单胞菌及耐甲氧西林金黄色葡萄球菌。要根据当地细菌药敏试验结果及患者的用药史使用抗菌药物。长期应用广谱抗菌药物和糖皮质激素者易继发深部真菌感染，应密切观察真菌感染的临床征象并采用防治真菌感染措施。

初始抗菌治疗的建议：a.对无铜绿假单胞菌危险因素者，主要依据急性加重严重程度、当地耐药状况、费用和潜在的依从性选择药物，病情较轻者推荐使用青霉素、阿莫西林，加或不加用克拉维酸、大环内酯类、氟喹诺酮类、第 1 代或第 2 代头孢菌素类抗菌药物，一般可口服给药，病情较重者可用 β-内酰胺类/酶抑制剂、第 2 代头孢菌素类、氟喹诺酮类和第 3 代头孢菌素类；b.有铜绿假单胞菌危险因素者如能口服，则可选用环丙沙星，需要静脉用药时可选择环丙沙星、抗铜绿假单胞菌的 β-内酰胺类，不加或加用酶抑制剂，同时可加用氨基糖苷类药物；c.应根据患者病情的严重程度和临床状况是否稳定选择使用口服或静脉用药，静脉用药 3 天以上，如病情稳定可以改为口服。

⑤辅助治疗：a.维持适当的体液平衡（对于使用利尿药者尤须注意），注意营养支持等；b.因 AECOPD 住院的患者，具有较高的深静脉血栓形成及肺栓塞风险，需加强针对血栓形成的预防性治疗；c.积极排痰治疗（如刺激咳嗽，叩击胸部，体位引流等）；d.及时识别并治疗伴随疾病（冠心病、糖尿病、高血压等）及合并症（休克、弥散性血管内凝血、上消化道出血、胃功能不全等）。

⑥机械通气：机械通气包含无创和有创两种方式，根据病情需要，可首选无创性机械通气。无论是无创还是有创机械通气都只是一种生命支持方式，在此支持方式下，通过药物治疗消除COPD加重的原因使急性呼吸衰竭得到逆转。应对机械通气患者进行动脉血气监测。

无创正压机械通气（NIPPV）：COPD 急性加重期患者应用 NIPPV 可降低 $PaCO_2$，减轻呼吸困难，从而降低气管插管和有创呼吸机的使用率，缩短住院天数，降低患者病死率。使用NIPPV 要注意掌握合理的操作方法，提高患者依从性，避免漏气。应从低压力开始逐渐增加辅助吸气压和采用有利于降低 $PaCO_2$ 的方法，从而提高 NIPPV 的效果。其应用适应证：a.中至重度呼吸困难，辅助呼吸肌参与运动以及出现胸腹矛盾运动；b.中至重度酸中毒（pH<

7.35)和(或)高碳酸血症($PCO_2 > 45\ mmHg$);c.呼吸频率>25 次/min。相对禁忌证:a.呼吸停止;b.心血管系统功能不稳定(低血压、心律失常、心肌梗死);c.精神异常或不能配合;d.存在高误吸风险;e.气道有大量分泌物;f.近期面部或胃食管手术;g.颅颌面外伤;h.固有的鼻咽部异常;i.烧伤;j.极度肥胖。

有创机械通气:在积极的药物和无创通气治疗后,患者的呼吸衰竭仍进行性恶化,出现危及生命的酸碱失衡和(或)意识改变时,宜用有创机械通气治疗,待病情好转后,可根据情况采用无创通气进行序贯治疗。具体应用指征:a.不能耐受无创通气,或无创通气失败,或存在使用无创通气的禁忌证;b.呼吸或心搏骤停;c.呼吸暂停导致意识丧失或窒息;d.意识模糊、镇静无效的精神运动性躁动;e.严重误吸;f.持续性气道分泌物排出困难;g.心率<50 次/min 且反应迟钝;k.严重的血流动力学指标不稳定,补液和血管活性药无效;l.严重的室性心律失常;m.危及生命的低氧血症,且患者不能耐受无创通气。在决定终末期 COPD 患者是否使用机械通气时,还需充分考虑到病情好转的可能性、患者本人及家属的意愿,以及强化治疗条件是否许可。使用最广泛的 3 种通气模式包括同步间歇指令通气(SIMV)、压力支持通气(PSV)和 SIMV 与 PSV 联合模式。COPD 患者广泛存在内源性呼气末正压,导致吸气功耗增加和人机不协调,因此,可常规加用适度的外源性呼气末正压,压力为内源性呼气末正压的70%~80%。

3.出院和随访

AECOPD 患者出院标准:吸入 β_2 受体激动剂频率低于 4 小时 1 次,患者可在室内行走,可正常进食和睡眠(不被呼吸困难中断),症状稳定时间为 12~24 小时,血气稳定时间为 12~24 小时,患者(家属)充分理解并配合医嘱,完成随访以及居家照护事宜安排,患者、家属和医生均确定患者病情适合居家治疗和巩固疗效。

(二)COPD 稳定期的处理

处理目标如下。①减轻当前症状:包括缓解症状、改善运动耐量和健康状况;②降低未来风险:包括防止疾病进展、防止和治疗急性加重及降低病死率。

1.教育

劝导患者戒烟;避免或防止吸入粉尘、烟雾及有害气体等。

2.药物治疗

药物治疗用于预防和控制症状,减少急性加重的频率和严重程度,提高运动耐量和生命质量。病情严重程度的不同,选择的治疗方法也有所不同。

(1)支气管舒张剂:支气管舒张剂可松弛支气管平滑肌、扩张支气管、缓解气流受限,是控制 COPD 症状的主要治疗措施。短期按需应用可缓解症状,长期规律应用可预防和减轻症状,增加运动耐量,但不能使所有患者的 FEV_1 得到改善。与口服药物相比,吸入剂的不良反应小,因此多首选吸入治疗。联合应用不同作用机制与作用时间的药物可以增强支气管舒张作用,减少不良反应。联合应用 β_2 受体激动剂、抗胆碱药物和(或)茶碱,可以进一步改善患者的肺功能与健康状况。①β_2 受体激动剂:主要有沙丁胺醇和特布他林等,为短效定量雾化吸入剂,可在数分钟内起效,15~30 分钟达到峰值,疗效持续 4~5 小时,每次剂量100~200 μg(每喷 $100\mu g$),24 小时内不超过 8~12 喷。主要用于缓解症状,按需使用。福莫特罗为长效定量吸入剂,作用持续 12 小时以上,较短效 β_2 受体激动剂更有效且使用方便,吸入福莫特罗后

1～3分钟内起效,常用剂量为 4.5～9 μg,每日 2 次。茚达特罗是一种新型长效 β_2 受体激动剂,2012 年 7 月已在我国批准上市,该药起效快,支气管舒张作用长达 24 小时,每日 1 次吸入 150 或 300 μg 可以明显改善肺功能和呼吸困难症状。②抗胆碱药:短效制剂有异丙托溴铵气雾剂,定量吸入,起效较沙丁胺醇等短效 β_2 受体激动剂慢,但其持续时间长,30～90 分钟达最大效果,可维持 6～8 小时,使用剂量为 40～80 μg(每喷为 20 μg),每日 3～4 次,不良反应小。噻托溴铵是长效抗胆碱药,可以选择性作用于 M1 和 M2 受体,作用时间为 24 小时以上,吸入剂量为 18 μg,每日 1 次。③茶碱类药物:茶碱缓释或控释片 0.2 g,每 12 小时 1 次;氨茶碱 0.1 g,每日 3 次。

(2)激素:高风险 COPD 患者(C 组和 D 组患者)长期吸入激素与长效 β_2 受体激动剂的联合制剂可增加运动耐量,减少急性加重发作频率,提高生活质量。目前常用剂型有氟替卡松/沙美特罗、布地奈德/福莫特罗。不推荐对 COPD 患者采用长期口服激素及单一吸入激素治疗。

(3)祛痰药:常用药物有盐酸氨溴索 30 mg,每日 3 次;N-乙酰半胱氨酸 0.2 g,每日 3 次;或羧甲司坦 0.5 g,每日 3 次。

(4)中医治疗:某些中药具有祛痰、舒张支气管和免疫调节等作用,可用于 COPD 治疗。

3.氧疗

长期氧疗的目的是使患者在静息状态下 $PaO_2 \geqslant 60$ mmHg 和(或)使 SaO_2 升至 90%。COPD 稳定期患者长期进行家庭氧疗(LTOT),可以提高慢性呼吸衰竭患者的生存率,对血流动力学、血液学特征、运动能力、肺生理和精神状态都会产生有益的影响。LTOT 应在极重度 COPD 患者中应用,具体指征:①$PaO_2 \leqslant 55$ mmHg 或 $SaO_2 \leqslant 88\%$,有或无高碳酸血症;②PaO_2 为 55～60 mmHg 或 $SaO_2 < 89\%$,并有肺动脉高压、心力衰竭水肿或红细胞增多症(血细胞比容 > 0.55)。LTOT 一般经鼻导管吸入氧气,流量为 1.0～2.0 L/min,每日吸氧持续时间 > 15 小时。

4.通气支持

无创通气已广泛用于极重度 COPD 稳定期患者。无创通气联合长期氧疗对某些患者,尤其是在日间有明显高碳酸血症的患者或许有一定益处。无创通气可以提高生存率但不能改善生命质量。COPD 合并阻塞性睡眠呼吸暂停综合征的患者,应用持续正压通气在提高生存率和降低住院率方面有明确益处。

5.康复治疗

对进行性气流受限、严重呼吸困难而很少活动的 COPD 患者进行康复治疗,可以改善其活动能力,提高其生命质量。康复治疗包括呼吸生理治疗、肌肉训练、营养支持、精神治疗和教育等多方面措施。

6.其他措施

①免疫调节剂:该类药物对降低 COPD 急性加重的严重程度可能具有一定作用,但尚未得到确证,不推荐作为常规使用。②疫苗:流行性感冒(流感)疫苗有灭活疫苗和减毒活疫苗,应根据每年预测的流感病毒种类制备,该疫苗可降低 COPD 患者的严重程度和病死率,可每年接种 1 次(秋季)或 2 次(秋、冬季)。肺炎球菌疫苗含有 23 种肺炎球菌荚膜多糖,虽已用于 COPD 患者,但尚缺乏有力的临床观察资料。

第五节 重症哮喘

重症哮喘也称难治性哮喘,其患者占哮喘患者的5%~10%,其急诊就医率和住院率分别为轻、中度哮喘患者的15倍和20倍,是导致哮喘治疗费用增加的重要原因之一,预后较差。2014年美国胸科协会(ATS)/欧洲呼吸协会(ERS)对重症哮喘的定义达成如下共识:确诊为哮喘,(ERS/ATS)国际重症哮喘指南,采用全球哮喘防治倡议(Global Initiative for Asthma, GINA)推荐的4~5级哮喘药物治疗方案,同时控制并存状态(或疾病),去除诱发因素后,仍不能良好控制的哮喘;或使用大剂量吸入糖皮质激素或全身激素(或联合生物制剂)得到控制的哮喘,在减量时发生恶化者。在此共识中,4~5级药物治疗方案是指:成人吸入氟替卡松剂量$\geqslant$500 μg/d(或其等价吸入激素剂量),并吸入长效 β_2 受体激动剂等两种或两种以上缓解药物,或使用全身激素治疗时间$\geqslant$50%者。

一、病因和发病机制

1.重症哮喘发生的有关因素

主要有呼吸道感染,包括病毒、细菌、肺炎支原体和衣原体;抗原或刺激性物质持续存在或突然大量暴露;长期应用糖皮质激素过早减量或停用;长期单独使用短效 β_2 受体激动剂,使 β_2 受体功能下调,加重气道炎症和高敏状态;中度哮喘发作未得到及时有效处理;精神过度紧张;缺氧和二氧化碳潴留所致酸中毒加重支气管痉挛;痰栓阻塞小气道或并发肺不张;阿司匹林或其他非甾体类抗炎药物的使用;并发气胸、纵隔气肿、肺不张等。

2.重症哮喘的病理和病理生理

重症哮喘的病理和病理生理改变主要是广泛支气管平滑肌痉挛、支气管黏膜及黏膜下嗜酸细胞性炎症、水肿和气道内黏液栓形成所致管腔狭窄,气道阻力增加,吸入气多于呼出气,肺泡过度充气,内源性呼气末正压(PEEPi)增大,导致吸气功耗增大。气道阻塞部位和程度不一,各部肺泡潴留气量不同,肺内气体分布不均,肺泡内压不等,对肺泡周围毛细血管血流灌注产生不同影响,导致血流分布不均,通气血流比值失调。痰栓所致肺小叶不张和肺实质炎症增加肺内分流,进一步加重通气血流比值失调,导致低氧血症。动脉血氧饱和度降低,刺激颈动脉窦和主动脉体化学感受器,使呼吸频率增加,呼吸幅度加大。患者哮喘发作初期,通气可代偿性增加,动脉血二氧化碳分压降低;重症哮喘发作时其气道阻力进一步增加,可大于健康对照组的10~20倍,此时呼吸肌不仅要克服强大的气道阻力,还要克服肺弹性回缩力和胸部弹性回缩力,持续时间一长,易产生呼吸肌疲劳,使肺通气量降低,二氧化碳分压逐步上升。

此外,重症哮喘患者因肺泡过度充气,用力呼气时,胸内压更高,右心回心血量减少,在强有力的负压吸气期,回心血量增加,右心充盈,室间隔移向左心室,致使舒张期左心室充盈不全;同时吸气期巨大负压不利于收缩期心室排空,相当于心室后负荷增加,使吸气期收缩压下降,出现奇脉。

肺过度充气会加重吸气肌肉的负荷,降低肺的顺应性。PEEPi也是增加呼吸肌肉负荷的一个重要因素,肺过度充气时膈肌血流减少。哮喘持续状态患者若血清肌酐和乳酸水平升高提示可能呼吸肌肉疲劳,此时若气道阻塞不迅速解除,潮气量将进行性下降,最终将会发生呼吸衰竭。

3.识别具有高死亡风险的哮喘患者

增加哮喘患者死亡风险的高危因素包括:①有哮喘急性发作需要气管插管或机械通气的病史;②在过去几年间曾有过因哮喘急性发作需住院治疗或急诊医疗措施紧急处理的情况;③近期应用口服糖皮质激素或停用糖皮质激素患者;④目前没有使用吸入糖皮质激素者;⑤过量应用 β_2 受体激动剂患者,尤其是舒喘灵每月应用超过 1 瓶的患者;⑥有精神疾病或心理问题的历史;⑦哮喘药物治疗依从性差及哮喘诊疗依从性差;⑧具有食物过敏史的哮喘患者。

二、诊　断

急性重症哮喘多是在哮喘发作数天或数周后得不到有效控制的基础上急性加重发生的,亦有少部分患者在哮喘发作数小时甚至数分钟后就发生。哮喘急性加重表现为患者的症状及肺功能从正常状态开始恶化。相比以前患者的肺功能或预期值,患者的呼吸流速的下降可以通过呼气峰值流速及 FEV_1 的下降进行检测。在紧急情况下,这些数据是可信任的评估哮喘严重程度的指标。症状发作的频率是一个比 PEF 更为可靠的评价指标。少数患者具有临床症状轻而肺功能下降严重的情况,这种情形尤其发生在具有致命性哮喘发病史及男性患者中。

(一)临床表现

1.急性重症哮喘的症状

多数患者表现为端坐前弓位,呼吸短促,喘鸣,一口气不能完成一句话,常有焦虑或烦躁情绪及大汗淋漓的表现。

2.急性重症哮喘的体征

(1)呼吸系统:患者呼吸浅快(≥30 次/min),胸部由于过度充气而变得饱满,双肺可闻满布的哮鸣音。当气道极度痉挛或患者呼吸衰竭而无力呼气时,哮鸣音反而减弱甚至消失,表现为所谓"沉默胸"。呼吸肌疲劳征象常提示哮喘严重。长时间气喘可导致呼吸肌疲劳而出现吸气时下胸部和上腹部吸气时矛盾性内陷、胸式呼吸和腹式呼吸交替出现和吸气"三凹征"。发绀在一般哮喘发作中并不常见,一旦出现多为急性重症哮喘的征象。

(2)心血管系统:低氧血症、肺血管阻力增加以及精神紧张可导致心动过速(≥120 次/min)。此外由于胸腔内压波动幅度随呼吸动度增加而增大,临床上可观察到奇脉。不明显奇脉只有在听诊血压时方能发现,当听到收缩压动脉音时,停止水银柱下降,观察并记录呼气和吸气时水银柱的波动,如收缩压在吸气期较呼气期下降 10 mmHg 以上,有诊断价值,急性重症哮喘者收缩压下降常>25 mmHg。但是当哮喘极重度发作,呼吸肌过度疲劳,患者呼吸变得浅快而不能使胸腔内压大幅度波动时,奇脉就会消失。

(3)神经系统:患者可出现烦躁不安、嗜睡、意识模糊等症状,甚至昏迷。

(4)由于严重的呼吸困难而不能正常进食甚至饮水,再加上呼吸道非显性失水和汗液增加,重症哮喘患者每日摄入水量约 700 mL,而排出水量约 2700 mL,从而导致不同程度的脱水,表现为皮肤弹性降低,口舌干燥,痰液黏稠不易咳出甚至形成痰栓阻塞气道。

(二)实验室检查

1.床旁肺功能测定

呼吸流量峰值(PEF)及其变异率的测定,一般连续测量3次,以最佳值为准。在初步使用解痉剂后如测定值低于预计值的50%,成人<100 L/min或反应持续时间<2小时,昼夜变异率>30%,应视为严重哮喘发作。

$$PEF\ 24\ 小时变异率 = \frac{PEF\ 最高值 - PEF\ 最低值}{PEF\ 最高值} \times 100\%$$

2.动脉血气分析

当患者对初始治疗无反应或哮喘症状进行性恶化时应及时检查血气。当$PaO_2 < 60$ mmHg,$PaCO_2$升高>45 mmHg时,提示呼吸衰竭。呼吸衰竭提示$PaCO_2$将进一步升高,有可能需要气管插管。

3.血清生化检查

患者因使用激素、β_2受体激动剂,或呼吸性碱中毒以及进食减少等因素而有不同程度的低钾血症。低钾增加了心律失常的危险性,应尽早发现并纠正。

4.X线检查

不建议作为常规检查。但如果怀疑有并发症,如气胸、纵隔气肿、肺不张或肺炎、心脏疾病时,应该进行胸部X线检查。

5.心电图

急性重症哮喘有时很难与急性左心衰竭相鉴别,并发心律失常是导致哮喘症状不易缓解的原因之一。心电图、超声心动图有助于鉴别诊断,尤其是50岁以上的患者。

(三)哮喘急性发作时病情严重程度分级

哮喘急性发作的严重程度分为轻、中、重和危重四级。应注意:诊断重症哮喘的关键不在于其发作持续时间的长短,而在于其严重程度。

(四)鉴别诊断

哮喘主要应与下列疾病相鉴别。①左心力衰竭引起的呼吸困难:若一时难以鉴别,可雾化吸入β_2受体激动剂或静脉注射氨茶碱缓解症状后进一步检查。忌用肾上腺素或吗啡。②COPD。③上气道阻塞:中央型支气管肺癌、气管支气管结核、复发性多软骨炎等气道疾病或气道吸入异物,导致支气管狭窄或伴发感染时,可出现喘鸣或类似哮喘样呼吸困难。依据病史,尤其是出现吸气性呼吸困难时,结合胸部影像、支气管镜检查等,可明确诊断。④变态反应性支气管肺曲霉病(ABPA):常以反复哮喘发作为特征,可咳出棕褐色黏稠痰块或咳出树枝状支气管管型。痰镜检或培养可查及曲菌。胸部X线或CT检查有相应改变。血清总IgE显著升高。

哮喘重度发作还应注意与肺栓塞、张力性气胸、过度通气综合征等相鉴别。

三、治疗

对危重症哮喘患者的抢救治疗应包括:对病情严重程度进行客观评价及给予相应的监护,

及时发现和去除诱因,正确采用综合性治疗措施以快速缓解气道阻塞、纠正低氧血症、防止并发症的发生。

（一）初步的评估和处理

重症哮喘发作时应当对患者及时进行处理,而对病情的客观评价是抢救成功的重要环节,初步评估应包括：

（1）重症哮喘急性发作的确定。

（2）简要了解患者病史,包括症状出现和持续的时间,以及上次加重的病史,分析哮喘加重的原因。

（3）评估患者的精神状态、意识水平改变和呼吸困难的程度,动态评估其 FEV_1 和 PEF 变化,客观了解气流阻塞的程度。

（4）患者气道、呼吸和循环（ABCs）状态的判定。对血流动力学不稳定、有心跳呼吸暂停较大可能者应及时进行气管插管。

（二）常规治疗方法

1.氧疗

所有重症哮喘患者都需要辅助供氧,最好能够面罩给氧。吸氧浓度一般为 $30\%\sim50\%$。当有严重的呼吸性酸中毒和肺性脑病时,吸氧浓度应低于 30%。

2.应用 β_2 受体激动剂

β_2 受体激动剂的吸入治疗是急性哮喘发作治疗时的一线用药。吸入给药比静脉注射更为有效和安全。可根据病情选用以压缩空气或氧气为动力的雾化溶液吸入、经呼吸机的进气管道的侧管雾化吸入、定量吸入器（MDI）+贮雾罐等不同的方式吸入。急性重症患者雾化吸入沙丁胺醇溶液的标准给药方式为起始剂量 2.5 mg,每隔 20 分钟可重复 1 次,连续给药 3 次（即连续吸入 1 小时）,以后再根据患者的病情决定给药的时间间隔（一般以小时为间隔时间）。定量吸入器+贮雾罐吸入沙丁胺醇和雾化吸入同样有效,吸入剂量与患者症状的严重程度有关,推荐剂量为开始每 $15\sim20$ 分钟吸入 $4\sim8$ 次。有研究发现雾化吸入沙丁胺醇溶液的起始剂量为 5 mg,间隔 40 分钟,再次吸入 5 mg 沙丁胺醇;这种给药方式与标准给药方法相比可以更快地改善肺功能。给药过程中要密切注意窦性心动过速、手颤等不良反应。有证据表明沙丁胺醇的 S 异构体可增加细胞内钙离子浓度,增加气道反应性,起效比 R 消旋异构体慢 10 倍,易随着给药频率的增加而出现蓄积。最近,美国 FDA 批准将沙丁胺醇的 R 消旋异构体作为哮喘的治疗用药,临床研究表明,左旋沙丁胺醇是一种有效的支气管舒张剂,比沙丁胺醇不良反应小。哮喘严重发作时,可能因严重气道阻塞或患者太衰弱而影响吸入治疗效果,故也可采用静脉途径给药,一般每次用量为沙丁胺醇0.5 mg,滴速为 $2\sim4$ $\mu g/min$,该方法易引起心悸,只有在其他疗法无效时使用。应用 β_2 受体激动剂时应注意：严重高血压、心律失常、心绞痛的患者禁用;就诊前过量使用 β_2 受体激动剂,心率>120 次/min 者不宜再使用;静脉注射 β_2 受体激动剂可能引起严重的低钾,应及时补充钾盐。

3.应用糖皮质激素

糖皮质激素是目前最有效的抗炎药物,能有效地抑制哮喘气道的迟发性反应,降低气道高反应性;若及早使用,对哮喘的速发相反应也可起抑制作用;此外,糖皮质激素还能恢复支气管

β受体对相应激动剂的敏感性。使用原则:早期、足量、静脉给药、短程。大量的研究表明,在急诊室应用吸入糖皮质激素与患者 FEV_1 的迅速改善和低住院率相关;Rodrigo 证实在急诊室给急性哮喘患者吸入高剂量的糖皮质激素 3 小时即可改善患者肺功能,表明吸入糖皮质激素可以导致局部血管收缩而减轻气道黏膜水肿和微血管渗漏。Rowe 等证实口服大剂量糖皮质激素(如口服泼尼松 50 mg/d,用 7～10 天)并持续吸入糖皮质激素可以减缓哮喘的急性加重和避免使用辅助通气治疗。而对于危重哮喘发作患者应及早采用琥珀酸氢化可的松或甲泼尼龙静脉注射作为紧急处理。关于哮喘患者在急诊室和住院期间应用糖皮质激素的最佳剂量,一直都有争议。由于没有精确的剂量反应关系,McFadden 发现 10～15 mg/(kg·24 h)氢化可的松,或者等量的其他糖皮质激素(如甲泼尼龙 120～180 mg/d),对于急性重症哮喘患者的治疗是最有效的。这也是美国国家哮喘教育和预防计划(NAEPP)专家会议和加拿大成人哮喘急诊处理指南所推荐剂量。2006 年 GINA 对急性哮喘发作患者推荐的剂量为等剂量的泼尼松 40～60 mg,每天 1 次或者分 2 次用。Haskell 等研究表明大剂量甲泼尼龙(125 mg/次,每 6 小时 1 次,连用 3 天)比中剂量甲泼尼龙(40 mg/次,每 6 小时 1 次,连用 3 天)或小剂量甲泼尼龙(15 mg/次,每 6 小时 1 次,连用 3 天)更适用于严重哮喘发作的治疗。这种大剂量短疗程的给药方式起效快,不良反应少,大多数患者症状在 3～5 天内逐渐缓解。使用糖皮质激素时应注意:原有溃疡病、高血压、肺结核、糖尿病的患者激素用量不宜过大。

4.应用茶碱(甲基黄嘌呤)类药物

茶碱类药物除具有支气管舒张作用外,亦有强心、利尿、扩张冠状动脉和兴奋呼吸中枢和呼吸肌的作用。对急性重症哮喘患者,尤其对 β_2 受体激动剂已不敏感者,常首先用氨茶碱做静脉注射,首剂负荷剂量为 4～6 mg/kg,缓慢静脉注射(20～30 分钟),继而用 0.5～0.8 mg/(kg·h)做静脉滴注,维持治疗 2～3 天。有效而安全的血浓度应保持在 5～20 mg/L,若大于 20 mg/L 则毒性反应明显增加。茶碱的不良反应有焦虑、恶心、呕吐、心率加快,严重的有呼吸急促、惊厥、心律失常、昏迷乃至死亡。老年人、幼儿,有心力衰竭、肝功能损害、肾功能障碍及甲状腺功能亢进症患者慎用。西咪替丁、口服避孕药、大环内酯类和喹诺酮类药物等能影响茶碱的清除率,联用时应注意对茶碱血药浓度的监测。茶碱与糖皮质激素合用有协同作用,但茶碱与 β_2 受体激动剂联合使用时可能加重心律失常的发生和对心肌的损害。

5.补充足量液体,纠正水、电解质和酸碱平衡失调

(1)纠正失水。

①补液量和补液的种类:急性重度哮喘发作时,患者失水造成痰液黏稠难咳出,加重呼吸道阻塞,纠正失水后可有利排痰。国外研究发现静脉内补充 250～500 mL 0.9%氯化钠注射液可使进行机械通气治疗的重症哮喘患者的肺无效腔量减少 4.2%,故对患者有益。轻度脱水患者能口服或鼻饲补液者可经胃肠道补液;中、重度失水时均需静脉补液。急性重度哮喘发作患者不能进水时补液总量=累积丢失量+继续丢失量+生理需要量。累积丢失量可在 48 小时左右补完。急性重度哮喘发作患者的失水多为高渗性失水,故以补充 5%～10%葡萄糖溶液为主;为防止补液后发生稀释性低钠血症,可适当补充 0.9%氯化钠溶液,一般两者的比例为(3～4):1。基本纠正了失水的患者,若仍不能经胃肠道进食进水,则仍需维持补液,以保证生理需要量和能量供给。

目前研究发现在重度哮喘发作时,患者治疗前的血浆抗利尿激素(ADH)水平常明显增高,其中一部分患者在静脉补液后 ADH 水平倾向于下降,此部分患者治疗前的血浆 ADH 升高是继发于机体对失水的正常反应;另一部分患者补液后 ADH 水平不会下降,即存在抗利尿激素分泌异常综合征(SIADH),此时补液过多易导致水中毒,治疗时应引起注意。

②补液速度:应先快后慢,休克的患者在补液的第 1 小时内可输入 1000～2000 mL0.9%氯化钠注射液以尽快纠正休克,但需密切监测患者脉搏、血压、尿量及心功能不全的症状和体征,必要时应行 CVP 测定以监测补液速度。CVP＞12 cmH$_2$O 时,考虑补液量及速度超过循环系统的耐受能力,宜减慢补液速度。

(2)纠正电解质紊乱:补液时需监测电解质的变化情况,同时予以纠正,一般在给予补液和纠正酸碱平衡失调后电解质紊乱可随之好转。患者若无明显脱水,补液过多,可使其低钾血症加重或出现稀释性低钠血症,应在补液过程中根据电解质检查的情况进行处理。

①低钠血症:对轻、中度低钠血症患者,一般补充 0.9%氯化钠溶液。若血清钠浓度＜120 mmol/L,补充 3%氯化钠溶液,每小时血清钠浓度升高 1.0 mmol/L 左右。治疗第一天,血清钠浓度纠正至 125～130 mmol/L。

②低钾血症:对血清钾浓度为 3.0～3.5 mmol/L 的轻度低钾血症患者,口服补钾即可;中、重度低钾血症患者应静脉补钾治疗。一般血清钾浓度为 3.5 mmol/L 时,体内缺钾量为300～400 mmol,血清钾浓度为 2.0 mmol/L 时,缺钾量为 400～800 mmol。补充 40～60 mmol(3～4.5 g)氯化钾可使血清钾浓度暂时升高 1.0～1.5 mmol/L,补充 135～160 mmol(10～12 g)氯化钾可使血清钾浓度暂时升高 2.5～3.5 mmol/L。由于补充的钾离子中的一部分可进入细胞内,故不久血清钾浓度又可下降,因此应反复测定血清钾浓度,及时调整补充。若患者尿少或无尿则应先限制补钾,待尿量明显增加时再开始补钾。

(3)纠正酸碱平衡失调。

①呼吸性酸中毒:对单纯以呼吸性酸中毒为主的酸血症,治疗上应以去除诱因,改善通气为主。给予氧疗、化痰排痰、清除呼吸道分泌物处理,予以糖皮质激素和支气管舒张剂解除支气管平滑肌痉挛,保证呼吸道通畅,则可改善呼吸性酸中毒,一般不需应用碱剂治疗。有研究表明急性重度哮喘并呼吸性酸中毒的患者吸入氦-氧混合气体(60%～70%氦气,30%～40%氧气)可有效改善通气功能,其血 pH 回升,临床症状好转。

②代谢性酸中毒:在呼吸性酸中毒合并严重代谢性酸中毒(pH≤7.20)时,可给予 5%NaHCO$_3$ 溶液纠正。静脉补液量按下列公式计算:所需碱量(mmol)＝[24(mmol/L)－HCO$_3^-$ 测定值(mmol/L)]×体重(kg)×0.6。补充时应按计算量的 1/3～1/2 给予,然后再根据病情变化及血气分析结果进行补充。

纠正酸中毒可改善 β 肾上腺素受体对内源性及外源性儿茶酚胺的反应性,有助于改善患者呼吸功能。治疗时需监测患者的临床表现及动脉血气变化,防止输入碱剂过量所致的循环负荷加重及医源性代谢性碱中毒。

一般高乳酸血症在改善通气和组织有效灌注后即可纠正,不需特殊治疗。

6.促进排痰

痰液阻塞气道,影响通气和换气功能,因此促进重症哮喘患者排痰、疏通气道相当重要。

尤其对痰液黏稠者,应给予氨溴索静脉注射,15～30 mg/次,2～3 次/d,可稀释痰液促进痰液的排出。其他可选用的药物还有乙酰半胱氨酸、溴己新等。还可根据病情应用超声雾化、机械排痰等方法。

7.抗胆碱药

吸入抗胆碱药如异丙托溴铵,为胆碱能受体(M 受体)拮抗剂,可以阻断节后迷走神经通路,降低迷走神经兴奋性而起舒张支气管的作用,并有减少痰液分泌的作用。抗胆碱药不是治疗哮喘的一线药物,该类药物达峰效应慢(常需 1～2 小时),舒张支气管效应不明显。有研究表明,哮喘发作患者吸入异丙托溴铵对中央气道的疗效与吸入沙丁胺醇相似,但对周围气道的疗效差,而两药联用时无论是对中央气道还是对周围气道,其疗效均优于各自单用。因此当重症哮喘患者在用标准一线药物治疗效果差时,可联合异丙托溴铵与沙丁胺醇雾化吸入。雾化吸入异丙托溴铵,每次 1～2 mL 溶于 0.9％氯化钠注射液,3～4 次/d。

8.抗菌药物(抗细菌和抗真菌药物)

急性哮喘患者咳出大量脓性痰也许并不是肺、支气管细菌感染的证据,多由于呼吸道分泌过多的嗜酸性粒细胞所形成,痰液中嗜酸性粒细胞的浓度与气道炎症反应的严重程度相关。如果没有肺炎或者其他细菌性感染的证据,对于重症哮喘急性加重的患者并不常规推荐使用抗细菌药物治疗。另外,国际指南(2014 年 ERS/ATS 重症哮喘指南)建议抗真菌药用于重症哮喘伴反复发作的变应性支气管肺曲霉病(ABPA)患者。对于不伴有 ABPA 的重症哮喘患者,无论是否存在真菌致敏(即皮肤点刺试验阳性或血清真菌特异性 IgE 阳性),建议不使用抗真菌药物治疗(该建议不适用于抗真菌治疗的其他指征如侵袭性真菌感染的治疗)。

(三)再次评估和进一步处理

急诊室或住院患者在应用 β_2 受体激动剂、糖皮质激素等治疗 1～3 小时后,应该再次对患者的状况进行评估,以了解治疗的反应,制订后续的治疗计划。

经治疗后,对部分 FEV_1 或者 PEF 大于 70％预计值的患者,仍需继续观察 1 小时,确保病情得到稳定的改善,其中大部分患者不需要住院治疗。但对于小部分有高危因素的患者,如过去有气管插管和机械通气治疗史或者依从性差的患者,应住院治疗。从急诊室出院的患者,应该继续应用吸入或口服糖皮质激素及吸入 β_2 受体激动剂,制订症状控制及随访计划。虽然没有证据表明基于急诊室的教育有益于患者的症状控制,但美国国家哮喘教育和预防计划(NA-EPP)认为哮喘患者的急诊室的治疗过程对于患者以后的哮喘控制是相当重要的。

对部分 FEV_1 或者 PEF 为 50％～70％预计值的患者,由于治疗反应不完全,需要仔细分类。一些患者确实症状缓解,在详细交代注意事项和密切的医疗随访下可以出院。但对于高危患者,包括:①有气管插管和机械通气史的患者;②有因重症哮喘发作需急诊就诊和住院史的患者;③病情加重持续时间大于 1 周;④就诊前已应用糖皮质激素治疗;⑤家中无良好的控制条件或者依从性差的患者,应该住院治疗。

哮喘急性加重患者在急诊室加强治疗 3～4 小时后,FEV_1 和 PEF＜50％预计值者,需要住院治疗。而有下列指征者应收入 ICU 监护治疗:①因呼吸急促而言语困难;②意识障碍;③不能平躺;④极度疲劳;⑤FEV_1 或 PEF＜25％预计值;⑥吸氧浓度为 40％时,PaO_2＜65 mmHg;⑦$PaCO_2$＞40 mmHg。

（四）机械通气治疗

机械通气治疗是抢救危重症哮喘发作患者和防治患者猝死的重要措施。其目的是减少患者的呼吸做功、防止呼吸肌疲劳加剧,减轻氧耗;增加通气,改善 CO_2 排出和氧的吸入,恢复血气正常值;清除分泌物。

1.无创正压通气(NPPV)

重症哮喘患者其吸气和呼气时的气道阻力和肺动态顺应性显著增加(过度充气),当 FEV_1 下降至 50% 预计值时,吸气肌做功增加 7~10 倍。当气道阻塞进一步加重时(FEV_1 < 25%预计值),呼吸功的过度增加,可导致吸气肌疲劳和呼吸衰竭。此时,应给予辅助通气治疗。气管插管有较高的并发症发生率,并且会引起气道阻力增加,而无创正压通气(NPPV)为重症哮喘的治疗提供了一个很好的方法。重症哮喘患者,经面罩持续气道正压(CPAP)或双水平持续气道正压通气(BiPAP)均可以抵消内源性呼气末正压(PEEPi),扩张支气管,降低气道阻力,减少呼吸功,并能促进分泌物排出,使膈肌和吸气肌得到休息,减少有害的血流动力学异常改变。

NPPV 的优点:改善患者症状,减少镇静剂用量,避免气管内插管及由其引起的并发症(包括上呼吸道创伤、鼻窦炎、中耳炎、医院获得性肺炎等)。此外,对气道保护机制、言语和吞咽功能没有任何影响,患者一直处于清醒状态有利于医患双方的交流。Meduri 等证实 NPPV 能够安全有效地用于经积极药物治疗无效的重症哮喘合并高碳酸血症患者。对于神清合作的患者,在行气管插管前应该首先用 NPPV 治疗。

NPPV 常用的通气参数:①潮气量,7~15 mL/kg;②RR,16~30 次/min;③吸气流量,自动调节型(PSV 等)或递减型,峰值为 40~60 L/min;④吸气时间,0.8~1.2 秒;⑤吸气压力,10~25 cmH_2O;⑥呼气压力,4~6 cmH_2O。

重症哮喘患者在以下情况时不宜应用 NPPV:①低血压休克;②心电图显示心肌缺血、严重心律失常;③昏迷、抽搐而难以保护气道;④有危及生命的严重低氧血症。

经 NPPV 治疗 1~2 小时,若临床指标显示:气促改善,辅助呼吸肌运动减轻和反常呼吸消失,呼吸频率减慢,血氧饱和度增加,心率减慢等。血气指标显示:$PaCO_2$ 下降>16%,pH>7.30,PaO_2>40 mmHg,则判定初始治疗有效,应继续 NPPV 治疗。而出现下列情况则应停用 NPPV:患者神志模糊或烦躁不安,不能清除分泌物,无法耐受连接方法,血流动力学不稳定,氧合功能恶化,CO_2 潴留加重。

2.气管插管

在重症哮喘急性发作而需急诊的患者中仅有小部分需要气管插管和机械通气治疗。此时气管插管的时机需要综合判定。对于急性重症哮喘患者,高碳酸血症($PaCO_2$>40 mmHg)本身并不是气管插管的指征。Bondi 等报道了在 27 例急性重症哮喘合并高碳酸血症患者中,有 23 例(85%)证实并不需要气管插管。

气管插管和机械通气的指征为:①心跳和呼吸骤停;②严重的低氧血症,非重复呼吸面罩下吸氧 PaO_2<50 mmHg;③$PaCO_2$>50 mmHg 且伴有重度呼吸性酸中毒(动脉血 pH<7.25);④严重的意识障碍、谵妄或昏迷;⑤呼吸浅快(>30 次/min),哮鸣音由强变弱或消失,呼吸肌疲劳明显;⑥经 NPPV 治疗不能奏效。

对重症哮喘急性发作患者气管插管十分困难,由经验丰富的医生行经鼻插管比较安全,这种方法可以使患者保持直立位,不用麻醉药,对气道基本不造成影响。但经鼻插管限制了管腔直径,易损伤上呼吸道,导致鼻出血的并发症。此外,经鼻插管可以使同时存在的鼻窦疾病恶化,也有可能引起喉头水肿和支气管痉挛。

经口腔插管,在有效地应用镇静剂后,一些特定的患者(除了濒死患者)和可以自主控制气道的患者都会成功。为了减少气道阻力,便于吸引,插管的管径要≥8 mm。在紧急状况下推荐使用可快速诱导镇静,以最大限度地帮助插管成功。

有效的麻醉镇静可使患者很好地耐受气管插管,保证患者与呼吸机协调,降低氧耗及呼吸功耗。常用的麻醉镇静药如下。

(1)地西泮:由于起效慢,而且经常不能达到最佳的肌肉松弛效果,因此不推荐使用。

(2)氯胺酮:是一种具有镇静、镇痛、麻醉和支气管舒张特性的静脉用全身麻醉药,广泛用于需要气管插管的急诊哮喘患者。常用剂量为 1~2 mg/kg,可提供 10~15 分钟的全身麻醉,但不会引起明显呼吸抑制。氯胺酮可以增加喉部反射,所以应避免过度刺激上呼吸道,以减少喉痉挛的发生。

(3)丙泊酚:是一种短效的静脉全身麻醉药,可以减少需要机械通气的支气管痉挛患者的气道阻力,是气管插管的良好诱导剂,对机械通气患者起镇静作用。推荐诱导剂量为 2~2.5 mg/kg,随后应用 50~100 μg/(kg·min)的剂量静脉输注以达到维持机械通气的镇静效果。它可以导致低血压,尤其对在血容量不足的患者,应引起注意。

(4)依托咪酯:是一种速效催眠性全身麻醉药,对心血管和呼吸系统影响小,不会引起组胺释放。对于血流动力学不稳定的患者,它是丙泊酚的替代药品。推荐诱导剂量为 0.2~0.6 mg/kg。

(5)罗库溴铵:是一种短效的非去极化型神经肌肉阻滞药,无显著的血流动力学效应,是氯化琥珀胆碱的替代用药。单次静脉注射量为 0.6~0.9 mg/kg。

3.机械通气

重症哮喘患者由于广泛的支气管痉挛,气道反应性明显增高,气道阻力显著增加,因此使用呼吸机控制呼吸时通气较为困难。机械通气治疗的模式也应根据哮喘患者特定的病况、根据治疗的反应和血气分析的跟踪监测及时调整。

哮喘发作时,严重的气流阻塞导致呼气时间延长,即使在较低的通气频率下也会呼气不完全,从而导致肺泡渐进性的充气过度,促使 PEEPi 形成,如果患者以"常规"潮气量(12 mL/kg)和频率(12~16 次/min)进行通气,肺泡过度充气的加重就会产生更高水平的 PEEPi。而 PEEPi 可使静脉回心血量减少,导致严重的血流动力学异常。此外,PEEPi 还起到了吸气阈值负荷(需要负压增加到一定程度才能触发通气)的作用,显著增加呼吸功。因此目前临床上提出"允许性高碳酸血症通气"策略(PHV),即用相对小的潮气量(6~8 mL/kg)、较小的分钟通气量(8~10 L/min),使血 CO_2 控制在"可接受的水平",以降低肺部气压伤的危险。虽然高碳酸血症可引起脑血管扩张、脑水肿、心肌收缩力减弱、体循环阻力下降及肺血管收缩,但目前认为 $PaCO_2 \leqslant 90$ mmHg 对患者仍是安全的。

目前对于急性哮喘患者是否应用 PEEP 模式仍有争议。由于小气道的气流受限,低水平的压力不会导致肺泡内压力的升高。设置低于 PEEPi 的 PEEP 水平,也许会使狭窄或者塌陷的气道舒张,使相应的肺泡单元能够复张,使呼气末肺泡压力和中央气道的压力梯度减小,从而使通气的触发阈值降低。但是,过高的 PEEP 可以导致肺容积增大、肺泡压进一步增高而出现气胸等气压伤;同时正压通气可使静脉回心血量减少,血压下降,组织灌注不足。判断哪些患者可能适合应用 PEEP 的一个实用的方法就是观察呼吸机周期性压力对 PEEP 轻度增加的反应。如果增加 PEEP 后,呼吸机动态和静态峰压基本不改变,说明没有广泛的气道塌陷,此时应用 PEEP 效果较好,PEEP 水平设置不应该高于 PEEPi 水平。另外,如果呼吸机循环压力随着 PEEP 水平而改变,则可能发生了肺泡的过度充气。

对于吸气流速的设置目前依然有争议,更多的证据支持高的吸气流速(100 L/min),但对于有严重气道阻塞的患者,需要延长吸气时间,高的吸气流速会导致吸气压力过高。通常应用较低的呼吸比(呼气时间较长)。在插管后依然有严重气道阻塞的患者允许通气不足,但动脉血的 pH 应该保持在 7.20 以上,尽量避免应用碳酸氢盐纠正呼吸性酸中毒,因其可以提高细胞内 CO_2 含量,引起细胞内酸中毒。

机械通气的初始可选用容量控制通气模式(VC),参数设置可选用:①高吸氧浓度,FiO_2 为 80%~100%;②呼吸频率为 8~14 次/min;③峰流速为 80~100 L/min;④潮气量(VT)6~8 mL/kg;⑤吸呼比为 1∶3。以后可根据患者病情选用同步间歇性指令通气(SIMV)模式加用或不加用较低压力支持,一般应减少使用控制通气模式,因为这易使患者产生过高的分钟通气量和 PEEPi。机械通气治疗的目标为:①保持气道峰压<50 cmH_2O;②保持动脉血 pH>7.2;③限制 PEEPi 在 5~10 cmH_2O。

4.机械通气的撤离

重症哮喘急性发作控制的指标是气道峰压值降低,每分通气量减少,血气分析恢复正常,结合全身情况可考虑机械通气的撤离。撤离时要求:①患者神志清醒,合作;②吸入氧浓度(FiO_2)<50%;③静息自发通气量<10 L/min;④患者可自主增加每分通气量达到静息时的 2 倍;⑤最大吸气压>-25 cmH_2O。当撤机的条件具备后,停呼吸机,用"T"字管供氧 10~20 分钟,患者如能耐受,动脉血气没有变化,则可拔管。拔管前气管周围需局部麻醉,避免拔管过程中诱发哮喘再次发作。

(五)其他治疗方法

1.白三烯调节剂

包括白三烯受体拮抗剂和白三烯合成酶抑制剂,通过调节白三烯的生物活性而发挥抗炎作用,同时也具有舒张支气管平滑肌的作用。目前,5-脂氧化酶抑制剂(齐留通)和白三烯受体拮抗剂(扎鲁司特和孟鲁司特),已经被美国批准用作慢性哮喘的治疗。一项针对因哮喘急性发作而入急诊的患者的多中心、随机、安慰剂对照试验发现,加用大剂量扎鲁司特可以使哮喘患者的住院率降低 34%,随访发现,哮喘复发率也减少 18%。表明白三烯调节剂对于急性哮喘也有一定疗效。因此,对于常规治疗反应差的哮喘患者,在治疗方案中加用白三烯调节剂是合理的选择。

2.硫酸镁

临床研究表明硫酸镁的药理作用包括:①可与钙离子竞争,使细胞内钙离子浓度下降,导致气道平滑肌松弛;②减少乙酰胆碱对终板去极化作用,降低肌纤维的兴奋性而使气道平滑肌松弛;③抑制肥大细胞内组胺释放的生物学效应;④镇静作用。因此静脉输注硫酸镁有助于舒张支气管。可将 25% $MgSO_4$ 5 mL 加入 40 mL 葡萄糖注射液中缓慢静脉注射,或将 25% $MgSO_4$ 10 mL 加入葡萄糖注射液 250~500 mL 中静脉滴注,每分钟 30~40 滴。但目前还缺乏大规模的随机对照研究证实硫酸镁对重症哮喘的治疗作用。当静脉推注硫酸镁速度过快时,可引起心跳缓慢、颜面潮红、血压降低和嗜睡加重的不良反应。

3.异氟醚

为新型吸入型麻醉剂,具有松弛呼吸肌和支气管平滑肌,降低胸肺弹性阻力及气道阻力,降低迷走神经张力的作用,而对心血管系统影响小,对肝、肾功能无损害,适合于顽固性重症哮喘患者的救治。可将浓度为 1.5%~2% 的异氟醚与氧气一起吸入,用于各种药物治疗无效的重症哮喘患者。

4.氦-氧混合气体

氦气具有低分子质量的特性,同等体积下其质量是空气的 0.14 倍,是氧气的 0.12 倍,在气道中主要呈层流。因此吸入氦-氧混合气体(氧浓度为 30%~40%)能使因哮喘发作时气道狭窄和分泌物潴留引起的涡流减轻,使气道阻力下降,呼吸做功减少,减少氧耗和 CO_2 生成,增加 CO_2 的弥散和排出,改善肺泡通气,有利于气体交换。使用时,通过呼吸面罩吸入氦-氧混合气体,流速为 12 L/min,根据低氧血症的严重程度,将混合气体内氧浓度调节为 30%~40%。目前用氦-氧混合气体治疗重症哮喘还存在争议,但吸入氦-氧混合气体能降低机械通气患者的吸气峰压和 $PaCO_2$,改善氧合,可用于常规机械通气治疗效果不佳者。

5.体外膜肺氧合(ECMO)

用于机械通气治疗不能取得适当氧合的严重顽固性哮喘患者,以争取有足够的时间让药物发挥治疗作用,帮助度过危险期可能是有益的。

6.抗 IgE 单克隆抗体

奥马珠单抗作为一种抗 IgE 单克隆抗体,在 2003 年 6 月通过美国 FDA 认证并在美国上市后,已积累了治疗难治性哮喘的成功经验。近两年的研究证实足量 Omalizumab 治疗可使哮喘患者血清游离 IgE 水平降低 95% 以上,显著减少重症哮喘患者的住院率。2006 年 GINA 将 Omalizumab 作为哮喘规范化治疗的第五步用药,用于大剂量 ICS 和联合治疗不能控制的重症和难治性哮喘。

7.甲氨蝶呤(MTX)

20 世纪 90 年代,有研究者观察了如甲氨蝶呤等几种免疫抑制剂在减少哮喘患者糖皮质激素用量方面的疗效。尽管这些免疫抑制剂可能会改善糖皮质激素的敏感性,但疗效并不确切,且会带来明显的不良反应。应用过程中需要监测患者 X 线胸片、全血细胞计数、肝肾功能及肺 DLCO 等,因此,国际上的指南尚不推荐对重症哮喘患者应用甲氨蝶呤。

8.支气管镜下射频消融支气管热成形术

支气管镜下射频消融支气管热成形术简称支气管热成形术,是一种新型的支气管镜介入治疗技术,通过射频探针释放可控制的热能,减少积聚和增殖的气道平滑肌(ASM),从而减轻支气管收缩,以达到缓解和控制哮喘发作时气道平滑肌的痉挛状态,恢复气道通畅,缓解呼吸困难,适用于中、重度的支气管哮喘患者。但是,基于这种新的介入疗法操作复杂,对术者支气管镜操作经验及专业技能有较高要求,其长期结局尚未知,受益人群未明,且潜在的获益和伤害都存在较大的可能性,2014 年 ERS/ATS 重症哮喘指南专家组建议支气管热成形术只在机构审查委员会批准的独立性系统登记或临床研究中的重症哮喘成人患者中进行。

四、预后

据报道重症哮喘合并呼吸衰竭患者病死率为 38%,而及时合理应用机械通气治疗后患者病死率为 0～17%。对一组 145 例因重症哮喘发作而住院的患者进行长期追踪观察发现,在住院时经机械通气治疗的患者病死率为 16.5%,出院后 1 年病死率为 10.1%,3 年病死率为 14.6%,6 年病死率为 22.6%。与预后有关的危险因素包括:年龄、吸烟史、缺乏定期门诊随访、缺乏家庭监护、未能遵照医嘱吸入糖皮质激素治疗等。因此对那些常反复严重发作而需急诊或住院治疗的高危哮喘患者,必须密切地进行随访,鼓励患者通过使用峰流速仪自行规律监测病情变化,避免和控制各种诱发因素,与医务人员共同制订哮喘的长期用药计划及急性发作的处理方案,由此减少哮喘的复发和避免因重症哮喘而死亡。

第二章 消化系统常见急危重症

第一节 消化内科急腹症

一、急性胃肠炎

急性胃肠炎是指肠痢疾、霍乱、伤寒以外的各种致病菌(包括细菌和病毒)引起的急性胃肠道的感染,是一种十分常见的急性胃肠道疾病,特点是有明显的饮食不当病史,如暴饮暴食或误食生冷、腐败、不洁的食品。有暴发性流行的特点,发病突然而恢复也较快,常表现为恶心、呕吐、腹痛、腹泻等。是夏秋季的常见病、多发病。与天气炎热、食物易腐败有关。

本病是胃肠黏膜的急性炎症,夏秋季节为高发期。可分为急性胃炎、急性肠炎、急性胃肠炎三型。以恶心、呕吐为表现者称急性胃炎;以腹痛、腹泻为表现者常称为急性肠炎;临床上往往恶心,呕吐,腹痛,腹泻同时并见,称为急性胃肠炎。经常恶心、呕吐在先,继以腹泻,每天3~5次,甚至数十次不等,大便呈水样,颜色呈深黄色或带绿色,恶臭,可伴有腹部绞痛、发热、全身酸痛等症状。有多种不同原因,大多数是食入带有细菌或毒素的食物如变质、腐败、受污染的主副食品等引起,同食者往往一起发病。常见的有细菌性食物中毒、旅游性腹泻、大肠埃希菌肠炎、细菌性痢疾、冰箱性肠炎等。急性胃肠炎起病急,多在进餐1~24小时内发病,通常1~2天即可好转。粪便为糊状或为黄色水样,可带有泡沫或少量黏液。有的患者可有发热、全身不适、过敏等症状。一般在2~5天内恢复。严重者可伴有发热、脱水、酸中毒、休克等中毒症状,一旦发生了这样的情况,应该及时就医。

(一)病因

(1)细菌和毒素的感染:常以沙门菌属和嗜盐菌(副溶血弧菌)感染最常见,毒素以金黄色葡萄球菌常见,病毒亦可见到。常有集体发病或家庭多发的情况。如吃了被污染的家禽、家畜的肉;或吃了嗜盐菌生长的蟹、螺等海产品及吃了被金黄色葡萄球菌污染了的剩菜、剩饭等而诱发本病。微生物对肠黏膜的侵袭和刺激引起胃肠道的分泌、消化、吸收和运动等的功能障碍,最终导致粪便稀薄,排便次数增加。微生物感染和细菌毒素污染食物包括沙门菌和金葡菌毒素,以及流感病毒和肠道病毒的感染。

(2)物理化学因素:暴饮暴食,进食过多的高脂高蛋白食物,饮酒、饮冰凉饮料过多或受凉。进食过冷过热和粗糙的食物,可使胃黏膜损伤。服用某些药物如水杨酸盐类、磺胺、某些抗菌药物等;或误服强酸、强碱及农药等均可引起本病。

(3)个别患者对食物产生过敏反应,导致过敏性肠炎。

(二)病理生理

病变可为弥漫性,或仅限于胃窦部黏膜的卡他性炎症。黏膜充血水肿,表面有渗出物及黏液覆盖,可有点状出血和不同程度的糜烂。因有淋巴细胞、中性粒细胞、浆细胞及少数嗜酸粒细胞浸润,黏膜水肿,血管充血,偶有小的间质性出血,严重者黏膜下层水肿、充血。

化学物质如阿司匹林等非甾体类抗炎药可抑制细胞线粒体内的氧化磷酸化,从而抑制细胞膜上的 Na^+-K^+-ATP 酶和主动运输系统,导致黏膜的渗透性增加,细胞内水钠潴留,细胞肿胀并脱落;还可通过抑制环氧化物酶,阻断内源性前列腺素 E_2 和 I_2 的合成,使上皮分泌的碳酸氢钠及黏液减少,H^+ 反弥散,从而破坏胃黏膜屏障。其他药物(包括激素、保泰松、某些抗菌药物、利血平等)、烈酒、浓茶、咖啡、香料等可刺激胃黏膜而损伤,发生糜烂,有点状出血。精神、神经因素(精神、神经功能失调),各种急重症的危急状态,以及机体的变态(过敏)反应均可引起胃黏膜的急性炎症损害。

(三)临床表现

(1)患者有暴饮暴食或吃不洁、腐败变质食物史。

(2)该病起病急,消化道症状:恶心、呕吐频繁,呕吐起病急骤,常先有恶心,继之则呕吐,呕吐物多为胃内容物,食欲低下。吐后患者感觉舒服。严重者可呕吐胆汁或咖啡样血性物,表现为急性上消化道出血,大便发黑或大便隐血试验阳性。说明胃黏膜有出血情况。腹痛、腹泻是主要特点。大多在肚脐周围痛,严重者呈阵发性绞痛,引起排便感觉,排便后腹痛略有减轻。腹泻大多为稀水样便,含有不消化食物残渣,颜色呈黄色或黄绿色,有少量黏液或白色皂块,粪质不多,有时大便呈"蛋花汤样",甚至带血等。一般每日可排便7~8次,最多可达十几次。肠鸣音亢进。近患者身旁可清楚听见其腹内"咕咕"作响。经治疗,1~2天内,最多2~3天恢复正常,病情经过比较良好。

(3)全身症状:常有发热、头痛、全身不适及程度不同的中毒症状。一般全身的症状轻微。

(4)急性胃肠炎引起的轻型腹泻,一般状况良好,每天大便在10次以下。也可以引起较严重的腹泻,每天大便数次至数十次。个别呕吐、腹泻严重者,伴不规则低热或高热,全身中毒症状,发生脱水、酸中毒等,表现为皮肤弹性差、眼球下陷、口渴、尿少等症状。严重者血压下降,四肢发凉,甚至出现休克。

(5)体征方面:体征不明显,上腹及脐周可有压痛,无肌紧张及反跳痛,肠鸣音多亢进。

(6)体检:注意患者有无脱水、腹部压痛、腹肌紧张及肠鸣音改变的情况。呕吐、腹泻严重者,可有脱水、酸中毒,甚至休克等症状。应定时测脉搏、血压。

(四)诊治思路及措施

1.实验室检查

大便常规检查或培养:多为正常,也可见到少量白细胞和红细胞。如系细菌感染可发现致病菌。血白细胞计数可正常或异常,血沉略有增快。脱水症状严重者应送检红细胞比容、血尿素氮、肌酐、血气分析和血钾、钠、氯及尿酮体等。

2.鉴别诊断

(1)原发性小肠吸收不良综合征:本病典型症状为脂肪泻。大便色淡,量多,呈油脂状或泡沫状,常浮于水面,多有恶臭味。多伴腹胀、腹痛,有乏力、体重下降、出血等营养不良表现,病程长,病情时轻时重,做 X 线钡餐检查有利于诊断。

(2)肠结核:起病缓慢,多位于右下腹部,可有阵发性绞痛,肠鸣音增强,常有大便习惯改变,干稀交替。轻者仅有稀便,重者为黏液脓血便。可有恶心、呕吐、腹胀,食欲减退表现。体检仅有右下腹压痛。辅助检查显示血沉增快,结肠菌试验阳性,大便培养可找到抗酸杆菌。给予纤维肠镜检查可以确认本病。

(3)克罗恩病:是一种原因不明的慢性肠道炎症性疾病,其起病缓慢,患者有消瘦、纳呆、乏力等表现。腹痛位于脐周或右下腹。腹泻初为间歇性,后渐为持续性。日行 3～6 次,便软或呈半液状。右下腹压痛,可触及包块。晚期患者呈现消瘦、贫血、肠吸收不良及电解质紊乱等表现。肠系膜动脉造影或内镜及活组织检查,可明确诊断。

(4)特发性溃疡性结肠炎:本病原因不明,是与免疫有关的疾病,多以溃疡为主,累及结膜黏膜,以青壮年多见。腹痛常在左下腹,或全腹压痛明显,伴肠鸣音亢进。有食欲减退,体重下降及营养不良等症状。可行乙状结肠镜和活组织检查以利诊断。

(5)胃肠神经症:此病是高级神经功能紊乱引起的胃肠功能障碍。起病较慢,临床表现以胃肠道症状为主,表现为神经性嗳气、厌食、呕吐、精神性腹泻、结肠激惹综合征、脾曲综合征等。

(6)还应与菌痢、阿米巴肠病、霍乱、沙门菌属感染、空肠弯曲菌感染、耶尔森菌感染、毒物中毒、糖尿病酮症酸中毒、甲状腺危象等疾病及有关急腹症鉴别。

3.诊治思路

(1)患者常有暴饮暴食或吃不洁、腐败变质食物史。

(2)该病起病急,多在食后短期内突然发病。

(3)常有发热、头痛、全身不适及程度不同的中毒症状。

(4)体征不明显,上腹及脐周有压痛,无肌紧张及反跳痛,肠鸣音多亢进。

(5)根据患者的临床症状表现和实验室检查可以确诊。

(6)体检时应注意患者有无脱水、腹部压痛、腹肌紧张及肠鸣音改变等情况。

(7)注意与其他有关急腹症鉴别。

4.措施

(1)按消化系统疾病常规护理。去除病因,患者应尽量卧床休息,多饮水。

(2)腹痛时,可选用山莨菪碱(654-2)或阿托品,或普鲁本辛,肌内注射氯丙嗪,还可局部热敷腹部止痛(有胃出血者不用)。呕吐时可给予胃复安(灭吐灵)、多潘立酮(吗丁啉)。腹泻频繁可选用下列止泻药:①洛哌丁胺(易蒙停),根据腹泻情况,适当调整剂量;②次碳酸铋;③地芬诺酯(苯乙哌啶),复方苯乙哌啶,由于苯乙哌啶可抑制呼吸,故不适用于儿童;④蒙脱石散(思密达)等。

(3)有失水现象或休克时应静脉滴注 5% 葡萄糖氯化钠注射液、10% 葡萄糖注射液及0.9% 氯化钠注射液,输入量按失水及电解质失衡程度酌定。如有酸中毒情况,可静脉滴注 5% 碳酸氢钠或乳酸钠注射液。

（4）针刺治疗：取穴足三里、中脘、胃俞、内关、三焦俞、气海、大肠俞、曲池等。

（5）抗菌治疗：抗菌药物对本病的治疗作用是有争议的。感染性腹泻伴发热者可适当选用有针对性的抗菌药物，如黄连素 0.3 g 口服，1 日 3 次或庆大霉素 8 万 U 口服，1 日 3 次等。一般可选用氯霉素、新霉素、磺胺类、黄连素、喹诺酮类等。但应防止抗菌药物滥用。病情较轻者一般不用，以免加重对胃的刺激。

（6）预防：严把食物卫生关是预防此病的关键。搞好饮食、饮水卫生和粪便管理，大力消灭苍蝇，是预防该病的根本措施。

（7）预后：本病及时处置，预后良好。除了药物治疗外，要进行合理的饮食调养，否则病情会加重或病程延长，而且影响疗效。

二、急性阑尾炎

急性阑尾炎是外科常见病，在各种急腹症中居首位。依据临床过程和病理解剖学变化，急性阑尾炎可分为急性单纯性阑尾炎、急性化脓性阑尾炎、坏疽及穿孔性阑尾炎和阑尾周围脓肿四种病理类型。转移性右下腹痛是其典型的临床表现，70%～80%的患者可有此临床特征。实验室检查可见白细胞和嗜中性粒细胞计数增高，持续性右下腹痛和固定压痛是该病重要体征。及时就医、早期诊断、早期治疗可取得良好的治疗效果，但因个体差异，临床医生在诊断或治疗时仍需慎重对待，不可轻视。

（一）病因

1.管腔梗阻

阑尾位于右侧髂窝处，是一条细长的盲管，尖端封闭，根部与盲肠相通，解剖结构特殊。引起梗阻的常见原因为淋巴滤泡增生及粪石，约占 90%，其他如食物残渣、肿瘤、寄生虫、神经源性管腔收缩等是较少见原因。一旦出现梗阻，管腔内分泌物积存、内压增高，出现血运障碍，在此基础上管腔内细菌侵入受损黏膜，可加剧阑尾炎症。

2.细菌感染

多为阑尾腔内细菌所致的直接感染，但无特定的病原菌。阑尾腔与盲肠相通，内含与盲肠相同的各种革兰氏阴性杆菌和厌氧菌，若阑尾黏膜因某种原因出现损伤，则细菌直接侵入管壁，引起不同程度的感染。此外，细菌也可通过血液循环、邻近组织感染蔓延等方式引起阑尾炎症。

3.其他

呕吐、腹泻等胃肠道功能紊乱可引起内脏神经反射，导致阑尾肌肉和血管痉挛，阑尾管腔狭窄、黏膜受损，此时细菌可直接入侵，诱发急性炎症。此外，阑尾扭曲、过长、系膜过短等先天性畸形也是引起急性炎症的原因。

（二）病理生理

阑尾管腔梗阻后黏液持续不断地向阑尾腔内分泌，引起淤滞，细菌大量繁殖，并分泌外毒素和内毒素，这些毒素引起黏膜水肿、糜烂、出血、溃疡。细菌穿过有溃疡的黏膜层进入阑尾肌层,产生了炎性反应。梗阻后管腔内压力的增高也会引起阑尾壁间质压的升高,进而堵塞动脉血供,引起阑尾壁缺血,最终引起阑尾的梗死和坏疽。肌层组织出现坏死便可导致阑尾穿孔。如果炎症的病理过程发展迅速,穿孔就会进入游离腹腔而引起弥漫性腹膜炎,在盆腔、肝脏和膈下间隙等部位形成多发性腹腔内脓肿。

(三)临床表现

1.腹痛

腹痛是急性阑尾炎最常见、最显著的体征,典型的腹痛开始于上腹部或脐周,数小时后转移并固定在阑尾所在的右下腹。在疾病初期,腹痛为一种内脏神经反射性疼痛,故中上腹和脐周疼痛范围较弥散,无法准确定位。而疼痛固定于右下腹是炎症侵及浆膜层和壁腹膜的结果。这种转移性右下腹疼痛的特点对于急性阑尾炎的诊断具有重要意义,可见于 70%～80% 的患者。但无典型的转移性右下腹疼痛史并不能排除急性阑尾炎。

腹痛的程度与阑尾炎的轻重无直接关系,有时阑尾坏疽穿孔时,管腔内压力降低,自觉腹痛突然减轻,但这种疼痛缓解的现象是暂时的,当出现腹膜炎后,腹痛又会持续加剧,且范围更加扩散。不同类型的阑尾炎腹痛也有差异,单纯性阑尾炎常表现为轻度隐痛,如疼痛持续或加剧常表明阑尾已化脓或坏疽。

2.胃肠道症状

急性阑尾炎患者也可出现恶心、呕吐、腹泻等胃肠道症状,且多见于早期,程度较轻,可能是反射性胃痉挛所致。病程晚期阑尾坏疽穿孔或盆腔位阑尾炎时刺激直肠,可出现腹泻现象。有的患者可因腹泻就诊时发现系急性阑尾炎,因此部分患者易误诊为"肠炎",延误了阑尾炎的及时治疗。

3.全身反应

常见的全身症状为发热,一般为低热,通常在 38℃ 左右,寒战极为少见,并伴有全身乏力不适。当体温超过 38.5℃,甚至高至 39～40℃ 时,常提示阑尾已坏疽或穿孔。发生门静脉炎时患者可出现寒战、高热和黄疸症状。阑尾坏疽穿孔导致腹腔广泛严重感染时患者可出现感染性休克表现,甚至合并其他脏器功能障碍。

(四)诊断

1.临床表现

(1)右下腹压痛:阑尾体表投影称之为麦氏点,即右髂前上棘与脐连线的中、外 1/3 交界处,因此麦氏点压痛是急性阑尾炎常见的重要体征。但阑尾解剖位置常有变异,压痛点可随之改变,不过不管变异如何,压痛点仍在麦氏点附近。患者就诊时虽自觉腹痛位于上腹部,但体检时往往已经出现右下腹固定点压痛,这对于早期诊断具有重要的价值,是急性阑尾炎重要的体征。

(2)腹膜刺激征:腹膜刺激征包括腹肌紧张、反跳痛、肠鸣音减弱或消失等,是炎症累及壁层腹膜时的一种防御性反应,往往提示阑尾已经化脓、坏疽或穿孔。随着穿孔时间的延长,腹膜炎的范围也将扩大,但最明显的压痛点仍位于阑尾处,由此可明确腹膜炎真正的病因。儿童、老年人、肥胖者、孕妇、腹肌较弱者等腹膜刺激症状可不明显,须与侧腹肌进行对比判断。

（3）其他：

①结肠充气试验：患者取仰卧位，用右手压迫左下腹，再用左手挤压近侧结肠，结肠内气体可传至盲肠和阑尾，引起右下腹疼痛者为阳性。

②腰大肌试验：患者取左侧卧位，使右大腿后伸，引起右下腹疼痛者为阳性。说明阑尾位于腰大肌前方、盲肠后位或腹膜后位。

③闭孔内肌试验：患者取仰卧位，使右髋和右大腿屈曲，然后被动向内旋转，引起右下腹疼痛者为阳性。提示阑尾靠近闭孔内肌。

④感觉过敏：在早期，尤其在阑尾腔有梗阻时，可出现右下腹皮肤感觉过敏现象，范围相当于第 $10\sim12$ 胸髓节段神经支配区，位于右髂嵴最高点、右耻骨嵴及脐构成的三角区，也称 Sherren 三角。它并不因阑尾位置不同而改变，如阑尾坏疽穿孔，则在此三角区的皮肤感觉过敏现象即消失。

2.实验室检查

（1）血常规：血常规是急性阑尾炎患者一项重要的检查，因为约 90% 的急性阑尾炎患者有白细胞计数和中性粒细胞比例增高现象，二者往往同时出现，白细胞计数一般为 $(10\sim20)\times 10^9$/L。白细胞计数超过 20×10^9/L 以上者常提示阑尾已坏疽穿孔及并发腹膜炎症状。年老体弱或免疫功能受抑制的患者，白细胞数不一定增多，但中性粒细胞比例可明显增高，具有同样重要的意义。

（2）尿常规：尿液检查对于急性阑尾炎患者并无特殊意义，但可作为鉴别诊断方法，如排除泌尿系结石、生育期女性除外产科情况等，因此常规检查尿液仍属必要。

3.影像学检查

在超声检查时可发现阑尾呈低回声管状结构，较僵硬，其横切面呈同心圆似的靶样显影，直径 $\geqslant7$ mm，是急性阑尾炎的典型图像。同时超声检查对于输尿管结石、卵巢囊肿、异位妊娠、肠系膜淋巴结肿大等具有鉴别诊断的意义；螺旋 CT 扫描不受肠腔内气体干扰，同时可观察部分患者肠管梗阻情况，当诊断不确定时可选择应用。

4.腹腔镜检查

该项检查在诊断的同时可以进行有效的治疗，对于难以鉴别诊断的阑尾炎具有明显的优势。在腹腔镜下可以直接观察阑尾有无炎症，也能分辨与阑尾炎有相似症状的邻近部位的疾病，但费用高昂，操作要求较高及需要麻醉医生配合。目前普及应用还有困难。

（五）治疗

非手术治疗：当急性阑尾炎处在早期单纯性炎症阶段时，可选择有效的抗菌药物进行抗感染治疗，一旦炎症吸收消退，阑尾能恢复正常。亦有患者因全身情况或客观条件不允许，虽有手术指征，也可先采取非手术治疗。若急性阑尾炎已合并局限性腹膜炎，形成炎性肿块，也应采用非手术治疗，使炎性肿块吸收，再考虑择期阑尾切除。值得注意的是非手术治疗期间需密切注意患者体征变化，如出现阑尾穿孔或脓肿破溃致弥漫性腹膜炎、病情未见好转或加重等情况需急诊手术治疗。

（五）注意事项

患者在卧床休息期间尽量取侧卧位，避免压迫到阑尾部位，并密切注意自己身体的变化和腹部疼痛感是否加重。勿自行滥用止痛药物,在饮食上也是以流食为主,避免肠道蠕动可能增加的炎症。

老年人对疼痛感觉迟钝,腹肌薄弱、防御功能减退,临床表现不典型,容易漏诊而造成穿孔,需提高警惕。一经确诊,应早行手术。妊娠合并阑尾炎者在妊娠早期(1～3个月)及晚期(8～9个月)宜手术治疗;中期(4～7个月),症状较轻者可采用保守治疗,症状严重时可考虑手术。小儿盲肠相对游离,阑尾壁薄,回盲部淋巴组织丰富,大网膜发育不良,因而阑尾发生炎症时容易穿孔。一旦阑尾穿孔,腹腔炎症则不易控制,所以,一旦小儿确诊为阑尾炎,应及早手术切除。

三、急性胰腺炎

急性胰腺炎(AP)是指多种病因引起的胰酶激活,即以胰腺局部炎性反应为主要特征,伴或不伴有其他器官功能改变的疾病。临床以急性上腹痛及血淀粉酶或脂肪酶升高为特点。大多数患者的病程呈自限性,20%～30%的患者临床经过凶险。总体病死率为5%～10%。

《2013中国急性胰腺炎诊治指南》中,将AP严重度分为以下3级。①轻症AP(MAP):具备AP的临床表现和生物化学改变,不伴有器官功能衰竭及局部或全身并发症,患者通常在1～2周内恢复,病死率极低。②中度重症AP(MSAP):具备AP的临床表现和生物化学改变,伴有一过性的器官功能衰竭(48小时内可自行恢复),或伴有局部或全身并发症而不存在持续性的器官功能衰竭(48小时内不能自行恢复)。③重症AP(SAP):具备AP的临床表现和生物化学改变,须伴有持续的器官功能衰竭(持续48小时以上、不能自行恢复的呼吸系统、心血管或肾脏功能衰竭,可累及一个或多个脏器)。病死率较高,为36%～50%。

(一)病因与发病机制

引起急性胰腺炎的病因甚多,常见病因为胆石症(包括胆道微结石)、高甘油三酯血症、乙醇。国内以胆石症与胆道疾病为主,占50%以上,称胆源性胰腺炎;西方国家主要与酗酒有关,约占60%。

1.胆石症与胆道疾病

胆石症、胆道感染或胆道蛔虫等均可引起AP,其中胆石症(包括胆道微结石)最常见。由于在解剖上70%～80%的胰管与胆总管汇合成共同通道开口于十二指肠壶腹部,一旦结石嵌顿在壶腹部,将会导致胰腺炎与上行胆管炎,即"共同通道学说"。其他机制尚有:①梗阻。上述的各种原因导致壶腹部狭窄或(和)Oddi括约肌痉挛,胆道内压力超过胰管内压力(正常胰管内压力高于胆管内压力),造成胆汁逆流入胰管,引起AP。②Oddi括约肌功能不全。胆石等在移行中损伤胆总管、壶腹部或胆道炎症引起暂时性Oddi括约肌松弛,使富含肠激酶的十二指肠内容物反流入胰管,损伤胰管。③胆道炎症时细菌毒素、游离胆酸、非结合胆红素、溶血磷脂酰胆碱等,也可能通过胆胰间淋巴管交通支气管扩散到胰腺,激活胰酶,引起AP。胆道微结石容易导致AP,因其在胆道系统内的流动性,增加了临床诊断的困难。

2.高甘油三酯血症

高甘油三酯血症性胰腺炎的发病率呈上升态势。当甘油三酯≥11.30 mmol/L,临床极易发生 AP;而当甘油三酯<5.65 mmol/L 时,发生 AP 的危险性降低。可能与脂球微栓影响微循环及胰酶分解甘油三酯致毒性脂肪酸损伤细胞有关。但高甘油三酯血症也常出现于严重应激、炎症反应时,在 AP 伴有高甘油三酯血症时,应注意其是因还是果。

3.乙醇

大量饮酒引起 AP 的机制:①乙醇通过刺激胃酸分泌,促进胰泌素和缩胆囊素(CCK)的分泌,使胰腺外分泌增加;②刺激 Oddi 括约肌痉挛和十二指肠乳头水肿,胰液排出受阻,使胰管内压增加;③长期酒癖者其胰液内蛋白含量较高,易沉淀而形成蛋白栓,致胰液排出不畅。暴饮暴食在短时间内能使大量食糜进入十二指肠,引起乳头水肿和 Oddi 括约肌痉挛,同时刺激大量胰液和胆汁分泌,致胰液和胆汁排泄不畅,引起 AP。

4.胰管阻塞

胰管结石或蛔虫、胰管狭窄、肿瘤等均可引起胰管阻塞,当胰液分泌旺盛时胰管内压增高,使胰管小分支和胰腺泡破裂,胰液与消化酶渗入间质,引起 AP。患胰腺分裂症(系胰腺胚胎发育异常)时,多因副胰管经狭小的副乳头引流大部分胰腺的胰液,因其相对狭窄而引流不畅。

5.手术与创伤

腹腔手术特别是胰胆或胃手术、腹部钝挫伤等可直接或间接损伤胰腺组织与胰腺的血液供应引起胰腺炎。内镜逆行胰胆管造影(ERCP)检查后,少数患者可因重复注射造影剂或注射压力过高,发生胰腺炎。近年来,ERCP、腹部手术等医源性因素诱发的 AP 的发病率呈上升趋势。

6.内分泌与代谢障碍

任何引起高钙血症的因素如甲状旁腺肿瘤、维生素 D 过多等,均可引起胰管钙化、管内结石,导致胰液引流不畅,甚至胰管破裂。高血钙还可刺激胰液分泌和促进胰蛋白酶原激活。

7.感染及全身炎症反应

AP 继发于急性感染性疾病者(如急性流行性腮腺炎、甲型流感、传染性单核细胞增多症等),多数较轻,随感染痊愈而自行消退。当全身炎症反应时,作为受损的靶器官之一,胰腺也可有急性炎性损伤。

8.药物

某些药物如噻嗪类利尿药、硫唑嘌呤、糖皮质激素、四环素、磺胺类等可直接损伤胰腺组织,可使胰液分泌或黏稠度增加,引起 AP。多发生在服药最初 2 个月。

9.其他

少见原因有十二指肠球后穿透性溃疡、壶腹乳头括约肌功能不良(SOD)、血管炎、先天性疾病(胰腺分裂、环形胰腺、十二指肠乳头旁憩室等)、肿瘤(壶腹周围癌、胰腺癌)、自身免疫性疾病(系统性红斑狼疮、干燥综合征)、α_1-抗胰蛋白酶缺乏症等。但仍有 5%~25% 的 AP 经临床与影像、生物化学等检查病因不明,称之为特发性胰腺炎。

AP 的发病机制尚未完全明确,已有共识的是上述各种病因,虽然致病途径不同,但有共同的发病过程,即胰腺自身消化的理论。正常胰腺分泌的消化酶有两种形式:一种是有生物活性的酶,如淀粉酶、脂肪酶和核糖核酸酶等;另一种是以前体或酶原形式存在的无活性酶,如胰蛋白酶原、糜蛋白酶原、前磷脂酶、前弹性蛋白酶、激肽释放酶原和前羧肽酶等。在正常情况下,合成的胰酶绝大部分是无活性的酶原,酶原颗粒与细胞质是隔离的,胰腺腺泡的胰管内含有蛋白酶抑制物质,灭活少量的有生物活性或提前激活的酶。这是胰腺避免自身消化的生理性防御屏障。正常情况下,当胰液进入十二指肠后,在肠激酶作用下,首先激活胰蛋白酶原,形成胰蛋白酶。在胰蛋白酶作用下各种胰消化酶原被激活为有生物活性的消化酶,对食物进行消化。与自身消化理论相关的机制:①各种病因导致其胰泡内酶原激活,发生胰腺自身消化的连锁反应;②胰腺导管内通透性增加,使活性胰酶渗入胰腺组织,加重胰腺炎症。两者在 AP 发病中可能为序贯作用。各种消化酶原被激活后,其中起主要作用的活化酶有磷脂酶 A_2、激肽释放酶或胰舒血管素、弹性蛋白酶和脂肪酶。磷脂酶 A_2 在小量胆酸参与下分解细胞膜的磷脂,产生溶血磷脂酰胆碱和溶血脑磷脂,其细胞毒作用引起胰实质凝固性坏死、脂肪组织坏死及溶血。激肽释放酶可使激肽酶原变为缓激肽和胰激肽,使血管舒张和通透性增加,引起水肿和休克。弹性蛋白酶可溶解血管弹性纤维引起出血和血栓形成。脂肪酶参与胰腺及周围脂肪坏死和液化作用。上述消化酶共同作用,造成胰腺实质与邻近组织的病变,细胞的损伤和坏死又促使消化酶释出,形成恶性循环。近年的研究揭示在患急性胰腺炎时,胰腺组织在损伤过程中产生的一系列炎性介质,如氧自由基、血小板活性因子、前列腺素、白细胞三烯等起着重要介导作用,这些炎性介质和血管活性物质如一氧化氮(NO)、血栓素(TXA2)等,还导致胰腺血液循环障碍,并通过血液循环和淋巴管输送到全身,引起多脏器损害,成为 AP 的多种并发症和致死的原因。

(二)诊断

1.病因与诱因

在确诊为 AP 的基础上,应尽可能明确其病因,并努力去除病因,以防复发。AP 病因调查包括:①详细询问患者病史,包括家族史、既往病史、乙醇摄入史、药物服用史等;计算 BMI。②基本检查,包括体格检查、血清淀粉酶、血清脂肪酶、肝功能、血脂、血糖及血钙测定,腹部超声检查。③进一步检查,病毒、自身免疫标志物、肿瘤标志物(CEA、CA19-9)测定,增强 CT 扫描、ERCP 或磁共振胰胆管成像、超声内镜检查、壶腹乳头括约肌测压(必要时)、胰腺外分泌功能检测等。

2.临床表现

(1)腹痛:为本病的主要表现和首发症状,突然起病,程度轻重不一,可为钝痛、刀割样痛、钻痛或绞痛,呈持续性,可伴有阵发性腹痛加剧,不能为一般胃肠解痉药缓解,进食可加剧。疼痛部位多在中上腹,可向腰背部呈带状放射,取弯腰抱膝位可减轻疼痛。MAP 腹痛 3～5 天即缓解。SAP 病情发展快,腹部剧痛延续较长,可引起全腹痛。极少数年老体弱患者可无或轻微腹痛,而仅表现为明显腹胀。AP 腹痛的主要机制:①胰腺的急性水肿、炎症刺激和牵引其包膜上的神经末梢;②胰腺的炎性渗出液和胰液外溢刺激毗邻的腹膜和腹膜后组织,产生局限性腹膜炎;③胰腺炎症累及肠道,导致肠胀气和肠麻痹;④胰管阻塞或伴胆囊炎、胆石症引起疼痛。

(2)恶心、呕吐及腹胀:多在起病后出现,有时很频繁,患者吐出食物和胆汁,呕吐后腹痛并不减轻。伴腹胀。极少数年老体弱患者可无或轻微腹痛,而仅表现为明显腹胀。

(3)发热:发热常源于全身炎性反应综合征(SIRS),多数患者有中度以上发热,持续 3～5

天。持续发热一周以上不退或逐日升高者,应怀疑有继发感染,如胰腺脓肿或胆道感染等。

(4)黄疸:AP 时下列原因可引起黄疸,且不同原因的黄疸持续时间不同:①胆石症、胆道感染引起胆总管梗阻;②肿大的胰头压迫胆总管;③合并胰腺脓肿或胰腺假囊肿压迫胆总管;④合并肝脏损害等情况。

(5)低血压或休克:SAP 常发生。患者烦躁不安、皮肤苍白、湿冷等;有极少数患者可突然发生休克,甚至发生猝死。

(6)体征:MAP 患者腹部体征较轻,往往与主诉腹痛程度不十分相符,可有腹胀和肠鸣音减少,无肌紧张和反跳痛。SAP 患者上腹或全腹压痛明显,并有腹肌紧张、反跳痛。肠鸣音减弱或消失,可出现移动性浊音。伴麻痹性肠梗阻且有明显腹胀。腹腔积液多呈血性。少数患者有皮肤瘀斑(因胰酶、坏死组织及出血沿腹膜间隙与肌层渗入腹壁下,致两侧胁腹部皮肤呈暗灰蓝色,称 Grey-Turner 征;可致脐周围皮肤发绀,称 Cullen 征)。少数患者因脾静脉栓塞出现门静脉高压,脾脏肿大。罕见横结肠坏死。腹部因液体积聚或假性囊肿形成可触及肿块。其他可有相应并发症所具有的体征。

(7)局部并发症:包括急性液体积聚(APFC)、急性坏死物积聚(ANC)、胰腺假性囊肿、包裹性坏死(WON)和胰腺脓肿,其他局部并发症还包括胸腔积液、胃流出道梗阻、消化道瘘、腹腔出血、假性囊肿出血、脾静脉或门静脉血栓形成、坏死性结肠炎等。局部并发症并非判断 AP 严重程度的依据。

①急性胰周液体积聚(APFC):发生于病程早期,表现为胰腺内、胰周或胰腺远隔间隙液体积聚,并缺乏完整包膜,可单发或多发。

②急性坏死物积聚(ANC):发生于病程早期,表现为液体内容物包含混合的液体和坏死组织,坏死物包括坏死的胰腺实质或胰周组织。

③胰腺假性囊肿:有完整非上皮性包膜包裹的液体积聚,内含胰腺分泌物、肉芽组织、纤维组织等,多发生于 AP 起病 4 周后。

④包裹性坏死(WON):是一种成熟的、包含胰腺和(或)胰周坏死组织、具有界限分明炎性包膜的囊实性结构,多发生于 AP 起病 4 周后。

⑤胰腺脓肿:胰腺内或胰周的脓液积聚,外周为纤维囊壁,增强 CT 提示气泡征,细针穿刺物细菌或真菌培养阳性。

(8)全身并发症:主要包括器官功能障碍/衰竭、全身炎性反应综合征(SIRS)、全身感染、腹腔内高压(IAH)或腹腔间隔室综合征(ACS)、胰性脑病(PE)等。

①器官功能衰竭:AP 的严重程度主要取决于器官功能衰竭的出现及持续时间(是否超过 48 小时)。呼吸衰竭主要包括急性呼吸窘迫综合征(ARDS),循环衰竭主要包括心动过速、低血压或休克,肾衰竭主要包括少尿、无尿和血清肌酐升高。

②SIRS:符合以下临床表现中的 2 项及以上,可以诊断为 SIRS。心率>90 次/min;体温<36℃或>38℃;WBC 计数<$4×10^9$/L 或 >$12×10^9$/L;呼吸频率>20 次/min 或 $PaCO_2$<32 mmHg。SIRS 持续存在将会增加器官功能衰竭发生的风险。

③全身感染:SAP 患者若合并脓毒症,病死率升高,为 50%～80%。其以革兰氏阴性杆菌感染为主,也可有真菌感染。

④IAH 和 ACS:SAP 患者 IAH 和 ACS 的发生率分别约为 40% 和 10%,IAH 已作为判定 SAP 预后的重要指标之一,容易导致 MODS。膀胱压(UBP)测定是诊断 ACS 的重要指标,膀胱压≥20 mmHg,伴有少尿、无尿、呼吸困难、吸气压增高、血压降低时应考虑出现 ACS。

⑤胰性脑病:是 AP 的严重并发症之一,发生率为 5.9%~11.9%。可表现为耳鸣、复视、谵妄、语言障碍及肢体僵硬、昏迷等症状,多发生于 AP 早期,常为一过性,可完全恢复,也可留有精神异常。其发生与 PLA2 损害脑细胞,引起脑灰白质广泛脱髓鞘改变有关。

3.辅助检查

(1)淀粉酶测定:强调血清淀粉酶测定的临床意义,尿淀粉酶变化仅作参考。血清淀粉酶在起病后 6~12 小时开始升高,48 小时开始下降,持续 3~5 天。血清淀粉酶超过正常值 3 倍可确诊为本病。尿淀粉酶在起病后 12~14 小时开始升高,下降缓慢,持续 1~2 周恢复正常。血清淀粉酶活性高低与病情不呈相关性。患者是否开放饮食或病情程度的判断不能单纯依赖于血清淀粉酶是否降至正常,应综合判断。血清淀粉酶持续增高要注意病情反复,是否并发假性囊肿或脓肿,或有结石、肿瘤、肾功能不全、巨淀粉酶血症等。要注意与其他急腹症(如消化性溃疡穿孔、胆石症、胆囊炎、肠梗阻等)引起的血清淀粉酶增高相鉴别,但一般不超过正常值 2 倍。

(2)血清脂肪酶活性测定:常在起病后 24~72 小时开始升高,持续 7~10 天。血清脂肪酶活性测定具有重要临床意义,尤其当血清淀粉酶活性已经下降至正常,或其他原因引起血清淀粉酶活性增高时,血清脂肪酶活性测定有互补作用。同样,血清脂肪酶活性与疾病严重程度不呈正相关。

(3)血清标志物:①C 反应蛋白(CRP),CRP 是组织损伤和炎症的非特异性标志物,有助于评估与监测 AP 的严重性。发病 72 小时后 CRP>150 mg/L 提示胰腺组织坏死。②动态测定血清白细胞介素-6 水平增高提示预后不良。

(4)生化检查:①暂时性血糖升高常见,可能与胰岛素释放减少和胰高血糖素释放增加有关。持久的空腹血糖>10 mmol/L 反映胰腺坏死,提示预后不良。②暂时性低钙血症(<2 mmol/L)常见于 SAP,低血钙程度与临床严重程度平行,若血钙<1.5 mmol/L 提示预后不良。

(5)影像学检查:在发病初期 24~48 小时行腹部超声检查,是 AP 的常规初筛影像学检查,可以初步判断胰腺组织形态学变化,同时有助于判断有无胆道疾病,但受 AP 时胃肠道积气的影响,对 AP 不能做出准确判断。推荐 CT 扫描作为诊断 AP 的标准影像学方法,且发病 1 周左右的增强 CT 诊断价值更高,可有效区分液体积聚和坏死的范围。在 SAP 的病程中,应强调密切随访 CT 检查,建议按病情需要,平均每周 1 次。此外,MRI 也可以辅助诊断 AP。

ERCP 和超声内镜(EUS)对 AP 的诊治均有重要作用。EUS 主要用于诊断,尤其对于鉴别诊断恶性肿瘤和癌前病变(如壶腹部腺瘤、微小结石等)有重要意义。

胸、腹部 X 线平片检查对发现有无胸腔积液、肠梗阻等有帮助。

4.疾病严重程度的判定

(1)Ranson 标准(共 11 条):入院时,年龄>55 岁;血糖>11.2 mmol/L;白细胞>16×10⁹/L;ALT>250 U/L;LDH>350 U/L。入院后 48 小时内,HCT 下降>10%;血钙<2.0 mmol/L;

碱缺失＞4 mmol;BUN＞1.79 mmol/L;估计失液量＞6 L;PaO$_2$＜60 mmHg。每项计1分。

（2）APACHE-Ⅱ（急性生理学和慢性健康指标评估）：计分≥8分者，预后不良。

（3）AP严重程度床边指数（BISAP）：BISAP评分系统可用于住院48小时内的任何时候，其对预后评估的准确性与Ranson标准相似。5个指标为：BUN＞8.93 mmol/L;精神障碍;存在SIRS;胸腔积液;年龄＞60岁。每项计1分。

（4）CT影像学分级标准：

①Balthazar和Ranson CT分级系统：本分级系统包括胰腺的CT表现和CT中胰腺坏死范围大小两部分。a.胰腺的CT表现：根据炎症的严重程度分为A～E级。A级：正常胰腺。B级：胰腺实质改变，包括局部或弥漫的腺体增大。C级：胰腺实质及周围炎症改变，胰周轻度渗出。D级：除有C级表现外，胰周渗出显著，胰腺实质内或胰周单个液体积聚。E级：广泛的胰腺内、外积液，包括胰腺和脂肪坏死，胰腺脓肿。A级计0分;B级计1分;C级计2分;D级计3分;E级计4分。b.胰腺坏死范围计分：无坏死，计0分;坏死范围＜33%，计2分;坏死范围33%%～50%，计4分;坏死范围＞50%，计6分。总分：CT表现（0～4）＋坏死范围计分（0～6），分值越高，预后越差。

②国内建议使用的CT分级标准：将胰腺分为头、体、尾3部分，每部分再分为4小份，每小份记为1分，全胰记为12分。胰外包括小网膜腔，肠系膜血管根部，左、右结肠旁沟，左、右肾区，每区1分，如有全后腹膜分离，再加1分。判定：Ⅰ级＜6分;Ⅱ级7～10分;Ⅲ级11～14分;Ⅳ级≥15分。

（5）改良CT严重指数（MCTSI）：胰腺炎性反应分级为正常胰腺（0分）;胰腺和（或）胰周炎性改变（2分），单发或多个积液区或胰周脂肪坏死（4分）;胰腺坏死分级为无胰腺坏死（0分），坏死范围≤30%（2分），坏死范围＞30%（4分）;胰腺外并发症包括胸腔积液、腹腔积液等（2分）。评分≥4分可诊断为MSAP或SAP。

5.AP的诊断体系

（1）AP的诊断标准：临床上符合以下3项特征中的2项，即可诊断为AP。①有与AP符合的腹痛（急性、突发、持续、剧烈的上腹部疼痛，常向背部放射）;②血清淀粉酶和（或）脂肪酶活性至少＞3倍正常上限值;③增强CT/MRI或腹部超声呈AP影像学改变。

（2）AP的分级诊断：①MAP符合AP诊断标准，满足以下情况之一，无脏器衰竭，无局部或全身并发症，Ranson评分＜3分，APACHEⅡ评分＜8分，BISAP评分＜3分，MCTSI评分＜4分。②MSAP符合AP诊断标准，急性期满足下列情况之一，Ranson评分≥3分，APACHEⅡ评分≥8分，BISAP评分≥3分，MCTSI评分≥4分，可有一过性（＜48小时）的器官功能障碍。恢复期出现需要干预的假性囊肿、胰瘘或胰周脓肿等。③SAP符合AP诊断标准，伴有持续性（＞48小时）器官功能障碍（单器官或多器官），改良Marshall评分≥2分。

（3）建议：①临床上完整的AP诊断应包括疾病诊断、病因诊断、分级诊断、并发症诊断，例如AP（胆源性、重度、ARDS）。②临床上应注意一部分AP患者有从MAP转化为SAP的可能，因此，必须对病情作动态观察。除Ranson评分、APACHE-Ⅱ评分外，其他有价值的判别指标如体质指数（BMI）＞28 kg/m^2，胸膜渗出，尤其是双侧胸腔积液，72小时后CRP＞150 mg/L，并持续增高等,均为临床上有价值的严重度评估指标。

6.诊断注意事项

通过详细询问患者病史,仔细观察其全身及腹部体征变化,配合必要的辅助检查,一般能及时作出确切的判断。对不典型病例应与急性胃炎、胆囊炎、胆石症、胃肠穿孔、肠系膜动脉栓塞、肠梗阻、异位妊娠等其他急性腹痛,乃至心肺等疾病引起的腹痛相鉴别。确诊为 AP 还需进一步判断其病情严重程度,其中关键是在患者发病 48~72 小时内密切监测其病情和实验室检查的变化,综合评判。

应注意的是,在 2003 年版《中国急性胰腺炎诊治指南(草案)》中,对临床上 SAP 患者中病情极其凶险者冠名为暴发性胰腺炎,或早期重症 AP。其定义为:SAP 患者发病后 72 小时内出现下列情况之一者,肾衰竭(血清肌酐>176.8 $\mu mol/L$)、呼吸衰竭 $PaO_2 \leqslant 60$ mmHg(1 kPa=7.5 mmHg)、休克(收缩压≤80 mmHg,持续 15 分钟)、凝血功能障碍[凝血酶原时间<70%和(或)部分凝血活酶时间>45 秒]、脓毒症(T>38.5℃、WBC>16.0×10^9/L,剩余碱≤4 mmol/L,持续 48 小时,血/抽取物细菌培养阳性)、全身炎症反应综合征(T>38.5℃、WBC>12.0×10^9/L,剩余碱≤2.5 mmol/L,持续 48 小时,血/抽取物细菌培养阴性)。但在《2013 中国急性胰腺炎诊治指南》中,不建议使用"暴发性胰腺炎(FAP)",因该术语提及的"起病时间 72 小时之内"不能反映预后。并且其诊断标准之一的全身炎性反应综合征,只是部分 AP 的临床表现,不能反映病情的严重程度。

(三)治疗

1.治疗原则

AP 治疗的主要目标:①寻找并去除病因;②控制炎症;③防治器官功能障碍/衰竭。

AP,即使是 SAP,也应尽可能采用内科或内镜治疗。SAP 时经历大的手术创伤将加重全身炎症反应,增加病死率。如诊断为胆源性 AP,宜尽可能在本次住院期间完成内镜治疗或在康复后择期行胆囊切除术,避免以后复发。胰腺局部并发症可通过内镜或外科手术治疗。

2.基本处理

主要目的是纠正水、电解质紊乱,支持治疗,防止局部及全身并发症。

(1)动态观测与评估:观测内容包括血、尿、凝血常规测定,粪便隐血、肾功能、肝功能测定,血糖、血钙测定,心电监护,血压监测,血气分析,血清电解质测定,胸部 X 线摄片,中心静脉压测定等。动态观察腹部体征和肠鸣音改变。记录 24 小时尿量及出入量变化。上述指标可根据患者具体病情做相应选择,根据 APACHE-Ⅱ评分、Ranson 评分、BISAP 评分等指标判断 AP 的严重程度及预后。患者 SAP 病情危重时,应收入 ICU 治疗。

(2)常规禁食:食物是胰液分泌的天然刺激物,起病后应短期禁食,减少胰液分泌,减轻自身消化负担。一般 MAP 需禁食 4~7 天,SAP 需禁食 2 周左右。对有严重腹胀、麻痹性肠梗阻者应采取胃肠减压等相关措施。在患者腹痛减轻或消失、腹胀减轻或消失、肠道动力恢复或部分恢复时可以考虑开放饮食,开始以糖类为主,如米汤或冲服藕粉等,逐步过渡到低脂饮食,避免饱餐和油腻食品。不以血清淀粉酶活性高低作为开放饮食的必要条件。

(3)补液:静脉补液,积极补足血容量,维持水、电解质和酸碱平衡。补液量包括基础需要量和流入组织间隙的液体量。输液种类包括胶体物质、0.9%氯化钠溶液和平衡液。扩容时应注意晶体与胶体的比例,并及时补充微量元素和维生素。必要时使用血管活性药物。

(4)止痛治疗:疼痛剧烈时考虑镇痛治疗。在严密观察病情下,可肌内注射盐酸哌替啶(杜冷丁)25～100 mg。不推荐应用吗啡或胆碱能受体拮抗剂,如阿托品、654-2 等,因前者会收缩奥狄括约肌,后者则会诱发或加重肠麻痹。

3.抑制胰腺分泌

抑制胰腺分泌,除了禁食与胃肠减压外,常用药物如下。①生长抑素及类似物:具有多种内分泌活性,可抑制胃酸分泌;抑制胰腺的外分泌,使胰液量、消化酶分泌减少;抑制生长激素、胰高血糖素、缩胆囊素等多种激素的释放;降低门脉压和脾血流量等。在 AP 早期应用,能迅速控制病情、缓解临床症状、减少并发症、缩短住院时间、提高治愈率。奥曲肽 0.1 mg 皮下注射,6～8 小时 1 次;或生长抑素首剂 250 μg 缓慢静脉注射后按每小时 250 μg 的剂量持续静脉滴注。疗程均为 3～7 天。SAP 患者应尽早应用。②H2 受体拮抗剂或质子泵抑制剂:可通过抑制胃酸分泌而间接抑制胰腺分泌,还可以预防应激性溃疡的发生。可选用法莫替丁20～40 mg,或泮托拉唑 40～80 mg,将其加入液体中静脉滴注,或静脉注射,1～2 次/d。

4.蛋白酶抑制剂的应用

蛋白酶抑制剂(乌司他丁、加贝酯、抑肽酶)能够广泛抑制与 AP 发展有关的胰蛋白酶、弹性蛋白酶、磷脂酶 A 等的释放和活性,还可稳定溶酶体膜,改善胰腺微循环,减少 AP 并发症,主张早期足量应用。

(1)乌司他丁:系从人尿中提取的糖蛋白,为一种蛋白酶抑制剂,可以抑制胰蛋白酶等各种胰酶。此外,它还能稳定溶酶体膜、抑制溶酶体酶的释放,抑制心肌抑制因子产生和炎性介质的释放。用法:10 万 U 加入 500 mL 注射液内静脉滴注,1～2 小时内滴完,1～3 次/d。

(2)加贝酯:为一种非肽类蛋白分解酶抑制剂,可抑制蛋白酶、血管舒缓素、凝血酶原、弹力纤维酶等。另外对 Oddi 括约肌有松弛作用。仅供静脉滴注。每次将 100 mg 加入 250 mL 注射液内,治疗开始头 3 天每 8 小时 1 次,症状减轻后改为每日 1 次,疗程 7～10 天。滴速为 1 mg/(kg·h),不宜>2.5 mg/(kg·h)。需注意:对多种药物过敏者、妊娠期妇女及儿童禁用。给药中,一旦发生过敏现象应及时停药并对症治疗。

(3)抑肽酶:可抗胰血管舒缓素,使缓激肽原不能变为缓激肽,尚可抑制蛋白酶、糜蛋白酶和血清素。每日用量为 10 万～20 万 U,分 2 次溶入葡萄糖注射液静脉滴注,疗程 1～2 周。

5.抗菌药物的应用

对于非胆源性 AP 不推荐预防使用抗菌药物。对于胆源性 MAP 或伴有感染的 MSAP 和 SAP 应常规使用抗菌药物。胰腺感染的致病菌主要为革兰氏阴性菌和厌氧菌等肠道常驻菌。抗菌药物的应用应遵循"降阶梯"策略,选择抗菌谱为以针对革兰氏阴性菌和厌氧菌为主、脂溶性强、能有效通过血胰屏障的药物。推荐方案:碳青霉烯类;青霉素+β-内酰胺酶抑制剂;第三代头孢菌素+抗厌氧菌;喹诺酮+抗厌氧菌。疗程为 7～14 天,特殊情况下可延长应用时间。要注意真菌感染的诊断,临床上无法用细菌感染来解释发热等表现时,应考虑到真菌感染的可能,可经验性应用抗真菌药,同时进行血液或体液真菌培养。

AP 患者在病程中极易感染,是病情加重的重要因素之一。其感染源多来自肠道。可采取以下措施预防胰腺感染:①导泻清洁肠道,可减缓肠腔内细菌过度生长,促进肠蠕动,有助于维护肠黏膜屏障。可用 33％硫酸镁 30～50 mL/次或芒硝。在此基础上,口服抗菌药物可进一步清除肠腔内及已进入门静脉系统的致病菌。②尽早恢复肠内营养,有助于受损的肠黏膜修复,减少细菌移位。

6.营养支持

MAP 患者只需短期禁食,故不需肠内或肠外营养。MSAP 或 SAP 患者常先施行肠外营养(PTN),待患者胃肠动力能够耐受,及早(发病 48 小时内)实施肠内营养(EN)。肠内营养的最常用途径是内镜引导或 X 线引导下放置鼻空肠管。输注能量密度为 4.187 J/mL 的要素营养物质,如能量不足,可辅以肠外营养,并观察患者的反应,如能耐受,则逐渐加大剂量。EN能维持肠屏障功能,是防止肠道衰竭的重要措施。EN 能增加肠黏膜血流灌注和促进肠蠕动,预防肠源性感染和 MODS,缓解疾病的严重程度和改善预后。肠黏膜通过与营养素的接触,可以直接获得其代谢所需的营养物质,避免被氧化损伤,避免肠道屏障功能的破坏和菌群移位,维持肠道内细菌的平衡和肠道免疫的"觉醒"状态以改善肠道的通透性,从而限制由肠道介导的全身炎症反应。EN 能显著降低总的并发症的发生,减少费用及明显缩短住院时间。应注意补充谷氨酰胺制剂。高脂血症患者应减少脂肪类物质的补充。进行肠内营养时,应注意患者的腹痛、肠麻痹、腹部压痛等胰腺炎症状和体征是否加重,并定期复查电解质、血脂、血糖、总胆红素、血清白蛋白水平、血常规及肾功能等,以评价机体代谢状况,调整肠内营养的剂量。可先采用短肽类制剂,再逐渐过渡到整蛋白类制剂,要根据患者血脂、血糖的情况进行肠内营养剂型的选择。

7.防治脏器功能障碍/衰竭

AP 的严重程度主要取决于器官功能衰竭的出现及持续时间(是否超过 48 小时),因此积极维护脏器功能贯穿于 AP 整个诊疗中。主要措施包括以下几点。

(1)早期液体复苏:SAP 时胰腺周围及腹膜后液体大量渗出,早期可合并 SIRS,毛细血管渗漏增加,体液从血管渗出至腹腔及腹膜后,是造成有效血容量丢失和血液浓缩的主要原因。因此,SAP 发病后一经诊断应立即进行液体复苏,在 48 小时内血流动力学得到改善时,额外的液体补充又会加重患者病情,应采用"控制性液体复苏"策略。复苏主要分为快速扩容和调整体内液体分布两个阶段。①快速扩容:应采用输液泵,匀速补液,速度多控制在 250～300 mL/h。早期补液时晶体用 0.9％氯化钠注射液和平衡液,胶体液包括羟乙基淀粉、低分子右旋糖酐、血浆、白蛋白等。合适的晶体与胶体比例为 2∶1,快速扩容要在 6 小时内完成。②调整液体的体内分布:目的是排除第三间隙潴留的液体,同时治疗由于快速扩容时液体外渗导致的并发症,补液量原则上要小于前一日的总出量。晶体与胶体比例调整至 3∶1,输注胶体后可给予小剂量呋塞米治疗。待 SIRS 缓解时结束液体复苏。

(2)针对 ARDS 的治疗:包括动态监测患者血气分析指标,给予面罩吸氧或机械通气,应用大剂量、短程糖皮质激素,有条件时行气管镜下肺泡灌洗术。

(3)针对急性肾损伤/肾衰竭的治疗:主要是支持治疗,稳定血流动力学参数,必要时进行透析。持续性肾脏替代疗法(CRRT)的指征是伴急性肾衰竭,或尿量≤0.5 mL/(kg·h);早期伴 2 个或 2 个以上器官功能障碍;SIRS 伴心动过速、呼吸急促,经一般处理效果不明显;伴严重水、电解质紊乱;伴胰性脑病。

（4）预防和治疗肠道衰竭：对于 SAP 患者，应密切观察其腹部体征及排便情况，监测肠鸣音的变化。及早给予促肠道动力药物，包括生大黄、芒硝、硫酸镁、乳果糖等；给予微生态制剂调节肠道细菌菌群；应用谷氨酰胺制剂保护肠道黏膜屏障。同时可应用中药，如皮硝外敷。在病情允许下，尽早恢复饮食或实施肠内营养对预防肠道衰竭具有重要意义。

（5）其他脏器功能的支持：出现肝功能异常时可予保肝药物，弥散性血管内凝血时可使用肝素，上消化道出时血可使用质子泵抑制剂。

8.胆源性胰腺炎的内镜治疗

对于怀疑或已经证实为胆源性 AP 的患者，如果符合重症指标，和（或）有胆管炎、黄疸、胆总管扩张，或最初判断是 MAP 但在治疗中病情恶化者，应行鼻胆管引流或内镜下十二指肠乳头括约肌切开术（EST）。胆源性 SAP 在发病的 48～72 小时内为行内镜逆行胰胆管造影（ER-CP）最佳时机，而胆源性 MAP 于住院期间均可行 ERCP 治疗。患者在胆源性 AP 恢复后应该尽早行胆囊切除术，以防再次发生 AP。

9.并发症的处理

（1）局部并发症的处理：大多数 APFC 和 ANC 可在发病后数周内自行消失，无须干预，仅在合并感染时才有穿刺引流的指征。无菌的假性囊肿及 WON 大多数可自行吸收，少数直径＞6 cm 且有压迫现象等临床表现，或持续观察见其直径增大，或出现感染症状时可予微创引流治疗。胰周脓肿和（或）感染首选穿刺引流，若引流效果差则进一步行外科手术，外科手术为相对适应证。有条件的单位应行内镜下穿刺引流术或内镜下坏死组织清除术。

（2）全身并发症的处理：发生 SIRS 时应早期应用乌司他丁或糖皮质激素。CRRT 能很好地清除血液中的炎性介质，同时调节体液、电解质平衡，因而推荐早期用于 AP 并发的 SIRS，CRRT 有逐渐取代腹腔灌洗治疗的趋势。菌血症或脓毒症者应根据药物敏感试验结果调整抗菌药物，要由广谱抗菌药物过渡至窄谱抗菌药物，要足量足疗程使用。SAP 合并 ACS 者应采取积极的救治措施，除合理的液体治疗、使用抗炎药物，还可进行血液滤过、微创减压及开腹减压术等。

10.中医中药

单味中药（如生大黄、芒硝）、复方制剂（如清胰汤、柴芍承气汤等）被临床实践证明有效。中药制剂通过降低血管通透性、抑制巨噬细胞和中性粒细胞活化、清除内毒素达到治疗功效。

四、急性胆囊炎

急性胆囊炎系胆囊管梗阻、化学性刺激和细菌感染引起的胆囊急性炎症性病变，95％以上的患者有胆囊结石，称结石性胆囊炎；5％的患者无胆囊结石，称非结石性胆囊炎。其临床表现可有发热、右上腹疼痛和压痛，恶心、呕吐、轻度黄疸和血白细胞增多等症状。是仅次于急性阑尾炎的常见急腹症。多见于中年以上女性，男女之比约为 1∶2。

（一）病因与发病机制

急性胆囊炎的主要病因是梗阻、感染及缺血。90％的梗阻是胆结石嵌顿所致。此外尚有蛔虫、梨形鞭毛虫、华支睾吸虫、黏稠炎性渗出物所致梗阻及胆囊管扭转畸形、胆囊管外肿大淋巴结及肿瘤的压迫等原因所致的胆囊管梗阻或胆囊出口梗阻。胆囊小结石使胆囊管嵌顿,较大结石更易阻塞在胆囊颈部或胆囊壶腹部,使胆囊腔内压力渐次增高,造成严重的胆绞痛。胆囊结石阻塞胆囊颈管部常发生于进食油腻食物后,当含脂高的食糜通过十二指肠时,十二指肠及上段空肠壁内的细胞分泌胆囊收缩素,可使胆囊发生强有力的收缩,将结石推向颈管部。此外,当患者平卧或向左侧卧时,胆囊颈管部处于最低位置,结石可滚落到颈部。随着胆囊黏膜分泌黏液,腔内压力增高,将结石嵌入颈管部造成胆绞痛发作。这可解释为什么急性胆囊炎常可由脂肪餐诱发,或在夜间睡眠时发作。当嵌顿结石复位后,胆绞痛可突然缓解;体位的改变,或呕吐时腹内压的改变,有时可促使嵌顿结石复位。如结石持续嵌顿,随着胆囊黏膜对胆汁中水分的吸收,胆汁中有形成分浓度增高,尤其是胆汁酸盐浓度的增加,造成对胆囊壁强烈的化学刺激,使胆囊黏膜水肿加重和黏液分泌增加,并因胆囊排出障碍而使胆囊膨胀,囊腔内压力增高,囊壁的血管和淋巴管受压而致缺血和水肿加重;胆囊上皮细胞也因炎症损伤而释放出磷脂酶,使胆汁中的卵磷脂变成有毒性的溶血卵磷脂,从而又加重了黏膜上皮的损害,使黏膜屏障遭受破坏。胆囊炎早期以化学性炎症为主,随着病变的发展,胆囊壁缺血和黏膜损伤,胆汁淤滞,可造成继发细菌感染。致病菌多从胆道逆行进入胆囊,或经血液循环、淋巴途径进入胆囊,在胆汁流出不畅时造成感染。致病菌主要是革兰氏阴性杆菌,以大肠埃希菌最为常见,其次有肺炎克雷伯菌、粪肠球菌、铜绿假单胞菌等。常合并厌氧菌感染。

急性胆囊炎也可在胆囊内没有结石的情况下发生,称为非结石性胆囊炎。可由胆道感染使细菌逆行侵入胆囊引起,常见于胆道蛔虫病。此外,伤寒杆菌、布鲁氏菌及梨形鞭毛虫使胆囊胆汁感染,也可引起急性胆囊炎,但较少见。胆囊排空发生障碍时,在胆汁淤滞基础上,身体其他部位的感染灶,通过血运播散到胆囊,也可引起急性胆囊炎,此种情况常见于严重创伤和大手术后患者。某些神经与精神因素的影响,如迷走神经切断术后、疼痛、恐惧、焦虑等,也可引起胆囊排空障碍,而导致胆汁淤积,囊壁受到化学性刺激引起胆囊炎。

(二)诊断

1.临床表现

(1)症状:①腹痛,2/3以上患者腹痛发生于右上腹,也有发生于中上腹者。如系结石或寄生虫嵌顿胆囊管引起的急性梗阻性胆囊炎,疼痛一般是突然发作,通常剧烈,可呈绞痛样,多于饱餐,尤其是进食高脂肪食物后发生,也可在夜间或深夜突然发作。如短期内梗阻不能解除,则绞痛可呈刀割样,可随体位改变或呼吸运动而加剧。疼痛可放射至右肩部、右肩胛下部。当引起梗阻的结石一旦松动或滑脱,则疼痛可立即缓解或消失。急性非梗阻性胆囊炎早期,右上腹疼痛一般常不剧烈,并多局限于胆囊区,随着病情的发展,当胆囊化脓或坏疽时则疼痛剧烈,可有尖锐刺痛感,疼痛范围扩大,提示炎症加重,且有胆囊周围炎,甚至腹膜炎的可能。老年人因对疼痛敏感性降低,有时可无剧烈腹痛,甚至无腹痛症状。②恶心、呕吐,60%~70%的患者可有反射性恶心、呕吐症状,呕吐物量不多,可含胆汁,呕吐后疼痛无明显减轻。胆囊管或胆总管因结石或蛔虫梗阻者呕吐更频繁。严重的呕吐可造成脱水及电解质紊乱。③寒战、发热,热度与炎症范围和严重程度有关。发病初期常为化学性刺激引起的炎症,因而不发热或有低热,随着细菌在淤滞胆汁中繁殖,造成细菌性感染,炎症逐渐加重,体温随之升高。当发生化脓性或坏疽性炎症时,可出现高热。

（2）体征：患者多呈急性病容，严重呕吐者可有失水和虚脱征象。约 20% 的患者有轻度黄疸，多系胆囊炎症、肿大胆囊、结石或乏特乳头水肿阻碍胆汁排出所致。严重黄疸是胆总管结石性梗阻的重要征象。严重病例可出现周围循环衰竭征象。腹部检查可见右上腹部稍膨胀，腹式呼吸受限，右肋下胆囊区有腹肌紧张、压痛、反跳痛，Murphy 征阳性。有 1/4~1/3 的患者在右上腹可扪及肿大的胆囊和炎性包块（胆囊炎症累及网膜及附近肠管而形成的包块）。若胆囊化脓或坏疽而致局限性腹膜炎时，则肌紧张、压痛及反跳痛更显著，呈腹肌强直表现；当腹痛、压痛、反跳痛及腹肌强直扩延至腹部其他区域或全腹时，则提示胆囊穿孔，或有急性腹膜炎、重症急性胰腺炎等并发症存在。少数患者有腹部气胀，严重者可出现肠麻痹。

急性胆囊炎经过积极治疗，或嵌顿于胆囊管中的结石发生松动，患者的症状一般于 12~24 小时后可得到改善和缓解，3~7 天后症状消退。如有胆囊积脓，则症状会持续数周。如急性胆囊炎反复迁延发作，则可转为慢性胆囊炎。

急性非结石性胆囊炎通常在严重创伤、烧伤、腹部非胆道手术如腹主动脉瘤手术、脓毒症等危重患者中发生。其病理变化与急性结石性胆囊炎相似，但病情发展更迅速。致病因素主要是胆汁淤滞和缺血，导致细菌的繁殖且供血减少，更易出现胆囊坏疽、穿孔。本病多见于男性、老年患者。临床表现与急性胆囊炎相似，腹痛症状常因患者伴有其他严重疾病而被掩盖。因此，临床上危重的、严重创伤及长期应用肠外营养支持的患者，出现右上腹痛并伴有发热时应警惕本病的发生。若右上腹压痛及发生腹膜刺激征，或触及肿大的胆囊、Murphy 征阳性时，应及时作进一步检查以明确诊断。

2.辅助检查

（1）白细胞计数及分类：白细胞计数一般均增高。白细胞总数和病变的严重程度及有无并发症有关，如白细胞计数 $>20\times10^9$/L，且有显著核左移，应考虑并发胆囊穿孔或坏死的可能。

（2）细菌学检查：应在未使用抗菌药物前，先做血培养和药物敏感试验。在超声引导下细针穿刺胆囊中胆汁做细菌培养和药物敏感试验是最有价值的确定病菌的方法。

（3）B 超检查：可测定胆囊和胆道大小、囊壁厚度、结石大小、积气程度和胆囊周围积液量等指标，对急性胆囊炎的诊断准确率为 85%~95%。

（4）CT 和 MRI 检查：对诊断胆囊肿大、囊壁增厚、胆管梗阻、周围淋巴结肿大和胆囊周围积液等征象有一定帮助，尤其对并发穿孔和囊壁内脓肿形成的诊断价值最大。

（5）胆道造影：对黄疸不严重、肝功能无严重损害者，可实行静脉胆道造影检查。静脉注射 30% 胆影葡胺 20 mL，如胆管及胆囊均显影，则可排除急性胆囊炎；胆管显影而经 4 小时后胆囊仍不显影，可诊断为急性胆囊炎；若胆管、胆囊均不显影，则多数为急性胆囊炎。

（6）放射性核素扫描：对症状不典型的患者，^{99m}Tc-EHIDA 检查诊断急性胆囊炎的敏感性为 97%，特异性为 87%，由于胆囊管的梗阻，胆囊不显影；如胆囊显影，95% 的患者可排除急性胆囊炎。

3.诊断注意事项

右上腹急性疼痛伴发热、恶心、呕吐，体检右上腹有肌免疫压痛，Murphy 征阳性，白细胞计数增高，B 超检查有胆囊壁水肿，放射性核素扫描阳性者，即可诊断为本病。如过去有胆绞痛病史，则诊断更可肯定。应注意与以下几种疾病相鉴别。

（1）急性胰腺炎：急性胰腺炎患者常有饮酒、暴食、腹部外伤等诱因，疼痛为持续刀割样。压痛、肌紧张、反跳痛都集中表现在中上腹部偏左部位。血、尿淀粉酶增高。胆囊结石排入胆总管并在壶腹部嵌顿时，可诱发急性胰腺炎，谓之胆石性胰腺炎。此时患者主要临床表现为急性胰腺炎，可伴发或无急性胆囊炎。B超和CT检查对急性胰腺炎的诊断均有价值。

（2）溃疡病穿孔：既往病史中常有溃疡病的临床表现，如反酸、胃部不适、规律性疼痛及季节性发病的特点；而胆囊结石常表现为餐后饱胀、嗳气及脂餐诱发胆绞痛时的"胃痛"症状。两者的"胃痛"表现各有特点。溃疡病急性穿孔时腹痛为突发性上腹部剧烈胀痛，并迅速扩散至全腹，出现气腹、板状腹、移动性浊音阳性等体征；而急性胆囊炎体征多局限在右上腹部，很少发生弥漫性腹膜炎，因而急性胆囊炎发作时患者辗转不安，不断变动体位；而溃疡病穿孔时患者因疼痛而保持平卧，并拒绝改变体位。两者依据临床特点和辅助检查不难鉴别。

（3）冠心病（心绞痛和急性心肌梗死）：胆囊结石患者心血管病的发病率较高。急性胆囊炎发作时患者可在原来心血管病的基础上，出现暂时性心电图改变，易被误诊为心绞痛或心肌梗死。而急性心肌梗死患者可有上腹部疼痛的表现；或当出现急性心力衰竭时，肝脏急性淤血肿胀，引起Glisson鞘的被动牵拉，导致上腹部出现疼痛、压痛、肌紧张等症状和体征。既往有胆囊结石病史或胆绞痛病史的患者，易被误诊为急性胆囊炎而行急诊手术。因此，对此类患者应行常规心电图检查。

（4）急性病毒性肝炎：急性重症黄疸型肝炎可有右上腹压痛和肌卫反应及发热症状，白细胞计数增高，诊断时应注意鉴别。

（5）其他：尚应注意鉴别的疾病有高位阑尾炎、右下肺炎或胸膜炎、右侧带状疱疹等。青年女性患者应与淋球菌性肝周围炎相鉴别，这是由于生殖器官的淋病双球菌感染扩散至右上腹，引起肝周围炎，可有发热、右上腹部疼痛表现，易误诊为急性胆囊炎。如妇科检查发现附件有压痛，宫颈涂片可见淋病双球菌，可资鉴别；如鉴别有困难则可行腹腔镜检查，在本病可见肝包膜表面有特殊的琴弦状粘连带。膈面胸膜炎也可有胆囊区触痛，这也是Bornholm病（流行性胸痛）的特征。

（三）治疗

1.非手术治疗

（1）一般处理：患者应卧床休息，轻者可给予清淡流质饮食或暂禁食，严重者禁食饮，并插胃管进行持续胃肠减压，避免食物及胃酸流经十二指肠时，刺激胆囊收缩素的分泌。应静脉补充营养、水及电解质。

（2）解痉止痛：①药物，可选用阿托品0.5 mg或山莨菪碱10 mg肌内注射，或硝酸甘油0.3～0.6 mg舌下含化；疼痛剧烈者可加用哌替啶（杜冷丁）50～100 mg肌内注射。②针灸，针刺足三里、阳陵泉、胆囊穴、中脘、合谷、曲池等穴位，采用泻法，留针20～30分钟。

（3）利胆药物：口服50%硫酸镁5～10 mL，3次/d；去氢胆酸片0.25 g或胆酸片0.2 g，3次/d；亦可服用消炎利胆片或利胆片。

（4）抗菌药物：运用抗菌药物是为了预防菌血症和化脓性并发症，应选择在血和胆汁中浓度较高的抗菌药物。通常选用氨苄西林、克林霉素、氨基糖苷类，第二、三代头孢菌素和喹诺酮类抗菌药物。因常伴有厌氧菌感染宜加用甲硝唑或替硝唑。

（5）中医药治疗：用大柴胡汤加减。方剂组成：柴胡 9 g、黄芩 15 g、姜半夏 9 g、木香 9 g、广郁金 12 g、生大黄（后下）9 g；热重者加板蓝根 30 g、黄柏 9 g；有黄疸者加茵陈蒿 15 g，待呕吐稍减后煎汤服用。

2.手术治疗

胆囊切除术是急性胆囊炎的根除疗法。急诊手术指征：①发病在 48～72 小时内者；②经非手术治疗无效或病情恶化者；③有胆囊穿孔、弥漫性腹膜炎、并发急性化脓性胆管炎、急性重症胰腺炎等并发症者。手术方法有胆囊切除术、部分胆囊切除术、胆囊造口术、超声导引下经皮经肝胆囊穿刺引流术（PTGD）等。

约 30％的患者因诊断明确，经补充水、电解质和抗菌药物治疗后 24～48 小时内行胆囊切除术；约 30％的患者因一时不能确诊，则需作进一步检查；约 30％的患者因伴有严重心、肺或其他疾病只能先行综合性内科保守治疗；约 10％的患者在住院观察期间发生急性胆囊炎的并发症（胆囊积脓、气肿性胆囊炎、胆囊穿孔等）而行紧急胆囊造瘘术，以引流脓液及去除结石，一般经 6～8 周，病情稳定后择期再行胆囊切除术。肝硬化患者比正常人群更容易发生胆囊结石。失代偿肝硬化合并胆囊结石患者多伴有门静脉高压和凝血功能障碍，行胆囊切除术治疗风险很高。有学者对失代偿肝硬化合并胆囊结石患者先作脾切除加经网膜右静脉插管，再埋置骨髓输注装置。做自体骨髓输注，可改善肝功能。一般 3 个月后肝功能基本恢复正常，影像学检查肝脏体积增大，肝硬化程度降低。如果患者没有胆囊结石的症状，可以长期观察。如果胆囊结石合并胆绞痛经常发作，待肝功能重建以后再行手术切除胆囊，手术的风险将明显降低。

五、急性梗阻性化脓性胆管炎

急性梗阻性化脓性胆管炎（AOSC），又称急性重症胆管炎（ACST），是临床常见的危急重症，其发病急、进展快、病情凶险，且极易合并感染性休克，病死率高。

（一）病因和发病机制

AOSC 最常见的病因是胆总管结石合并胆管梗阻，约占 80％以上。其他导致 AOSC 的原因包括：胆管蛔虫、术后胆管狭窄、肿瘤、十二指肠乳头狭窄、慢性胰腺炎、腹腔淋巴结或肿块压迫胆管或壶腹部等，致病菌以大肠埃希菌最常见。

胆管梗阻后胆管内压力迅速升高，细菌滋生，在脓性胆汁基础上，细菌及内毒素通过静脉反流入血液中，造成胆源性脓毒症或全身炎性反应综合征（SIRS），最终导致多器官功能衰竭（MODS）以及弥散性血管内凝血（DIC）。其预后差，病死率极高。

（二）诊断要点

1.典型的症状

夏柯（Charcot）综合征：表现为寒战高热、黄疸以及腹痛。Reynolds 五联征：表现为黄疸、上腹痛、持续寒战发热、明显低血压以及精神症状。对于 AOSC 患者来说，Charcot 三联征的出现率不到 72％，Reynolds 五联征的患者只有 3.5％～7.7％。

2.综合判断

在急性胆管炎的基础上,合并有明显的感染毒血症症状,结合局部体征、过去胆管病史或手术史、影像学检查或手术发现作综合判断。

(三)病情判断

1.病情严重程度分级

将 AOSC 分成 4 级。

Ⅰ级:患者为单纯急性梗阻性化脓性胆管炎,病变部位具有明显的局限性,患者以毒血症为主,多不伴休克。

Ⅱ级:患者以败血症及脓毒血症为主,多数伴感染性休克。

Ⅲ级:患者同时具有胆源性肝脓肿,以顽固性败血症及脓毒血症为主,多数患者伴有休克,患者内环境发生严重紊乱,并且纠正困难。

Ⅳ级:患者伴有严重感染,并且有多器官衰竭。

2.并发症的诊断及评估

AOSC 易合并多器官功能衰竭(MODS),其累及器官的顺序为:肝、肾、肺、胃肠道、心血管、凝血系统、中枢神经系统。需密切监测并尽早发现,降低病死率。

(四)治疗

AOSC 治疗的原则:解除梗阻、控制感染、充分引流。开腹手术因创伤大,且患者需急诊手术,术后易出现感染、肠梗阻等并发症。近年来,随着微创及内镜技术的发展,微创手术逐渐替代传统的开腹手术,并使 AOSC 的治疗策略趋向多元化。

1.综合治疗

禁食禁饮,心电监护,持续胃肠减压,吸氧,保持呼吸道通畅,抗休克治疗包括纠正酸中毒及电解质紊乱,酌情使用激素,补充血容量,必要时应用血管活性药物。AOSC 时血压降低可能是由以 Oddi 括约肌功能紊乱为主的多重原因所致,因此血管活性药物应用后血压改善只是暂时的,不应将其作为病情好转的指标,而应作为手术时机。

2.抗感染治疗

AOSC 常为多重耐药菌感染,以革兰氏阴性菌为主。其选用抗菌药物的原则为:早期、足量、有效,根据药敏试验结果尽早选择敏感抗菌药物。在无药敏前可首选含 β-内酰胺酶的抑制剂如头孢哌酮/舒巴坦等;第三、第四代头孢菌素如头孢哌酮、头孢曲松等;碳青霉烯类药物如美罗培南等。对于 AOSC 患者引流治疗是关键,任何抗感染治疗都不能替代胆管引流的治疗。

3.胆管引流

尽早胆管引流减压是降低 AOSC 病死率的关键。手术时机及手术方式的选择对患者预后起到非常重要的作用,特别是对于老年 AOSC 患者更应积极治疗,其手术方式包括外科开腹手术及微创手术。

(1)内镜下十二指肠乳头括约肌切开术(EST):EST 成为目前较为安全及成熟的内镜微创诊治技术,其适应证包括:胆总管结石、胆总管末端狭窄、括约肌功能障碍以及上述病因引起的急性胆管炎,尤其是合并多种基础病变、不能长时间耐受麻醉及手术的高龄患者。

EST术后并发症主要包括近期并发症和远期并发症。近期并发症主要有急性胰腺炎、胆管感染、十二指肠穿孔、出血等,其中最常见的是急性胰腺炎,其发生率为$1.0\%\sim3.5\%$;远期并发症主要有胆总管结石复发性胆管炎、乳头狭窄、胆囊炎、癌变等。虽然EST操作简单、安全、风险较小,但应重视其并发症的发生。对于行EST治疗的AOSC患者,应尽量缩短操作时间,必要时可采用EST联合ENBD等治疗方法以达到胆管减压效果,且有助于胆汁培养而更好地选择敏感抗菌药物。

(2)内镜下十二指肠乳头气囊扩张术(EPBD):EPBD与EST相比,操作更加简单、安全,对乳头括约肌影响较小,术中出血、穿孔等发生率较低。EPBD的适应证包括胆管良性狭窄、凝血功能障碍或乳头周围情况不适宜行EST者。由于EPBD保留部分Oddi括约肌生理功能,术后Oddi括约肌生理功能恢复较快,可有效减少结石复发、胆管感染、Oddi括约肌狭窄等远期并发症的发生。

EPBD术后并发症主要为急性胰腺炎、出血、穿孔等。对于合并较大结石的AOSC者,可联合应用EPBD及EST以减少机械碎石所带来的风险。如果取石困难,应果断采取联合ENBD减压引流术,待病情稳定后再进一步治疗。

(3)内镜下鼻胆管引流术(ENBD):ENBD是在经内镜逆行胰胆管造影术(ERCP)的基础上发展起来的微创技术,是目前较为常用的内镜下解除胆管梗阻的方法。主要适应证:梗阻性胆管炎的减压引流,ERCP术后胆管炎及胰腺炎的预防,胆管良、恶性肿瘤所致的狭窄或梗阻,胆源性胰腺炎,硬化性胆管炎的引流及药物灌注等。

与EST、ERBD相比,ENBD极少发生逆行感染;且能够随时对胆汁引流量进行监测,并可对胆汁进行细菌培养和药敏试验,指导抗菌药物的使用;还可以通过ENBD管进行胆管造影,观察有无残余结石。ENBD的并发症包括:引流管脱落、折叠;胆汁大量丢失引起电解质紊乱,引流管引起的咽部和鼻黏膜损伤,ERCP相关性出血、胰腺炎等。AOSC患者通常合并有十二指肠乳头肿大和脓性胆汁,一般可联合EST进行治疗。

(4)经内镜植入胆管塑料支架引流术(ERBD):ERBD与ENBD类似,也是在ERCP的基础上发展起来的解除胆管梗阻的方法,其主要适应证包括:胆管恶性肿瘤的姑息治疗及急性胆管炎的治疗。相比ENBD,ERBD属于一种内引流方式,患者不适感少,且不会发生电解质及内环境紊乱。

ERBD最主要的不良反应是支架堵塞。AOSC患者胆汁浓稠,其阻塞率明显增高,需定期更换支架,从而使得相关并发症发生风险及经济负担增加。

(5)经皮经肝胆管穿刺引流术(PTCD):PTCD是一种在X线或B超引导下经皮肝内胆管置管的引流术,它能够解除梗阻,减轻胆管压力,并且其操作简单,患者痛苦小,是梗阻性黄疸的有效姑息性治疗手段。对于AOSC患者,能及时解除梗阻,缓解梗阻和中毒症状,迅速稳定病情,为后续手术治疗创造时机,尤其是对较高梗阻部位所致的AOSC有重要意义。

PTCD的并发症包括胆管感染、出血、胆汁漏、胆汁性腹膜炎、引流管阻塞、移位、内环境及电解质紊乱等。对于AOSC患者易合并凝血功能异常及DIC,行PTCD时要警惕出血的风险。

(6)三镜(腹腔镜、胆管镜、十二指肠镜)联合序贯治疗:内镜技术的广泛应用及技术的成熟明显减少了急诊开腹手术的风险。EST、ENBD等不仅能及时解决梗阻,控制感染,还为患者病因诊断及治疗争取了宝贵时间。对合并有结石的患者,通过十二指肠镜放置鼻胆管后,于腹腔镜下行胆管探查取石并行一期缝合,有效缓解了胆管压力,稳定了患者生命体征。对于肿瘤引起的梗阻性黄疸及胆管炎,尤其是不能耐受大手术的老年患者,后,再先行ERBD、PTCD减压,待全身情况好转后,再行腹腔镜胆肠吻合术等姑息性手术可提高其生活质量。

虽然腔镜技术较开腹手术具有创伤小、风险低、恢复快等优点,但毕竟是有创性操作,术前需制定合理的治疗策略,严格掌握手术适应证。三镜联合完全体现了胆管疾病的微创化治疗,是目前对AOSC伴胆总管结石患者的最理想的治疗方法。

六、急性出血性坏死性肠炎

急性出血性坏死性肠炎(AHNE),又称坏死性肠炎,是以小肠的广泛出血、坏死为特征的肠道急性蜂窝织炎,病变主要累及空肠和回肠,偶尔也可侵犯十二指肠和结肠,甚至累及全消化道。临床上以腹痛、腹泻、便血、腹胀、呕吐和发热为主要表现,严重者可有休克、肠麻痹等中毒症状和肠穿孔等并发症,是一种危及生命的暴发性疾病。本病的发病与产生β毒素的C型产气荚膜杆菌感染有关。任何年龄均可发病,但以学龄前儿童和青少年多见,男性多于女性,农村多于城市。四季均可发病,但高发于夏秋季节。

(一)病因与发病机制

近年来认为本病的发病与产生β毒素的C型产气荚膜杆菌感染有关。β毒素属于蛋白质外毒素,它能干扰肠黏膜表面绒毛的正常功能,从而影响肠道的清洗作用,致使病原体黏附于肠黏膜而致病;β毒素可致肠道组织坏死,产生坏疽性肠炎。营养不良和饮食不当是本病的诱因。正常情况下胰蛋白酶有破坏β毒素的作用;在蛋白酶活性缺乏或降低的情况下,患者如长期低蛋白膳食(使消化酶合成减少),当进食受C型产气荚膜杆菌污染或变质的食物时,因β毒素不能被分解破坏而致病;或进食大量的甘薯、大豆等含有耐热性胰蛋白酶抑制因子的食物(使胰蛋白酶的活性和浓度降低),可使寄生肠内的Welchii杆菌滋生并产生大量β毒素而致病。患者因饮食习惯突然改变,从多吃蔬菜转变为多吃肉食,使肠内生态学环境发生改变,有利于产气荚膜杆菌的繁殖而致病。变态反应亦参与本病的发病。易感因素包括肠道感染、肠道缺血、肠屏障功能受损、ARDS、先天性心脏病合并心力衰竭、脓毒症、休克等。肠壁对细菌及细菌内、外毒素或病毒等过于敏感,引发肠出血、坏死、白细胞浸润、小血管纤维素样变性及坏死。本病病变以空肠和回肠最为多见且严重,有时可累及结肠、十二指肠及胃。病变常呈节段性分布,严重者融合成片。始于黏膜下层的病变,向黏膜层发展,黏膜肿胀增厚、粗糙,呈鲜红色或暗褐色,上有片状坏死和散在溃疡,黏膜下层水肿,此时患者以腹泻为主;黏膜广泛坏死脱落则有大量便血;病变向浆肌层发展为主时,出现肠蠕动障碍,临床上可表现为肠梗阻;大片或全层肠壁浆肌层坏死时,肠内细菌与毒素外渗,肠壁也可穿孔,产生严重的腹膜炎和中毒性休克。

（二）诊断

1.病史

该病起病急,发病前患者多有不洁饮食或暴饮暴食史。受冷、劳累、肠道蛔虫感染及营养不良为其诱因。

2.临床表现

(1)腹痛:既是首发症状又是主要症状。病初常表现为逐渐加剧的脐周或左中上腹阵发性绞痛,其后逐渐转为全腹或右下腹持续性疼痛并有阵发性加剧。一般在1~3天后加重,重者可产生腹膜刺激征。常伴有恶心呕吐,呕吐物常为黄水,严重者呈咖啡样或血水样。腹痛在便血控制后3~5天仍可每天发作数次,可为最后消失的症状。

(2)腹泻与便血:腹痛发生后即可有腹泻,每日数次至十数次不等。粪便初为糊状而带粪质,其后渐为黄水样,继之呈血水状或呈赤豆汤和果酱样,甚至可呈鲜血状或暗红色血块状,粪质少而具难闻的腥臭味。无里急后重。出血量多少不定,轻者仅粪便隐血试验阳性无便血;严重者一天出血量为数百毫升。腹泻和便血时间短者仅1~2天,长者可达1月余,可呈间歇发作,或反复发作。严重病例后期因中毒症状严重,发生麻痹性肠梗阻时便次减少,甚至停止,但肛门指检多能发现血便为本病的特征之一。

(3)全身中毒症状:患者起病后不久即出现发热,体温一般为38~39℃,少数为40℃以上,持续4~7天后渐退,偶有长达2~3周者。中毒症状严重者可出现抽搐、昏迷,也可出现四肢厥冷、皮肤暗紫花纹、血压下降、脓毒症休克。腹泻、便血严重时,可出现贫血、脱水和酸中毒症状。

(4)腹部体征:胃肠道症状虽重,但腹部体征却相对较少。患者腹部饱满,有时可见肠型。触诊腹软或有轻度压痛,但也可有明显压痛、腹肌紧张和反跳痛症状,提示为急性腹膜炎。移动性浊音可阳性,也可抽出血性腹腔积液。肠鸣音早期亢进,有肠梗阻时可闻及气过水声或金属音。腹膜炎明显时,肠鸣音减弱或消失。

3.辅助检查

(1)血常规:白细胞计数增高,一般为(12~20)×10⁹/L,以中性粒细胞增多为主。嗜酸性粒细胞及血小板常减少。

(2)粪便检查:粪便呈血性,或隐血试验强阳性,镜检可见大量红细胞、白细胞及脱落的上皮细胞。粪便培养部分病例可有Welchii杆菌、大肠埃希菌等生长。

(3)尿常规:可有蛋白尿、红细胞、白细胞及管型。

(4)X线检查:腹部透视或平片可见中腹或上腹部肠管充气、扩张,黏膜皱襞模糊、粗糙,肠壁水肿增厚,肠间隙增宽。立位片中有大小不等的液平面。肠穿孔者可有气腹。在急性期不宜做胃肠钡餐或钡灌肠检查,以免发生肠穿孔。

(5)结肠镜检查:结肠镜检查可见全结肠腔内有大量新鲜血液,但未见出血病灶,并可见回盲瓣口有血液涌出。

4.临床分型

本病由于病变部位不同、损伤程度不一以及机体反应性的差异,临床表现亦不一致。依其最突出的表现,可将本病分为以下几种类型。

（1）急性胃肠炎型：当病变仅累及黏膜和黏膜下层时，临床表现以腹泻为主，伴有恶心、呕吐，便血不明显。腹部 X 线平片示小肠充气、扩张，肠间隙增宽。

（2）肠出血型：病变黏膜广泛坏死脱落时，则以便血为主，量多少不等，呈血水样或暗红色血块状，有明显贫血或急性大出血体征。

（3）肠梗阻型：病变以浆肌层为主时，因肠管肌层严重受损而浸润肿胀，肠管变僵直，丧失蠕动能力，临床表现为肠梗阻，如腹痛、腹胀、频繁呕吐，肠鸣音亢进或减弱、消失。可有肠型，腹部 X 线检查见多个液平面。

（4）腹膜炎型：随着浆肌层病变加重，肠内细菌毒素外渗或局部出现全层坏死，则发展成腹膜炎。表现为腹部压痛、反跳痛、腹肌紧张、肠鸣音消失。

（5）中毒休克型：以全身中毒症状为主，表现为高热、谵妄、血压下降乃至休克。

5.诊断注意事项

本病的诊断主要依据临床表现：有不洁饮食、暴饮暴食史，突然腹痛、腹泻、便血和呕吐，伴有中度发热，或突然腹痛后出现休克症状或出现麻痹性肠梗阻，应考虑本病的可能，特别是有呈腥臭味的洗肉水样便而无明显里急后重者。由于本病的病情变化迅速且复杂，临床分型也较多，因此需与之鉴别的疾病也较多。主要有以下几种。

（1）中毒性菌痢：该病起病更急，发病开始患者即出现高热、惊厥、神志模糊、面色苍白症状，重者血压下降、休克，数小时后出现脓血便。急性出血性坏死性肠炎常以腹痛、腹泻为主，患者 1～3 天内出现红豆汤样或果酱样血便，少量黏液，无里急后重。病程、粪便性质和病原学检查可资鉴别。

（2）绞窄性肠梗阻：腹痛、呕吐、便血、休克等症状与急性出血性坏死性肠炎相似。但绞窄性肠梗阻腹痛更突出而剧烈，腹胀、呕吐更重，无排便排气，血便出现晚且量少。急性出血性坏死性肠炎早期出现肠梗阻是由于病变侵及肠壁浆肌层，引起节段性运动功能障碍，多为不全性肠梗阻；后期发生的肠梗阻则由肠管的僵硬、狭窄、粘连、坏死等原因引起，多为完全性梗阻，而且此前常有腹泻、便血症状。

（3）急性克罗恩病：与本病鉴别较困难，但急性克罗恩病多转为慢性，经常复发，而急性出血性坏死性肠炎却极少复发。

（4）腹型过敏性紫癜：以腹痛、便血起病，与本病相似，但无腹泻和发热，中毒症状不重，待皮肤出现紫癜后诊断更明确。

此外，本病尚应与急性阑尾炎、肠套叠、阿米巴痢疾、细菌性食物中毒等疾病相鉴别。在临床急诊工作中，造成本病误诊的原因主要有二：一是对本病的临床特点认识不够，未能掌握其规律及其与各种疾病鉴别的要点；二是由于有时症状不典型，尤其有时相当一部分患者无腹泻或血便体征，对这类病例往往要通过肛门指诊才可获得确诊。

（三）治疗

本病治疗以非手术疗法为主，加强全身支持疗法，纠正水、电解质失衡，解除中毒症状，积极防治中毒性休克和其他并发症。必要时才予以手术治疗。

1.休息和禁食

患者在发热、腹痛、腹胀、呕吐及便血期间应卧床休息与禁食，腹胀者应早做胃肠减压。禁食是一项重要的治疗措施,轻者 7～8 天,重者 14～21 天,疑诊时即应禁食,确诊后更应禁食。待腹胀消失和腹痛减轻,腹部体征基本消失,无便血或大便隐血转阴,临床一般情况明显好转,方可进食易消化、无刺激性流质饮食,并逐渐过渡到半流质、软食乃至正常饮食。过早恢复正常饮食可使症状再发,过晚恢复正常饮食又会影响营养状态,延迟康复。

2.支持疗法

在禁食期间应予静脉输入高营养液,如 10％～25％葡萄糖注射液、复方氨基酸液、水解蛋白,以及维生素 B、C 及钙剂。儿童补液量每日 80～100 mL/kg,成人每日 2000～3000 mL。贫血或便血严重者输鲜血、血浆或代血浆。治疗期间应少量多次输血,对改善全身症状、缩短病程十分有利。本病因呕吐、腹泻和禁食,常有低血钾和酸中毒症状,每日尿量不少于1000 mL而又有低血钾者,每日补充氯化钾量不少于 3～5 g;少数严重低血钾(血清钾＜2.0 mmol/L)患者,每日应补氯化钾 8～12 g。有酸中毒时,可给予适量 5％碳酸氢钠液。对重症患者及严重贫血、营养不良者,可施以全胃肠外营养(TPN)。

3.防治脓毒症休克

迅速补充有效循环血容量是治疗休克的关键。除补充晶体溶液外,应适当输血浆、新鲜全血或人体血清白蛋白等胶体液。酌情应用血管活性药物以保持正常的血压,如多巴胺、间羟胺、山莨菪碱(654-2)等。

4.肾上腺皮质激素的应用

皮质激素可减轻中毒症状,抑制变态反应,改善和提高机体应激能力,但有加重出血和促发肠穿孔的危险。在高热、脓毒症休克时可以使用,原则是短期、大量、静脉给药。儿童每日用氢化可的松 4～8 mg/kg,或地塞米松 1～2.5 mg;成人每日用氢化可的松 200·～300 mg,或地塞米松 5～20 mg。一般用 3～5 天即停药。

5.抗菌药物的应用

由于本病与细菌感染有关,可选用适当的抗菌药物控制肠道内细菌感染,有利于减轻肠道损害。常用的抗菌药物有氨苄西林、第三代头孢菌素和喹诺酮类药物等,抗厌氧菌感染宜用甲硝唑或替硝唑。一般两种药物联合应用。给药途径以静脉滴入为宜,疗程至少 1 周。

6.抗毒血清

采用 Welchii 杆菌抗毒血清 42000～85000 U 静脉滴注,有较好疗效,但临床上未广泛使用。

7.其他药物治疗

①微生态制剂可调节肠道菌群,可选用双歧杆菌活菌(丽珠肠乐)1 亿活菌口服。②吸附肠道内毒素可口服或胃管内注入液体石蜡油 20 mL/d 或蒙脱石散(思密达,6～9 g/d)。③补充胰蛋白酶可水解 β 毒素,减少其吸收,并可清除肠道坏死组织。常口服胰蛋白酶 0.6～0.9 g,每日 3 次,对重症者可肌内注射 1000 U,每日 1 次。④驱虫治疗:疑为或诊断为肠道蛔虫感染者在出血停止、全身情况改善后应施以驱虫治疗,可口服左旋咪唑 150 mg,每日 2 次,连用 2 天。

8.对症处理

高热时进行物理降温,或加用解热药;吸氧;腹痛较剧者可用阿托品、罗通定(颅痛定)肌内注射,必要时用哌替啶 50～100 mg 肌内注射。严重腹胀和频繁呕吐者,应行胃肠减压。

七、胆道蛔虫病

胆道蛔虫病系指蛔虫钻入胆道而引起的急腹症,是肠道蛔虫病的严重并发症之一,多见于儿童及青壮年,农村发病率较高。

(一)病因和发病机制

蛔虫一般寄生在小肠中下段,当其生活环境改变时活动性增强,常向上移行。蛔虫有钻孔癖好,因此进入十二指肠的蛔虫常经胆总管开口钻入胆管,肝胰壶腹括约肌受刺激痉挛,引起剧烈腹痛。进入胆管的蛔虫可退出胆管,未退出者,大多数死于胆管内,部分残骸、虫卵停留于胆管内,可成为结石的核心,形成胆管结石。

(二)诊断

(1)多数为急性起病,可反复发作。

(2)临床表现。

①腹痛:常位于剑突下,呈阵发性钻顶样剧烈绞痛,患者坐卧不安,呻吟不止,常采取屈膝弯腰体位,一般疼痛持续数分钟后缓解,因蛔虫退出胆管或完全进入胆管,缓解期患者可无任何症状。腹痛重体征轻是本病特点,仅在剑突下或偏右有压痛,腹痛时常伴恶心、呕吐,部分患者可吐出蛔虫。部分病例蛔虫进入胆管,患者不感觉腹痛。

②无或轻度黄疸:因虫体圆滑活动,不易完全阻塞胆管。若因蛔虫将细菌带入胆管内引起胆管炎症,梗阻时可伴有黄疸。

③发热:胆道蛔虫可引起胆管周围炎、化脓性胆管炎、蛔虫性肝脓肿,因此发病 24 小时后可出现发热。

④其他并发症:少数患者可并发急性胰腺炎、胆道出血、胆道穿孔,或蛔虫穿破肝包膜引起腹膜炎。

(3)多数患者有肠道蛔虫病,排蛔虫或吐蛔虫病史,部分患者有近期驱蛔虫治疗史。

(4)白细胞轻度升高,嗜酸性粒细胞增多,若白细胞升高明显,提示合并感染。

(5)粪便和十二指肠引流液可找到蛔虫卵。

(6)B超可显示胆总管内条形影,内部回声不均匀,还可见到虫体蠕动,如蛔虫已死或钙化,则为条索样强回声影。

(7)内镜下逆行胰胆管造影可显示胆道蛔虫,或内镜直视下见十二指肠乳头有蛔虫嵌顿。

(三)治疗

1.解痉镇痛

肌内注射山莨菪碱 10～20 mg,必要时与异丙嗪、罗通定、哌替啶等合用。维生素 K_3 能选择性松弛平滑肌,可解除胆管与胃肠痉挛。肌内注射维生素 K_3 8 mg,此药对合并心动过速、肝功能障碍者尤为适用。针刺疗法也可镇痛,常用穴位有足三里、内关、太冲、肝俞、胆俞等。

2.驱蛔治疗

在患者疼痛间歇期或呕吐停止 2～4 小时后,即可服用驱虫药。驱蛔药物有磷酸哌嗪,每天 3 g,分 2 次服;甲苯达唑 100 mg,每天 2 次,连服 2～3 天;阿苯达唑(肠虫清)400 mg;左旋咪唑 100～200 mg,睡前顿服。根据蛔虫喜碱厌酸特点,胆道蛔虫发作时,多次口服食醋 50～100 g,可止痛、驱虫。

3.内镜治疗

十二指肠镜若发现蛔虫尚未全部进入胆管,可用圈套器或网篮套住蛔虫随内镜一起退出。若蛔虫全部进入胆管,行 ERCP 检查,置入网篮取虫,用气囊将虫体取尽,并发胆管炎时放入导管行鼻胆管引流胆汁。

4.消炎利胆

硫酸镁 5～10 g,每天 3 次,如在服用驱蛔虫药后服,可空腹服 10～20 g。如合并感染,选用对革兰氏阴性菌敏感的抗菌药物如氨苄西林、氨基糖苷类、头孢菌素和甲硝唑等。

5.手术治疗适应证

①胆管坏死、穿孔,腹膜炎。②胆管大出血。③蛔虫性肝脓肿。④合并胆管结石、胆管梗阻、化脓性胆管炎,经内科治疗和内镜治疗无效,或怀疑合并胆管肿瘤者。

第二节 急性消化道出血

一、急性上消化道出血

(一)概述

上消化道出血是指屈氏韧带以上的消化道包括食管、胃、十二指肠、胆管及胰管的出血,胃空肠吻合术后的空肠上段出血也包括在内。大量出血是指短时间内出血量超过 1000 mL 或达血容量 20% 的出血。上消化道出血为临床常见急症,以呕血、黑便为主要症状,常伴有血容量不足的临床表现。

1.病因

(1)上消化道疾病和全身性疾病:均可引起上消化道出血,临床上较常见的病因是消化性溃疡、食管胃底静脉曲张破裂、急性胃黏膜损害及胃癌。糜烂性食管炎、食管贲门黏膜撕裂综合征引起的出血也不少见。

(2)不明原因消化道出血(OGIB):指常规消化内镜检查(包括检查食管至十二指肠降段的上消化道内镜与肛门直肠至回盲瓣的结肠镜)和 X 线小肠钡剂检查(口服钡剂或钡剂灌肠造影)或小肠 CT 不能明确病因的持续或反复发作的出血。可分为不明原因的隐性出血和显性出血,前者表现为反复发作的缺铁性贫血和大便隐血试验阳性,后者表现为黑便、血便或呕血等肉眼可见的出血。OGIB 占消化道出血的 3%～5%。上消化道疾病导致不明原因消化道出血的可能病因包括:Cameron 糜烂、血管扩张性病变、静脉曲张、Dieulafoy 病变、胃窦血管扩张症、门静脉高压性胃病等。

2.诊断

(1)临床表现。

①呕血与黑便:是上消化道出血的直接证据。幽门以上出血且出血量大者常表现为呕血。呕出鲜红色血液或血块者表明出血量大、速度快,血液在胃内停留时间短。若出血速度较慢,血液在胃内经胃酸作用后变性,则呕吐物可呈咖啡样。幽门以下出血表现为黑便,但如出血量大而迅速,幽门以下出血也可以反流到胃腔而引起恶心、呕吐,表现为呕血。黑便的颜色取决于出血的速度与肠道蠕动的快慢。粪便在肠道内停留的时间短,可排出暗红色的粪便。反之,空肠、回肠,甚至右半结肠出血,如粪便在肠道中停留时间长,也可表现为黑便。

②失血性周围循环衰竭:急性周围循环衰竭是急性失血的后果,其程度与出血量及速度有关。少量出血可因机体的代偿机制而不出现临床症状。中等量以上出血常表现为头晕、心悸、口渴、冷汗、烦躁及昏厥。体检可发现患者面色苍白、皮肤湿冷、心率加快、血压下降。大量出血者可在黑便排出前出现晕厥与休克,应与其他原因引起的休克鉴别。老年人大量出血可引起心、脑方面的并发症,应引起重视。

③氮质血症:上消化道出血后常出现血中尿素氮浓度升高,24～28小时达高峰,一般不超过14.3 mmol/L(40 mg/dL),3～4天降至正常。若出血前肾功能正常,出血后尿素氮浓度持续升高或下降后又再升高,应警惕继续出血或止血后再出血的可能。

④发热:上消化道出血后,多数患者在24小时内出现低热,但一般不超过38℃,持续3～5天降至正常。引起发热的原因尚不清楚,可能与出血后循环血容量减少,周围循环障碍,导致体温调节中枢的功能紊乱,再加以贫血的影响等因素有关。

(2)实验室检查及其他辅助检查。

①血常规:红细胞及血红蛋白在急性出血后3～4小时开始下降,血细胞比容也下降。白细胞稍有反应性升高。

②隐血试验:呕吐物或黑便隐血反应呈强阳性。

③血尿素氮:出血后数小时内开始升高,24～28小时内达高峰,3～4天降至正常。

(3)诊断和鉴别诊断:根据呕血、黑便和血容量不足的临床表现,以及呕吐物、黑便隐血反应呈强阳性、红细胞计数和血红蛋白浓度下降的实验室证据,可做出消化道出血的诊断。下面几点在临床工作中值得注意。

①上消化道出血的早期识别:呕血及黑便是上消化道出血的特征性表现,但应注意部分患者在呕血及黑便前即出现急性周围循环衰竭的征象,应与其他原因引起的休克或内出血鉴别。及时进行直肠指检可较早发现尚未排出体外的血液,有助于早期诊断。

呕血和黑便应和鼻出血、拔牙或扁桃体切除术后吞下血液鉴别,通过询问患者发病过程与手术史不难加以排除。进食动物血液,口服铁剂、铋剂及某些中药,也可引起黑色粪便,但均无血容量不足的表现与红细胞、血红蛋白降低的证据,可以借此加以区别。呕血有时尚需与咯血鉴别,支持咯血的要点:a.患者有肺结核、支气管扩张、肺癌、二尖瓣狭窄等病史。b.出血方式为咯出,咯出物呈鲜红色,有气泡与痰液,呈碱性。c.咯血前有咳嗽、喉痒、胸闷、气促等呼吸道症状。d.咯血后通常不伴黑便,但仍有血丝痰。e.胸部X线检查通常可发现肺部病灶。

②出血严重程度的估计:由于出血大部分积存于胃肠道,单凭呕出或排出量估计实际出血

量是不准确的。根据临床实践经验,下列指标有助于估计出血量。出血量每天超过 5 mL 时,大便隐血试验则可呈阳性;当出血量超过 60 mL,可表现为黑便;呕血则表示出血量较大或出血速度快。若出血量在 500 mL 以内,由于周围血管及内脏血管的代偿性收缩,可使重要器官获得足够的血液供应,因而症状轻微或者不引起症状。若出血量超过 500 mL,可出现全身症状,如头晕、心悸、乏力、出冷汗等;若短时间内出血量＞1000 mL,或达全身血容量的 20% 时,可出现循环衰竭表现,如四肢厥冷、少尿、晕厥等,此时收缩压可＜90 mmHg 或较基础血压下降 25%,心率＞120 次/min,血红蛋白＜70 g/L。事实上,当患者体位改变时出现血压下降及心率加快,说明患者血容量明显不足、出血量较大。因此,仔细测量患者卧位与直立位的血压与心率,对估计出血量很有帮助。另外,应注意不同年龄与体质的患者对出血后血容量不足的代偿功能相差很大,因而相同出血量在不同患者身上引起的症状也有很大差别。

③出血是否停止的判断:上消化道出血经过恰当的治疗,可于短时间内停止出血。但由于肠道内积血需经数天(约 3 天)才能排尽,因此不能以黑便作为判断继续出血的指征。临床上出现以下情况应考虑继续出血的可能:a.反复呕血,或黑便次数增多,粪质转为稀烂样或颜色呈暗红。b.周围循环衰竭经积极补液输血后未见明显改善。c.红细胞计数、血红蛋白浓度与血细胞比容继续下降,网织红细胞持续增高。d.在补液与尿量足够的情况下,血尿素氮持续或再次增高。

一般来讲,若一次出血后 48 小时以上未再出血,则再出血的可能性较小。若过去有多次出血史,本次出血量大或伴呕血,24 小时内反复大出血,出血原因为食管胃底静脉曲张破裂、有高血压病史或有明显动脉硬化者,则再出血的可能性较大。

④出血的病因诊断:过去病史、症状与体征可为出血的病因诊断提供重要线索,但确诊出血原因与部位需靠器械检查。

a.胃镜:是诊断上消化道出血最常用与准确的方法。出血后 24～48 小时内的紧急胃镜检查价值更大,可发现十二指肠降部以上的出血灶,尤其对急性胃黏膜损害的诊断更具意义,因为该类损害可在几天内愈合而不留下痕迹。有报道,紧急内镜检查可发现约 90% 的出血原因。在紧急内镜检查前需先补充血容量,纠正休克。一般认为患者收缩压＞90 mmHg、心率＜110 次/min、血红蛋白浓度≥70 g/L 时,进行内镜检查较为安全。若有活动性出血,内镜检查前应先插鼻胃管,抽吸胃内积血,并用 0.9% 氯化钠注射液灌洗至抽吸物清亮,然后拔管行胃镜检查,以免积血影响观察。

b.X 线钡餐:早期活动性出血期间患者因胃内积血或血块影响观察,且患者处于危急状态,需要进行输血、补液等抢救措施而难以配合检查。早期行 X 线钡餐检查还有引起再出血之虞。鉴于上述原因,X 线钡餐检查对上消化道出血的诊断价值有限,只用于不能耐受胃镜检查的患者,最好在出血停止和病情稳定数天后再进行。

c.选择性腹腔动脉造影:若上述检查未能发现出血部位与原因,可行选择性肠系膜上动脉造影。若有活动性出血,且出血速度＞0.5 mL/min 时,可发现出血病灶。可同时行栓塞治疗而达到止血的目的。

d.胶囊内镜:用于常规胃、肠镜检查无法找到出血灶的原因未明消化道出血患者,是近年来主要用于小肠疾病检查的新技术。国内外已有较多胶囊内镜用于不明原因消化道出血检查的报道,病灶检出率为 50%~75%,显性出血者病变检出率高于隐性出血者。胶囊内镜检查的优点是无创、患者容易接受,可提示活动性出血的部位。缺点是胶囊内镜不能操控,对病灶的暴露有时不理想,易遗漏病变,肠道狭窄时有发生嵌顿的风险,也不能取病理活检等。

e.小肠镜:小肠镜可检查全小肠,大大提高了不明原因消化道出血的病因诊断率,当胶囊内镜发现可疑病灶或者不宜行胶囊内镜检查时可行小肠镜检查。其优势在于能够对可疑病灶进行仔细观察、取活检,且可进行内镜下止血治疗,如氩离子凝固术、注射止血术或息肉切除术等。不足之处在于该技术属于侵入性检查,操作技术要求高,有一定的并发症发生率,如急性胰腺炎、肠穿孔等。据国内外报道,双气囊小肠镜对不明原因消化道出血的病因诊断率为43%~75%,对显性出血的不明原因消化道出血诊断率高于隐性出血。单气囊小肠镜在没有内镜前端的气囊,可单人操作,可较为安全地完成小肠检查,对出血的诊断率与双气囊小肠镜相似。螺旋式小肠镜是新近研发的技术,小肠镜由螺旋式的外套管和内镜组成,也可配合普通小肠镜内镜使用。推进式小肠镜只能检查部分上段空肠,且插入时间长、患者不适感强,因此现已很少使用。对原因未明的消化道出血患者有条件的医院应尽早行全小肠镜检查。

f.放射性核素^{99m}Tc 标记红细胞扫描:注射^{99m}Tc 标记红细胞后,连续扫描 10~60 分钟,如发现腹腔内异常放射性浓聚区则视为阳性。可依据异常放射性浓聚区所在部位及其在胃肠道的移动来判断消化道出血的可能部位,适用于怀疑小肠出血的患者,也可作为选择性腹腔动脉造影的初筛方法,为选择性动脉造影提供依据。

g.CT/MRI 影像学检查:包括 CT/MRI 消化道成像技术,为非侵入性检查,易为医生与患者所接受。可完成全消化道及腹部实质脏器、肠腔内外情况的评价。对占位性病变、肠道狭窄或扩张、瘘管形成等有较高的诊断价值,并能显示病变部位与周围血管、淋巴结之间的关系,但对黏膜的表浅病变,如小溃疡或血管发育不良等病变,则价值有限。本检查适合于不能耐受内镜检查、内镜不能通过的患者,也能单独作为评价消化道病变的检查。

3.治疗

上消化道出血病情急,变化快,严重时可危及患者生命,应采取积极抢救措施。这里叙述各种病因引起的上消化道出血的治疗的共同原则,其不同点在随后各节中分别叙述。

(1)上消化道出血的初步诊断一经确立,则抗休克、迅速补充血容量应放在一切医疗措施的首位,不应忙于进行各种检查。可选用 0.9%氯化钠注射液、林格液、右旋糖酐或其他血浆代用品。对高龄、伴心肺肾疾病患者,应防止输液量过多,以免引起急性肺水肿。对于急性大量出血者。应尽可能施行中心静脉压监测以指导液体的输入量。出血量较大者,特别是出现循环衰竭者,应尽快输入足量同型浓缩红细胞或全血。出现下列情况时有紧急输血指征:①患者改变体位时出现晕厥,心率增快(>120 次/min);②收缩压<90 mmHg 或较基础收缩压降低幅度>30 mmHg;③血红蛋白浓度<70 g/L,血细胞比容<25%。对于肝硬化食管胃底静脉曲张破裂出血者应尽量输入新鲜血,且输血量适中,以免门静脉压力增高导致再出血。下述征象提示血容量补充充分:意识恢复;四肢末端由湿冷、青紫转为温暖、红润,肛温与皮温差减小(1℃);脉搏由快、弱转为正常有力,收缩压接近正常,脉压差大于 30 mmHg;尿量多于0.5 mL/(kg·h);中心静脉压改善。在积极补液的前提下,可以适当地选用血管活性药物(如多巴胺)以改善重要脏器的血液灌注。

（2）迅速提高胃内酸碱度（pH）：当胃内 pH 升高至 5 时，胃内胃蛋白酶原的激活明显减少，活性降低。而 pH 升高至 7 时，则胃内的消化酶活性基本消失，对出血部位凝血块的消化作用消失，起到协助止血的作用。自身消化作用的减弱或消失，对溃疡或破损部位的修复也起促进作用，有利于出血病灶的愈合。

（3）根据不同的病因与具体情况，个体化选用最有效的止血措施。

（4）严密监测病情变化：患者应卧床休息，保持安静，保持呼吸道通畅，避免呕血时血阻塞呼吸道而引起窒息。严密监测患者的生命体征，如血压、脉搏、呼吸、尿量及神志变化。观察呕血及黑便情况，定期复查红细胞计数、血红蛋白浓度、血细胞比容。必要时行中心静脉压测定。根据具体情况对老年患者进行心电监护。留置鼻胃管可根据抽吸物颜色监测胃内出血情况。

（二）消化性溃疡出血

胃及十二指肠溃疡出血占全部上消化道出血病因的 50% 左右。

1.诊断

（1）根据本病的慢性过程、周期性发作及节律性上腹痛的特点，一般可作出初步诊断。出血前上腹部疼痛常加重，出血后可减轻或缓解。应注意约 15% 患者可无上腹痛病史，而以上消化道出血为首发症状。也有部分患者虽有上腹部疼痛症状，但规律性并不明显。应注意不少老年人消化性溃疡症状不典型或无症状，应特别注意询问患者有无服用阿司匹林或非甾体抗炎药史，因为此类药物可以引起消化道黏膜损伤，且多数患者没有症状。

（2）胃镜检查常可发现溃疡灶。对无明显病史、诊断疑难或有助于治疗时，应争取行紧急胃镜检查。若有胃镜检查禁忌证或无条件行胃镜检查，可于出血停止后数天行 X 线钡餐检查。

2.治疗

治疗原则与上述相同。一般少量出血经适当内科治疗后可于短期内止血，大量出血则应引起高度重视，宜采取综合治疗措施。

（1）饮食：目前不主张过分严格的禁食。若患者无呕血或明显活动性出血的征象，可予流质饮食，并逐渐过渡到半流质饮食。但若患者有频繁呕血或解稀烂黑便，甚至暗红色血便，则主张暂时禁食，直至活动性出血停止才予进食。

（2）提高胃内 pH 的措施：主要措施是静脉内使用抑制胃酸分泌的药物。临床常用的抑酸剂包括质子泵抑制剂（PPI）和 H2 受体拮抗剂（H2RA），常用的 PPI 针剂有埃索美拉唑、奥美拉唑、泮托拉唑、兰索拉唑、雷贝拉唑等，常用的 H2RA 针剂包括雷尼替丁、法莫替丁等。临床研究资料表明：①PPI 的止血效果显著优于 H2RA，起效快并可显著降低再出血的发生率。②尽可能早期应用 PPI，内镜检查前应用 PPI 可以减少内镜下止血的需要。③内镜止血治疗后，应用大剂量 PPI 可以降低患者再出血的发生率，降低外科手术率。④静脉注射 PPI 剂量的选择，推荐大剂量 PPI 治疗，如奥美拉唑或埃索美拉唑 80 mg 静脉推注后，以 8 mg/h 速度持续输注 72 小时，适用于大量出血患者；常规剂量 PPI 治疗，如埃索美拉唑 40 mg 静脉输注，每 12 小时 1 次。当活动性出血停止后，可改口服治疗。

（3）内镜下止血：是溃疡出血止血的首选方法，疗效肯定，推荐对 Forrest 分级 Ⅰa～Ⅱb 的出血病变行内镜下止血治疗。常用方法包括药物局部注射、热凝止血和机械止血 3 种。药物注射可选用在出血部位附近注射 1∶10000 肾上腺素盐水、高渗钠-肾上腺素溶液（HSE）等,其优点为方法简便易行。热凝止血包括高频电凝、氩离子凝固术（APC）、热探头、微波等方法,止血效果可靠,但需要一定的设备与技术经验。机械止血主要采用各种止血夹,尤其适用于活动性出血,但对某些部位的病灶难以操作。目前主张首选热凝固疗法或联合治疗,即注射疗法加热凝固疗法,或止血夹加注射疗法。可根据条件及医生经验选用。但不主张单纯的局部注射治疗,因为注射治疗后再出血的机会明显高于热凝固疗法或止血夹治疗。

(三)食管胃底静脉曲张破裂出血

食管胃底静脉曲张破裂出血为上消化道出血常见病因,出血量往往较大,病情凶险,病死率较高。

1.诊断

(1)该病起病急,患者出血量往往较大,常有呕血。

(2)有慢性肝病史。若发现黄疸、蜘蛛痣、肝掌、腹壁静脉曲张、脾大、腹腔积液等症状则有助于诊断。

(3)实验室检查可发现肝功能异常,特别是白/球蛋白比例倒置、凝血酶原时间延长、血清胆红素增高。血常规检查有红细胞、白细胞及血小板减少等脾功能亢进表现。

(4)胃镜检查发现食管静脉曲张。

值得注意的是,有不少肝硬化消化道出血的原因不是食管胃底静脉曲张破裂,而是急性胃黏膜糜烂或消化性溃疡。急诊胃镜检查对出血原因部位的诊断具有重要意义。

2.治疗

除按前述紧急治疗、输液及输血抗休克、使用抑制胃酸分泌药物外,下列方法可根据具体情况选用。

(1)药物治疗:是各种止血治疗措施的基础,在建立静脉通路后即可使用,为后续的各种治疗措施创造条件。

①生长抑素及其类似品:可降低门静脉压力。国内外临床试验表明,该类药物对控制食管胃底静脉曲张出血有效,止血有效率为 70%～90%。目前供应临床使用的有 14 肽生长抑素、8 肽生长抑素类似物、伐普肽等。14 肽生长抑素,能显著提高止血率,不良反应发生率低。用法是首剂 250 μg 静脉推注,继而取 3 mg 加入 5% 葡萄糖注射液 500 mL 中,以 250 μg/h 滴注速度连续静脉滴注,连用 3～5 天。因该药半衰期短,若输液中断超过 3 分钟,需追加 250 μg 静脉推注,以维持有效的血药浓度。奥曲肽是一种合成的 8 肽生长抑素类似物,具有与 14 肽相似的生物学活性,半衰期较长。其用法是奥曲肽首剂 100 μg 静脉推注,继而取 600 μg 加入 5% 葡萄糖注射液 500 mL 中,以 25～50 μg/h 速度静脉滴注,连用 3～5 天。伐普肽是新近人工合成的生长抑素类似物,用法为起始剂量 50 μg,之后以 50 μg/h 速度静脉滴注。在硬化治疗前使用有利于减少活动性出血,使病灶视野清晰,便于治疗。硬化治疗后再静脉滴注一段时间可减少再出血的发生率。

②血管升压素及其类似物:包括垂体后叶素、特利加压素、血管升压素等。静脉使用血管升压素及其类似药物的作用机制是通过对内脏血管的收缩作用,减少门静脉血流量,降低门静脉及其侧支的压力,从而控制食管胃底静脉曲张破裂出血,可明显控制静脉曲张出血,但未能

降低病死率。垂体后叶素用法为 0.2～0.4 U/min 持续静脉泵入,视治疗反应调整剂量,最高可加至 0.8 U/min;由于具有收缩全身血管的作用,其不良反应包括血压升高、心动过缓、心律失常、心绞痛、心肌梗死、缺血性腹痛等;为减少垂体后叶素引起的不良反应,达到有效剂量时必须联合静脉滴注硝酸甘油,剂量为 40～400 μg/min,静脉滴注,并保证收缩压＞90 mmHg。特利加压素是合成的血管升压素类似物,可有效减少门静脉血流,起始剂量为每 4 小时 2 mg,出血停止后再改为每天 2 次,每次 1 mg,一般维持 5 天。

(2)内镜治疗:内镜治疗包括食管静脉曲张内镜套扎术、硬化剂或组织黏合剂注射治疗,目的是控制急性食管胃底静脉曲张出血,并尽可能使静脉曲张消失或减轻以防止其再出血。药物联合内镜治疗是目前治疗急性食管胃底静脉曲张出血的主要方法之一,可提高止血成功率。

①食管静脉曲张内镜套扎术(EVL):食管静脉曲张内镜套扎术止血率为 90% 左右,不引起注射部位出血和系统并发症,值得进一步推广。

a.适应证:急性食管静脉曲张出血;外科手术后食管静脉曲张再发;中重度食管静脉曲张虽无出血史但存在出血倾向(一级预防);既往有食管静脉曲张出血史(二级预防)。

b.禁忌证:有上消化道内镜检查禁忌证;出血性休克未纠正;肝性脑病≥Ⅱ期;过于粗大或细小的静脉曲张。

c.术后处理:术后一般禁食 24 小时,观察有无并发症,如术中出血(曲张静脉套勒割裂出血)、皮圈脱落(早期再发出血)、发热及局部哽噎感等。首次套扎间隔 10～14 天可行第二次套扎,直至静脉曲张消失或基本消失。建议疗程结束后 1 个月复查胃镜,然后每隔 3 个月复查第 2、第 3 次胃镜;以后每 6～12 个月进行胃镜检查,如有复发则在必要时行追加治疗。

②硬化剂注射治疗(EIS):在有条件的医疗单位,硬化剂注射治疗为当今控制食管静脉曲张破裂出血的首选疗法。多数报道称硬化注射治疗紧急止血成功率超过 90%,硬化注射治疗组出血致死率较其他疗法组明显降低。

a.适应证:一般来说,不论什么原因引起的食管静脉曲张破裂出血,均可考虑行硬化注射治疗;对于不适合套扎治疗的食管静脉曲张者,也可考虑应用硬化注射治疗。下列情况为硬化注射治疗的指征:重度肝功能不全、储备功能低下如 Child C 级、血浆蛋白质低、血清胆红素升高的病例;合并有心、肺、脑、肾等重要器官疾病而不宜手术者;合并有预后不良或无法切除恶性肿瘤者,尤以肝癌为常见;已行手术治疗而再度出血者,不可再次行手术治疗,而常规治疗无效者;经保守治疗(包括三腔二囊管压迫)无效者。由于胃曲张静脉直径较大,出血速度较快,硬化剂不能很好地闭塞血管,因此胃静脉曲张者较少应用硬化注射治疗。但在下列情况下可以将胃静脉曲张硬化注射治疗作为临时止血措施:急诊上消化道出血行胃镜检查见胃静脉喷射状出血;胃曲张静脉有血囊、纤维素样渗出或其附近有糜烂或溃疡。

b.禁忌证:有上消化道内镜检查禁忌证;出血性休克未纠正;肝性脑病≥Ⅱ期;伴有严重肝肾功能障碍、大量腹腔积液或出血抢救时根据医生经验及医院情况而定。

c.硬化剂的选择:常用的硬化剂有下列几种。乙氧硬化醇(AS):主要成分为表面麻醉剂 polidocanol 与乙醇。乙氧硬化醇的特点是对组织损伤作用小,有较强的致组织纤维化作用,黏度低,可用较细的注射针注入,是一种比较安全的硬化剂;乙氧硬化醇可用于血管旁与血管内注射,血管旁每点 2～3 mL,每条静脉内 4～5 mL,每次总量不超过 30 mL。乙醇胺油酸酯

(EO):以血管内注射为主,因可引起较明显的组织损害,每条静脉内不超过 5 mL,血管旁每点不超过 3 mL,每次总量不超过 20 mL。十四羟基硫酸钠(TSS):据报道该硬化剂硬化作用较强,止血效果好,用于血管内注射。纯乙醇:以血管内注射为主,每条静脉不超过 1 mL,血管旁每点不超过 0.6 mL。鱼肝油酸钠:以血管内注射为主,每条静脉 2～5 mL,总量不超过 20 mL。

d.术后治疗:患者术后应继续卧床休息。应密切注意其出血情况,监测血压等生命指征,严密观察是否有出血、穿孔、发热、败血症及异位栓塞等并发症征象。患者禁食 6～8 小时后可进流质饮食,酌情补液,酌情使用抗菌药物,根据病情继续使用降低门静脉压力的药物。首次治疗止血成功后,应每隔 1～2 周进行重复治疗,直至曲张静脉完全消失或只留白色硬索状血管。多数病例施行 3～5 次治疗后可达到此目的。如发现曲张静脉再生,必要时行追加治疗。

e.并发症:较常见的并发症如下。出血:在穿刺部位出现渗血或喷血,可在出血处再补注 1～2 针,可达到止血作用。胸痛、胸腔积液和发热:可能与硬化剂引起曲张静脉周围炎症、食管溃疡、纵隔炎、胸膜炎的发生有关。食管溃疡和狭窄。胃溃疡及出血性胃炎:可能与 EIS 后胃血流淤滞加重、应激,从穿刺点溢出的硬化剂对胃黏膜的直接损害有关。

③组织黏合剂治疗:对于合并有胃静脉曲张出血,组织黏合剂疗法有效而经济,但组织黏合剂治疗后可发生排胶出血、败血症和异位栓塞等并发症,且有一定的操作难度及风险。

a.适应证:急性胃静脉曲张出血;对胃静脉曲张红色征或表面糜烂且有出血史者可行二级预防治疗。

b.术后处理:同硬化注射治疗。给予抗菌药物治疗 5～7 天,注意酌情应用抑酸药。术后 1 周、1 个月、3 个月及 6 个月时复查胃镜。可重复治疗直至胃静脉闭塞。选用何种内镜治疗方法应结合医院具体条件、医生经验和患者病情综合考虑。硬化注射治疗和食管静脉曲张套扎术以其安全有效、并发症少成为食管静脉曲张的一线疗法,联用食管静脉曲张套扎术和硬化注射治疗并发症较少、根除率较高、再出血率较低。对于胃底静脉曲张出血患者,有条件时建议使用组织黏合剂进行内镜下闭塞治疗,在某些情况下也可使用内镜下套扎治疗。

(3)三腔双囊管压迫:是传统的有效止血方法,其止血成功率为 44%～90%,由于存在一定的并发症,目前大医院已较少使用。主要用于药物效果不佳,暂时无法进行内镜治疗者,也适用于基层单位不具备内镜治疗的技术或条件者。

①插管前准备:a.向患者说明插管的必要性与重要性,取得其合作。b.仔细检查三腔管各通道是否通畅,气囊充气后做水下检查看有无漏气,同时测量气囊充气量,一般胃囊注气 200～300 mL(用血压计测定内压,以 40～50 mmHg 为宜)。食管囊注气 150～200 mL(压力以 30～40 mmHg 为宜),同时要求注气后气囊膨胀均匀,大小、张力适中,并做好各管刻度标记。c.插管时若患者能忍受,最好不用咽部麻醉剂,以保存喉头反射,防止吸入性肺炎。

②正确的气囊压迫:插管前先测量胃囊上端至管前端的距离,然后将气囊完全抽空,气囊与导管均外涂液状石蜡,通过鼻孔或口腔缓缓插入。当至 50～60 cm 刻度时,套上 50 mL 注射器从胃管做回抽。如抽出血性液体,表示已到达胃腔,并有活动性出血。先将胃内积血抽空,用 0.9%氯化钠注射液冲洗。然后用注射器注气,将胃气囊充气 200～300 mL,再将管轻轻提拉,直到感到管子有弹性阻力时,表示胃气囊已压于胃底贲门部。此时可用宽胶布将管子固

定于上唇一侧,并用滑车加 500 g 重物(如 500 mL 0.9%氯化钠注射液瓶加水 250 mL)牵引止血。定时抽吸胃管,若不再抽出血性液体,说明压迫有效。此时可继续观察,不用再向食管囊注气。否则应向食管囊充气 150～200 mL,使压力维持在 30～40 mmHg,压迫出血的食管曲张静脉。

③气囊压迫时间:第一个 24 小时可持续压迫,定时监测气囊压力,及时补充气体。每 1～2 小时从胃管抽吸胃内容物,观察出血情况,并可同时监测胃内 pH。压迫 24 小时后每间隔 6 小时放气 1 次,放气前宜让患者吞入液状石蜡 15 mL,润滑食管黏膜,以防止囊壁与黏膜黏附。先解除牵拉的重力,抽出食管囊气体,再放胃囊气体,也有人主张可不放食管囊气体,只需把三腔管向胃腔内推入少许则可解除胃底黏膜压迫。每次放气观察 15～30 分钟后再注气压迫。间歇放气的目的在于改善局部血液循环,避免发生黏膜坏死糜烂。出血停止 24 小时后可完全放气,但应仍将三腔管保留于胃内,再观察 24 小时,如仍无再出血方可拔出。三腔双囊管放置时间以不超过 72 小时为宜,也有报道放置长达 7 天而未见黏膜糜烂者。

④拔管前后注意事项:拔管前先给患者服用液状石蜡 15～30 mL,然后抽空 2 个气囊中的气体,慢慢拔出三腔双囊管。拔管后仍需禁食 1 天,然后给予温流质饮食,视具体情况再逐渐过渡到半流质和软食。

三腔双囊管如使用不当,可出现以下并发症:a.曲张静脉糜烂破裂。b.气囊脱出阻塞呼吸道引起窒息。c.胃气囊进入食管导致食管破裂。d.食管和(或)胃底黏膜因受压发生糜烂。e.呕吐反流引起吸入性肺炎。f.气囊漏气使止血失败,若不注意观察可继续出血引起休克。

(4)介入治疗。

①经颈静脉肝内门腔内支架分流术(TIPS):TIPS 是影像学 X 线监视下的介入治疗技术。通过颈静脉插管到达肝静脉,用特制穿刺针穿过肝实质,进入门静脉。放置导线后反复扩张,最后在这个人工隧道内置入 1 个可扩张的金属支架,建立人工瘘管,实施门体分流,降低门静脉压力,达到治疗食管胃底曲张静脉破裂出血的目的。与外科门体分流术相比,TIPS 具有创伤小、成功率高、降低门静脉压力效果确切、可控制分流道直径、能同时行断流术(栓塞静脉曲张)、并发症少等优点。TIPS 要求有相当的设备与技术,费用昂贵,推广普及尚有困难。对于食管、胃底静脉曲张破裂大出血经保守治疗(药物、内镜下治疗等)效果不佳,外科手术后再发静脉曲张破裂出血以及终末期肝病等待肝移植术期间静脉曲张破裂出血等患者可考虑 TIPS 治疗。TIPS 对急诊静脉曲张破裂出血的即刻止血成功率为 90%～99%,但其中远期(≥1 年)疗效尚不十分满意。

②其他介入疗法:包括经球囊导管阻塞下逆行闭塞静脉曲张术(BORTO)、脾动脉栓塞术、经皮经肝食管胃底曲张静脉栓塞术(PTVE)等。

二、急性下消化道出血

急性下消化道出血是指屈氏韧带以下的空肠、回肠、结肠部位(临床上通常把屈氏韧带以下的空肠、回肠、结肠称为下消化道)出血。临床上主要表现为血便和大便带血。根据出血量可分为急性大出血、显性出血和隐性出血。一般所说的急性下消化道出血多指下消化道大量出血,一次出血量超过 450 mL 者,常可出现急性贫血、血压下降症状,甚至出现休克等。

(一)病因

急性下消化道出血可由肠道炎症、肿瘤、息肉及肠道血管畸形等因素引起。

1.溃疡和炎症

溃疡和炎症是下消化道出血的主要原因。肠道炎症性病变可分为特异性炎症、非特异性炎症和放射性肠炎。

(1)特异性炎症:包括结核、梅毒、伤寒及肠道寄生虫感染等。小肠和结肠非常适合细菌及寄生虫定居、发育和繁殖,从而造成肠黏膜充血、水肿、糜烂和溃疡,导致出血的发生。急性出血性坏死性小肠炎是一类与 C 型产气荚膜杆菌感染有关的急性肠炎,主要表现为便血、腹痛、呕吐和腹胀等,严重者可出现休克、肠麻痹,甚至穿孔等并发症,病情危重,预后不良。

(2)非特异性炎症:是指病因还不清楚的一些疾病,如溃疡性结肠炎、克罗恩病、嗜酸性胃肠炎等。

(3)放射性肠炎:放射损伤或治疗后引起的肠黏膜损害会导致肠道充血、水肿、糜烂和溃疡,从而出现下消化道出血。

2.恶性肿瘤

以结肠癌为多见,多见于中老年人群。小肠恶性肿瘤则相对少见,主要有淋巴瘤、间质肉瘤等。肿瘤活动性出血主要发生于肿瘤的中央坏死部位以及黏膜溃疡部位,侵及血管者则出血量更大。

3.息肉

无论是单发还是多发息肉均可以出现下消化道出血,以家族性腺瘤样息肉病更为明显。

4.良性肿瘤

以小肠间质瘤为多见,其他有脂肪瘤、腺瘤、血管瘤、神经纤维瘤和淋巴管瘤等。

5.憩室

憩室可发生在肠道的任何部位,以十二指肠降部最为常见。由于憩室颈部狭小,容易造成食物及粪便潴留,从而引起憩室部位炎症、溃疡,甚至出血。

6.肠道血管性病变

肠道血管性病变引起的下消化道出血往往反复发作,出血量多少不一,诊断比较困难。

(1)肠道血管发育不良:发病原因不明,男女发病率相当,年龄一般小于 60 岁。早期病理变化为黏膜下静脉血管扩张呈簇状,后期形成动静脉瘘。伴出血者为 50%~80%。

(2)肠道血管畸形:多见于老年人,随着年龄的增加发病率有升高的趋势,也是引起下消化道出血的常见原因之一。随着检查技术的发展和普及,肠道血管畸形的检出率有明显增加。

(3)奥斯勒-韦伯-朗迪病:即遗传性毛细血管扩张症,好发于胃及近端小肠,消化道出血可能是其唯一的临床表现。

7.胆管胰腺疾病

胆管出血在临床上并不多见,常有典型的三联征,发热、黄疸和腹痛,多有外伤及胆管手术史。

8.全身疾病

引起凝血机制障碍的疾病都可能导致下消化道出血,如血液系统疾病、尿毒症、肝硬化、结缔组织病等。

(二)诊断要点

1.临床表现

对便血患者应详细了解其病史,了解粪便的颜色、血与粪便是否相混、便血量及次数等,对估计出血部位、病因有较大的价值。体检时要注意有无贫血、休克等情况,有无腹块及压痛等。对出血量较大或黑便的患者,应插入胃管持续引流胃液,以鉴别是否为上消化道出血,必要时行胃镜检查。对不能排除的全身性疾病所致的出血应行相应的检查,如血小板、凝血因子、肾功能和肝功能等方面的检查。

(1)血便和大便带血:下消化道出血一般很少由胃部呕出,绝大多数都通过肠道排出而呈血便,或者血液与粪便混合排出。根据出血的速度、量,特别是在肠道停留的时间长短,血液的颜色从黑色到果酱色、红色不等,可以此进行诊断。出血的位置越高,在肠道停留的时间越长,颜色就越深;位置越接近肛门,出血后排出越快,颜色就越红。

(2)循环衰竭的表现:出血的速度和量不同,全身症状的表现也不同。若出血速度慢,量又少,一般无明显全身症状,仅在出血时间长后显示有贫血。若出血量多又快,则可出现心慌、冷汗、苍白,甚至血压下降等急性失血表现。

(3)原发疾病的症状:引起下消化道出血的原因甚多,不同的病因会出现不同的症状。如间质肉瘤引发的出血,常伴腹痛、腹块;克罗恩病和溃疡性结肠炎引起的出血一般都伴有腹泻、腹痛、发热;肠癌引起的出血则可能有肠梗阻和腹块。

2.辅助检查

对于不能排除上消化道出血的患者,应通过胃镜或鼻胃管进行胃冲洗加以鉴别。同时,还可通过鼻胃管给予清肠剂(口服困难者),以完成肠镜检查前的肠道准备。近年来,内镜和影像技术的迅速发展使得结肠镜和CT血管成像在诊治下消化道出血中愈发重要。

(1)结肠镜检查:90%以上的下消化道出血患者可经急诊结肠镜检查而确诊。因结肠镜还可通过内镜下喷洒药物、黏膜下注射、套扎以及金属夹夹闭等技术实现内镜下止血。基于诊治一体化的优势,目前结肠镜检查已成为急性下消化道出血的首选诊疗手段。

存在血流动力学不稳定的便血患者,应立即行胃镜检查以排除上消化道出血可能。血流动力学稳定的患者须在出血后24小时内进行结肠镜检查,但出血急性期也存在病情不稳定、肠道准备困难等不利因素,应结合病情实施个体化方案。结肠镜检查前的肠道准备对于保证内镜下清晰的视野以及后续的诊治至关重要。故只要病情允许,在结肠镜检查前应尽量完成肠道准备。聚乙二醇因其安全性较好,是目前常用的清肠剂。推荐剂量为3~6 L,须在3~4小时内口服完毕。而对于有持续性出血且不能耐受口服清肠剂的患者,在排除存在误吸高风险的基础上,可短期内置入鼻胃管以协助肠道准备。当然,不是所有下消化道出血患者结肠镜检查前都需要肠道准备。以下情况,如出血较快且血压不稳、可预判出血部位(息肉切除后出血)、直肠或左半结肠出血可能性高,可不做肠道准备直接行结肠镜检查。

(2)CT血管成像:多层螺旋CT血管成像(MDCTA)较常规CT可获得高分辨率的薄层轴

位图像,可检出 0.3 mL/min 的急性下消化道出血。MDCTA 对活动性消化道出血总体敏感性为85.2%,特异性为 92.1%,具有简单、快速、无创等优势,基本可取代传统血管造影的诊断作用。同时,MDCTA 一旦明确出血部位,可立即通过超选择栓塞"罪犯血管"止血,在憩室引起的急性下消化道出血止血成功率达 85%。该项技术主要不足是造影剂具有肾毒性,射线暴露等。

(3)核素显像:利用^{99m}锝(^{99m}Tc)标记红细胞行放射性核素扫描消化道活动性出血,具有较高的敏感性,可检出 0.1~0.5 mL/min 的出血。核素显像对急性下消化道出血的诊断阳性率为45%~90%,但只能靠腹部投影大致判断出血部位,定位的精准度有限。因此,核素显像需要与其他检查手段联合来诊断下消化道出血。

(三)治疗

1.一般治疗

(1)监测患者生命体征,注意其病情变化。出血量大的时候患者应住院治疗或卧床休息。严密监测其血压、脉搏、心率、呼吸等变化。

(2)根据病情禁食或选择无渣饮食或静脉营养支持,有活动性出血的时候一般需要禁食,待病情稳定后进清淡饮食、软食、流质或半流质饮食,注意保持正常的饮食习惯。

(3)补充有效血容量,积极抗休克治疗。迅速建立通畅的静脉通路,充分补充血容量,出血量较大者,则需输血,尽快尽早地使循环保持稳定。无血的情况下可先输注平衡盐液和糖盐水或其他血浆代用品。

(4)针对原发病的治疗,如怀疑有感染者,应选用足量有效的抗菌药物。特异及非特异性炎症采用相应的治疗方法。

2.药物止血治疗

(1)肠道局部用药:可口服或胃管内注入 0.9%氯化钠注射液,即在 100 mL 0.9%氯化钠注射液中加入 8 mg 去甲肾上腺素,每2~4 小时 1 次。凝血酶 400~2000 U 溶于适量的 0.9%氯化钠注射液中,口服或胃管内注入,每 4~8 小时 1 次。出血量不大时也可口服云南白药。

(2)全身给药:静脉使用酚磺乙胺、氨甲苯酸、维生素 K、凝血酶原复合物等,对于血管性出血也可使用生长抑素及其类似物。

3.内镜治疗

病变位于内镜所及的局限性病变如息肉、血管畸形等,可通过内镜下行电凝、热探头、激光、微波等治疗。也可在局部注射高渗盐水、肾上腺素和硬化剂等行止血治疗。

4.动脉栓塞治疗

通过选择性动脉插管找到出血部位后,采用明胶海绵、聚乙烯醇颗粒、微弹簧圈及液体栓塞剂等对病变供血血管进行栓塞。对于肿瘤及动静脉瘘患者,一般选用弹簧圈等永久性栓塞物质,在急性止血的同时,也可治疗原发病。而对于溃疡、糜烂、憩室及渗出性出血,可选用明胶海绵等临时性栓塞物质。一般要求尽量减少栓塞范围,达到止血目的,获得最佳效果。

第三节　肝性脑病

肝性脑病(HE)是指由肝功能障碍和(或)门—体分流导致,除已知脑部疾病外,以一系列非特异性神经或精神异常为主要表现的临床综合征,是严重肝病的常见并发症和主要死因之一。临床表现可从轻微的人格改变和智力减退到严重的意识紊乱甚至昏迷。隐匿性肝性脑病(CHE)是肝性脑病的早期类型,其症状不明显,因多种原因而延误治疗者并非少见。超过50%的轻微型肝性脑病患者在确诊30个月后会进展为显性肝性脑病,逐渐出现人格改变,如表现为淡漠、易激惹、去抑制状态以及明显的认知和运动功能受损。因此,早发现、早诊治是避免病情进展、改善预后及降低病死率的有效措施。

一、病因和发病机制

肝性脑病患者绝大多数具有肝脏的基础疾病,其中最常见的病因是肝硬化。确定病因一般不难,但肝性脑病的发生常常存在诱发因素。因此,在治疗原发病的基础上,寻找和识别诱因对预防、治疗肝性脑病非常重要。

(一)病因

1.导致急性肝衰竭的肝脏疾病

如重型肝炎、严重感染、自身免疫性肝病、妊娠期急性脂肪肝等,所致的肝性脑病被称为 A 型肝性脑病。A 型肝性脑病可能与颅内压增高和脑疝有关。

2.门—体旁路形成或分流异常

门—体旁路形成或分流异常所致的肝性脑病被归为 B 型肝性脑病,大部分患者无肝脏疾病。

3.肝硬化

肝硬化所致的肝性脑病是 C 型肝性脑病,是我国肝性脑病的主要原因。根据发作持续时间,可分为:①阵发性肝性脑病;②复发性肝性脑病,一般间隔 1～6 个月,肝性脑病再次发作;③持续性肝性脑病,指持续存在的行为异常。

(二)常见诱因

肝性脑病常见的诱因有消化道出血、过度使用利尿药、感染(如自发性腹膜炎)、电解质紊乱(如低钠血症、低钾血症)、便秘、高蛋白饮食、大量放腹腔积液、尿毒症、使用镇静催眠药及麻醉药等。

(三)发病机制

肝性脑病的发病机制至今尚未完全阐明,主要包含如下几个假说:氨中毒学说认为,在消化道产生的氨以 NH 为主要形态进入血液中,通过血脑屏障后对中枢神经系统功能产生多方面的负性影响,造成肝性脑病的发生;γ-氨基丁酸/苯二氮䓬(GABA/BZ)神经递质学说认为,GABA/BZ 受体复合物中任一受体激活后,可使氯离子内流而促进神经元突触后膜的抑制功能,产生中枢抑制表现;假性神经递质学说认为,机体摄入的芳香族氨基酸(如酪氨酸、苯丙氨酸、色氨酸等)所产生的代谢物质通过血脑屏障入脑后,可形成相关的假性神经递质,阻碍正常的神经传导功能,而造成肝性脑病的发生;锰中毒学说认为,严重肝病患者锰代谢障碍导致锰积聚在体循环中,其通过血脑屏障进入大脑后发挥出神经毒性作用。

二、诊断要点

1.临床表现

HE临床上主要表现为高级神经中枢的功能紊乱(如性格改变、智力下降、行为失常、意识障碍等)以及运动和反射异常(如扑翼样震颤、肌阵挛、反射亢进和病理反射等)。其临床过程现分为5期。①0期(潜伏期):又称轻微HE,无行为、性别的异常,无神经系统病理征、脑电图(EEG)正常,只在心理测试或智力测试时有轻微异常。②1期(前驱期):有轻度性格改变和精神异常,如焦虑、欣快激动、淡漠、睡眠倒错、健忘等,可有扑翼样震颤,EEG多数正常。此期临床表现不明显,易被忽略。③2期(昏迷前期):表现为嗜睡、行为异常(如衣冠不整或随地大小便)、言语不清、书写障碍及定向力障碍。有腱反射亢进、肌张力增高、踝阵挛及Babinski征阳性等神经系统体征,有扑翼样震颤,EEG有特征性异常。④3期(昏睡期):患者昏睡,但可唤醒,醒时尚能应答,常神志不清或有幻觉。各种神经体征持续或加重,有扑翼样震颤,腱反射亢进,肌张力高,锥体束征常阳性,EEG有异常波形。⑤4期(昏迷期):患者昏迷,不能唤醒。患者不能合作而无法引出扑翼样震颤。浅昏迷时,腱反射仍亢进,肌张力仍增高;深昏迷时,各种反射消失,肌张力降低。EEG明显异常。

最具有特征性的神经系统体征为"扑翼样震颤",具有早期诊断意义。扑翼样震颤须在一定的体位时才能显露或引出。嘱患者将上肢伸直,手指分开,或腕部过度伸展而前臂固定不动时可出现掌-指及腕关节呈快速的屈曲及伸展运动,每秒常为5~9次,且常伴有手指的侧位动作。HE发生时还可出现一种特征性的气味——肝臭,这种气味很难用语言、文字来形容,有人把其描述为鱼腥味、烂苹果味、变质鸡蛋味或大蒜味等。

2.肝性脑病的分型

HE根据病理生理的不同,分为3种类型:①A型多发生于急性肝衰竭2周内,亚急性肝衰竭时,HE出现于2~12周。②B型主要与门—体分流有关,肝组织可以正常。③C型发病于慢性肝病、肝硬化,常有肝功能不全及门静脉高压和(或)门—体分流,是HE中最常见类型。

3.诊断注意事项

HE的主要诊断依据为:①有严重肝病和(或)广泛门体侧支循环形成的基础;②出现精神紊乱、昏睡或昏迷,可引起扑翼样震颤;③有肝性脑病的诱因;④反映肝功能的血生化指标明显异常及(或)血氨增高;⑤脑电图异常;⑥心理智能测验、诱发电位及临界视觉闪烁频率异常;⑦头部CT或MRI检查排除脑卒中及颅内肿瘤等疾病。

HE应与下列疾病鉴别:①出现精神症状时应与精神病鉴别,肝病患者常先表现为精神症状,极易误诊为精神病,尤多见于暴发性肝炎时。因此,凡有精神症状的患者应注意检查有无肝病体征(如黄疸、腹腔积液)并做肝功能检测,以免漏、误诊。②有扑翼样震颤时,应排除尿毒症、呼吸衰竭、严重心力衰竭和低钾性昏迷的情况。这4种情况下均可引出扑翼样震颤。③已陷入昏迷的 HE 患者,其症状应与引起昏迷的其他常见疾病,如脑卒中、颅内感染、尿毒症、糖尿病昏迷、低血糖昏迷及镇静剂中毒等鉴别。④有锥体束征或截瘫时,还应与脑或脊髓肿瘤、脊髓炎鉴别。

三、治疗

(一)治疗原则

肝性脑病的治疗应全面考虑,综合治疗,不同病因、不同病情、不同类型的肝性脑病治疗可能有所不同。对 A 型肝性脑病患者,宜采取综合治疗措施(如抗病毒治疗、促进肝细胞再生、对症支持治疗等)治疗急性肝衰竭;对 B 型或 C 型某些与门体分流相关的自发型肝性脑病患者,临床上可用介入治疗技术(如金属圈、气囊、油剂、无水乙醇)或手术阻断门体侧支循环,以降低肝性脑病的复发率。C 型肝性脑病患者应尽快行肝移植术,包括原位肝移植和肝细胞移植。目前的外科和免疫抑制技术的发展使肝移植得以广泛开展,因此,对于有适应证的患者,肝移植是肝性脑病的最理想和最根本的治疗手段。

轻微型肝性脑病的预防和治疗:要增强对轻微型肝性脑病重要性的认识,对高危人群及早进行筛查,早期预防和治疗。对从事潜在危险性工作的轻微型肝性脑病患者进行教育,可采用乳果糖、口服非吸收抗菌药长程维持治疗,也有口服 L-鸟氨酸-L-天门冬氨酸(OA)的报道,可以起到改善神经心理测验结果和生活质量以及降低临床型肝性脑病发病率的作用。但由于上述药物治疗轻微型肝性脑病的研究均是小样本、短疗程的研究,因此,其效果从循证医学角度看尚需通过大样本、随机对照临床研究来证实。

(二)临床型肝性脑病的治疗

1.严密观察病情变化

肝性脑病常发生于严重或终末期肝脏疾病,病情重,病死率高,故应严密观察患者病情变化,包括其生命体征、神志、尿量、血清生化学指标、肝功能、血氨、凝血功能等的变化。

2.去除诱因

多数肝性脑病的发生有明确的诱因,控制或消除这些诱因常可有效地逆转肝性脑病的发展。例如肝功能失调或障碍时,宜严格控制肠道内蛋白质的摄入;防治便秘;维持水、电解质和酸碱平衡;食管胃底静脉曲张破裂大出血后常出现肝性脑病,应积极止血、清除肠道积血,并纠正贫血,避免输库存血等可以抑制肝性脑病的发生。合并感染时,肝功能恶化,可促发肝性脑病,应尽早发现和给予抗菌药物治疗。值得重视的是,严重肝脏疾病时,感染的发生率较高,其临床表现可很不典型,且容易被原发病所掩盖,故要警惕。对躁动的患者,主要治疗其肝性脑病,应慎用镇静剂,尤其是苯巴比妥类药物,以免加重病情。

3.营养支持治疗

改善肝细胞功能的肝性脑病患者往往食欲不振,或已处于昏迷状态,进食少,甚至不能进食,仅靠一般的静脉输液远远不能满足机体的需要。

(1)饮食:每天热量＜6000～8000 kJ 者,饮食应以碳水化合物为主,每天葡萄糖摄入总量应为 300～400 g;蛋白质摄入量的控制取决于病情轻重和基础病,肝性脑病发作时,应严格控制肠道内蛋白质的摄入(可经静脉适当补给蛋白质,尤其是急性肝功能衰竭诱发的肝性脑病),但禁食蛋白质食物时间不宜过长(<4 天);待病情改善后,每天经胃肠道摄入蛋白质量宜控制在 $1\sim1.5$ g/(kg·d),以植物蛋白质和奶制蛋白质为佳,因其有较高的产热量并提供食物纤维,有利于胃肠菌群正常和肠道酸化。可少量多次鼻饲或必要时辅予经中心静脉肠道外营养。

(2)维持水、电解质和酸碱平衡:记录每天液体出入量,定期查血钾、血钠、氯、二氧化碳结合力、血尿素氮、血细胞比容、尿钾、尿钠等。每天入液量应量出为入,一般为 2000 mL 左右,不宜超过 2500 mL。有腹腔积液、水肿、脑水肿者,应减少液量摄入,并限钠,氯化钠摄入量<$3\sim5$ g/d。如水潴留和低血钠同时存在,多为稀释性低钠血症,应同时限制水摄入,不主张补给高钠液体。但如重度缺钠时,水中毒对机体造成威胁,尤其是可能出现脑水肿时,可酌情补给适量高渗盐水,同时严格限水(每天 $700\sim1000$ mL)。血钠水平纠正到 120 mmol/L 以上即为安全范围。此外,透析治疗可用于纠正严重的低钠,以移去过多的水。对缺钠性低钠、低氯血症,以补钾为主,补钠为辅。进食困难者,要静脉补钾,每天给氯化钾 3 g,低钾碱中毒时,补钾量还要增加。如伴有低镁血症,也应予以补镁。

肝性脑病患者如出现肝肾综合征时,预后很差。要注意有无引起急性肾前性肾功能衰竭的各种因素。可试给右旋糖酐 40、白蛋白扩容,并在此基础上,再给多巴胺以增加肾小球灌注,然后静脉推注 $100\sim200$ mg 呋塞米。应严格限制入液量(1000~1500 mL/d,或在前一天尿量的基础上加上 1000 mL 作为当天输液总量)。也有主张应用血透或腹膜透析,但疗效较差。

对肝功能衰竭时的各类酸碱失衡,主要针对原发病因处理。

(3)维生素和能量合剂:宜给予各种维生素,如维生素 B、维生素 C、维生素 K,此外还有维生素 A、维生素 D、叶酸。有人认为不宜补充维生素 B_6,因为它使周围神经的多巴转变成多巴胺,影响多巴进入脑部,因而减少中枢神经系统内神经递质的形成。此外,可给 ATP 20 mg,每天 $1\sim2$ 次,肌内注射或静脉滴注;辅酶 A50 U,每天 $1\sim2$ 次,肌内注射或静脉滴注。可酌情补给锌剂。

(4)加强支持治疗:酌情输入血、血浆及白蛋白;胃肠道大出血或放腹腔积液引起肝性脑病时,可输血、血浆及白蛋白,可维持胶体渗透压。补充白蛋白对肝细胞的修复和提高机体免疫力也有利。

4.抗感染治疗

感染是 Ⅲ、Ⅳ级和部分 Ⅱ级肝性脑病患者的常见并发症。最常见的病原体为革兰氏阳性菌(金黄色葡萄球菌和链球菌)和革兰氏阴性菌。30%患者可发生真菌感染,主要是念珠菌属。应严密监测患者体征,包括每天血、尿培养和胸片,可早发现早治疗,对改善预后非常重要。可避免不必要的静脉置管。

抗菌药物运用:①预防性运用,联合注射和口服抗菌药物的预防方案未能改善预后或生存率,不推荐常规运用。②治疗,有细菌培养的药物敏感试验结果或胸片异常。③超前治疗,当临床病情恶化,如肝性脑病加重或出现全身炎症反应综合征(SIRS),即使没有培养结果也应进行抗感染治疗,宜选用广谱抗菌药物。SIRS 还可反映因细胞因子释放和激活产生的全身炎症表现。

5.降低血氨的浓度或拮抗氨及其他有害物质,改善脑细胞功能

(1)减少肠道内氨及其他有害物质的生成和吸收:清洁肠道,口服缓泻剂,如乳果糖、乳梨醇、20%甘露醇、50%硫酸镁及大黄等,维持稀软大便 2~4 次/d(不能口服或意识障碍时进行清洁灌肠),使肠内保持酸性环境,减少氨的吸收(其中口服乳果糖或灌肠是目前国内外认为最有效的治疗)。

①导泻或灌肠:清除肠道内积食或积血,减少氨、含氨物质及其他有害物质的来源,是一项重要的辅助治疗措施。如无上消化道出血,可口服 50%硫酸镁 40 mL 导泻。肝硬化患者上消化道大出血后合并肝性脑病时,口服 20%甘露醇 100~200 mL,能使血氨和氨基酸浓度迅速下降。

②不吸收的双糖:

乳果糖:是人工合成的双糖(乳糖和果糖),人类小肠细胞的微绒毛无分解乳果糖的双糖酶,所以乳果糖不被小肠吸收。起效的初始部位在结肠,乳果糖被结肠菌丛酵解,能增加大便次数,从而减弱肠道谷氨酰胺转换成氨或 α-酮戊二酸的能力,减少氨负荷,降低血氨水平。乳果糖有糖浆剂和粉剂两种,每天剂量 30~100 mL 或 30~100 g,分 3 次口服,宜从小剂量开始,调节至每天 2~3 次软便,粪便 pH 5~6。有研究显示,乳果糖能减少肠道需氧菌数量,降低粪便 pH,降低血氨浓度,能有效改善肝性脑病患者的心理智能测试结果。有学者建议对 TIPS 术后患者和门静脉高压的肝硬化患者预防性地常规应用乳果糖。但近年来,对乳果糖治疗肝性脑病的疗效有一定的争议。另外,有不少乳果糖引起腹胀等不良反应的报道。

乳梨醇:是乳果糖的衍生物,作用机制与乳果糖相似,口服更易被吸收。应用乳梨醇后厌氧菌和乳酸杆菌占肠道细菌总量的比值增加,产氨的细菌和需氧菌占肠道细菌总量的比值减少。同时,肠道 pH 下降,排便次数增加,大便多为软便,患者血氨浓度下降,精神状态改善,扑翼样震颤减轻。与乳果糖相比,乳梨醇的口感更好,不良反应更少,故更易耐受,易于携带。二者剂量均遵循个体化原则,以保持每天 2 次软便为宜。

③口服抗菌药物:轻度肝性脑病患者口服一些不吸收的抗菌药物被认为是一种与不吸收双糖制剂一样有效的治疗肝性脑病的措施。口服新霉素、卡那霉素、庆大霉素、甲硝唑或替硝唑、氟喹诺酮类、利福昔明等曾被应用于肝性脑病的治疗,以减少细菌对蛋白质的分解,从而减少氨和内毒素的产生(但这些药物都有一定的不良反应,有可能造成菌群失调),也可使用乳酸杆菌、双歧杆菌等肠道有益活菌制剂,抑制肠道有害菌群的繁殖,减少氨的生成。但新霉素等氨基糖苷类药物由于其潜在的肾脏毒性已渐渐被弃用;而甲硝唑引起胃肠道的反应大,近年来临床应用越来越少。近年来,喹诺酮类药物在防治肝性脑病方面的报道越来越多。另外,利福昔明的报道也逐渐引起人们的重视,利福昔明是利福霉素的衍生物,可抑制细菌 RNA 的合成。口服给药实际上不吸收,仅作用于胃肠道局部。临床试验证明利福昔明治疗肝性脑病至少与乳果糖和新霉素同样有效,同时耐受性更好。对不耐受新霉素和肾功能损害的患者,利福昔明是首选的抗菌药物。有研究发现,利福昔明联合乳果糖治疗肝性脑病更能有效控制患者症状、体征,且耐受性良好,无不良反应发生。在减少产氨菌丛方面,两药合用有协同作用。对

于需接受长时间治疗的肝性脑病患者,因利福昔明和乳果糖联合使用其有效性和耐受性良好所以应首先考虑。

④其他:如粪肠球菌(SF68),SF68是通过发酵乳酸而产生的一种尿素酶阴性的细菌,对几种肠道抗菌药物均有耐药性。它能抑制其他肠道细菌的复制。有研究发现SF68对慢性肝性脑病患者的治疗作用至少与乳果糖同样有效,且无不良反应,治疗中断2周也不会失去其有效作用。

(2)增加氨等毒性物质的排除。

①L-鸟氨酸-L-天门冬氨酸(OA):OA通过刺激谷氨酰胺的合成而降低血氨水平。OA是安全、有效的治疗肝硬化伴肝性脑病患者的药物。口服OA是安全、耐受性良好的治疗肝性脑病的药物。OA在临床上开始应用,初步证实是安全有效的,OA中的鸟氨酸为鸟氨酸循环的底物,并能增加氨基甲酰磷酸合成酶的活性。天冬氨酸能促进谷氨酰胺的形成,从而达到促进氨的转化与尿素合成的目的,降低血氨水平,减轻脑水肿(这是目前认为较为可以有效地降低血氨的静脉用药物)。

②苯甲酸盐:苯甲酸盐与氨结合后以马尿酸盐的形式排泄而使血氨水平下降。但其疗效尚有待进一步研究。临床上常用的有谷氨酸钠、谷氨酸钾、门冬氨酸钾镁及盐酸精氨酸等。但均为经验用药,其确切疗效仍有争议(谷氨酸钠与谷氨酸钾可与氨结合形成谷氨酰胺,但可导致或加重碱中毒,并且在腹腔积液、少尿和水肿时限制了钾盐和钠盐的使用)。盐酸精氨酸在理论上可促进鸟氨酸循环,但对于A型肝性脑病患者,肝衰竭时缺乏鸟氨酸氨基甲酰转移酶和精氨酸酶而导致效果较差;对于B型肝性脑病患者疗效可能较好(因精氨酸为酸性,适用于碱中毒者)。

③其他:如补充锌,动物实验证实脑中锌含量下降与肝性脑病的神经抑制有关,肝性脑病患者在限制蛋白质摄入的同时也限制了锌的摄入,蔬菜又阻碍了锌的吸收,而尿素循环中有两种酶依赖锌,故理论上认为给予乙酸锌可改善症状。但在两项大样本研究中,发现口服锌(200 mg,每天3次)能提高血浆锌浓度,但不能改善PSE指数。L-卡尼汀能显著降低血液和脑内的氨水平,对氨中毒导致的肝性脑病有明显的保护作用,故有人将其试用于各型肝性脑病的治疗。

(3)基于假性神经递质的治疗:主要使用支链氨基酸。有研究显示,支链氨基酸治疗肝性脑病,可能有助于患者的症状、体征好转,摄入足量富含支链氨基酸的混合液对恢复患者的正氮平衡是有效和安全的。但支链氨基酸用于预防和治疗慢性肝性脑病,在权威著作上意见有分歧。目前临床上支链氨基酸预防和治疗肝性脑病,仅用于不耐受蛋白质的进展期肝硬化患者。

(4)基于假性神经递质和"GABA/BZ复合受体"假说的治疗:针对假性神经递质学说和GABA/BZ复合受体学说,许多研究者进行了相关的探索,如左旋多巴、多巴胺受体激动剂——溴隐亭、苯二氮䓬受体拮抗剂——氟马西尼、阿片受体拮抗剂——纳洛酮等,但实际疗效差异大,评价不一,临床工作中不做常规推荐。氟马西尼对70%的肝性脑病患者可产生短暂而明显的疗效,氟马西尼口服吸收达高峰浓度需20～90分钟,静脉应用20分钟遍布全身,因起效快,排泄快,故多用静脉注射。氟马西尼不是对所有肝性脑病有效,可能同时存在颅压升高、脑水肿、低氧、低血糖;肝衰竭终末期或某些物质,并非苯二氮䓬类与肝性脑病发生有关,或存在其他苯二氮䓬受体的配体。

6.防治脑水肿和其他并发症,积极治疗原发疾病

(1)防治脑水肿:对严重肝性昏迷(HE)的脑水肿处理仍有争议。①Ⅲ、Ⅳ级肝性脑病者,若动脉血氨>150 μmol/L 有发生脑疝的危险,若>200 μmol/L 有高度危险性。降低血氨水平的手段有限,但可用透析,正如在儿童尿素循环障碍的治疗中所用。②建议行 CT 扫描排除其他颅内病变,但对脑水肿的发现敏感性差。③ICP 监测仍有争议。其引起颅内出血的危险性在近来的 ALF 学组系列中已降至 10%(2/58),20 世纪 90 年代早期为 22%。可能永远无法进行 ICP 监测的随机对照研究。用与未用 ICP 对肝移植预后影响的研究发现两组在移植后生存率相似,用 ICP 监测的患者治疗脑水肿的频率更多。颅内压>60 mmHg 造成的神经系统损伤可能在移植后数月才表现出来。ALF 学组将对此进行前瞻性研究。脑水肿在 ALF出现以下情况的患者中更为显著:有快速临床恶化的患者如对乙酰氨基酚诱导的肝损伤,严重高血氨症(>200 μg/dL)、血钠低于 125 mmol/L(潜在的高血氨诱导的脑水肿)和那些获得性感染者。在肝移植候选者中,ICP 监测可能有助于对无益处的肝移植及时决定终止和手术中管理 ICP。大多数中心避免在没有肝移植可能的患者中用此方法。处理时基础措施很重要:患者应置于安静的环境,取 30°半卧位,避免过度扩容。发热可加重颅内高压,应及时处理。输注高张盐水被认为可防止颅内高压的发展。甘露醇以 0.5 mg/kg 的剂量快速输注,可升高脑部血管的渗透压,是治疗高 ICP 的主要方法。应监测血清渗透压。因可以引起动脉低血压,巴比妥盐冬眠法极少使用。治疗目标为 ICP<20 mmHg 和维持 CPP 50~80 mmHg,此目标为基于对其他疾病高 ICP 的研究结果而制定。但也有 CPP<40 mmHg 时成功施行肝移植的报道,此应视为特例。CPP< 40 mmHg 超过 2 小时或严重的难治的持续颅内高压(>40 mmHg)是凶险的征兆。

(2)凝血机制异常:肝性脑病患者常有明显的凝血机制异常,由合成功能低下(如维生素 K依赖性因子)、血小板功能异常和纤溶造成,但是明显的出血罕见。现有的凝血异常检测方法往往不能恰当地反映肝硬化患者的出血危险性。出血主要发生于侵袭性操作或诊断性检查中皮肤组织的穿刺伤,通常用新鲜冰冻血浆预防。

(3)预防与治疗胃肠道出血:首选质子泵抑制剂,也可使用 H2 受体拮抗剂。

(4)肾衰竭:肝性脑病患者常发生肾功能衰竭,源于感染和(或)肝衰竭本身导致的严重动脉血管扩张,临床表现为急性肾小管坏死。通过中央静脉导管可以评估血管内容量,但可能需要更多的 ICU 内特异检测来辅助。Swan-Ganz 导管的安全性日益受到质疑,已很少用于 ALF处理。现在,对抗动脉血管扩张的缩血管疗法不推荐用于肾衰竭。特利加压素已越来越多地用于肝硬化和肝肾综合征,但发现其可增加颅内压力,即使没有动脉压力增高时亦如此。动物实验也发现血管升压素通过 V2 受体诱导脑部充血,加重脑水肿。严重肝性脑病患者脑血管自我调节功能丧失,所以那些可以增加动脉压力的药物都有可能增加脑血流量,加重脑水肿。出现尿毒症、容量超负荷和其他代谢紊乱(酸中毒、高钾血症)的肾功能衰竭,人工肾疗法是标

准措施。推荐使用连续血液透析,如连续性静脉-静脉血液滤过(CVVH),相比较于间歇性血透更加安全,可以减少ICP上升,使心血管系统更为稳定和脑部灌注更好。若要清除血氨更倾向于用连续性静脉-静脉血液滤过(CVVH)。近年来血管升压素在防治肝肾综合征方面有一定的效果。

(5)循环衰竭:循环衰竭是动脉血管扩张状况的更晚期表现,预后凶险。平均动脉压(MAP)明显下降(<65 mmHg)可影响大脑灌注,大脑灌注压(CPP)=MAP-ICP,当CPP<40 mmHg时极可能导致大脑缺血。应当排除肾上腺功能不足引起的心血管功能衰竭,补充氢化可的松可改善对去甲肾上腺素的反应,后者通常用于治疗此类循环功能不全。

7.人工肝支持系统

包括机械人工肝支持系统和生物人工肝支持系统。后者尚处于实验研究阶段。临床上常用的机械人工肝支持系统包括血浆置换、血液透析、血液灌流、分子吸附再循环系统等,主要用于A型肝性脑病患者。主要是清除血液中的氨和其他毒性物质,并可补充蛋白质及凝血因子,纠正水、电解质紊乱及酸碱平衡失调。实际工作中要针对患者的具体情况,选择不同的方法,以达到最佳效果。其疗效有待进一步验证。

8.肝移植和肝细胞移植

肝性脑病常发生于终末期肝脏疾病或严重肝功能衰竭患者,肝脏移植和肝细胞移植是最终治疗肝性脑病的重要而且非常有效的治疗手段,尤其对于终末期肝脏疾病患者,有条件的应尽快行肝脏移植或肝细胞移植术。

(1)肝细胞移植:肝细胞移植目前尚处于临床研究阶段,技术尚不成熟。前期研究表明肝细胞能移植、扩增,对慢性肝功能不全的患者提供代谢支持。

(2)原位肝移植:近年来,随着肝移植的开展,肝脏移植手术在技术上趋于成熟,手术成功率和生存率越来越高,对于许多目前尚无其他满意治疗方法可以逆转的慢性肝性脑病,肝移植是一种有效的治疗方法。肝移植的成功为肝硬化并发症如肝性脑病等的治疗提供了新的解决思路,但供体不足仍然是目前的主要困难之一。

9.门—体分流栓塞术

主要用于门体分流性肝性脑病的治疗。门—体分流栓塞术常用的途径有经皮逆行经腔静脉栓塞术,经皮经肝门静脉栓塞术。栓塞材料可为不锈钢螺栓或乳胶气囊。研究发现,栓塞术后分流消失且血氨水平下降,脑电图改善者未再发生肝性脑病。门—体分流栓塞术的并发症有发热、一过性胸腔积液、腹腔积液和轻微的食管静脉曲张,对于轻微的食管静脉曲张者无严重后果不需治疗。另有学者提出,TIPS术后患者用乳胶气囊能栓塞分流,并改善脑病的症状、体征。然而,患者依然有发生门静脉高压并发症的危险。

第四节　重症急性胰腺炎

重症急性胰腺炎(SAP)指伴有持续的器官功能衰竭(持续48小时以上)的急性胰腺炎(AP),

可累及一个或多个脏器。SAP 占 AP 的 $5\%\sim10\%$，但病死率为 $30\%\sim50\%$。SAP 病情凶险，多合并呼吸、肾脏、循环等多器官功能障碍，其救治需要多学科专业人士参与协作。

一、病因

SAP 的病因较多，且存在地区差异。在确诊 SAP 基础上，应尽可能明确其病因，并努力去除病因，以防复发。近年来，随着人民生活水平的提高，生活方式及饮食习惯的改变，饮酒、肥胖人群显著增加，AP 的发病率有逐年增高的趋势，虽然大部分为轻型及自限性，但有相当一部分患者发展为 SAP。常见病因如下。

(一)梗阻因素

1.胆管疾病

本病的病因以胆管疾病最为常见。在我国有 $50\%\sim70\%$ 的 SAP 由胆管结石、炎症或胆管蛔虫引起。传统的观点认为：胆石嵌顿于胆总管下端或胰胆管共同的通道引起胆汁反流，激活了胰蛋白酶，引起胰腺腺泡损伤。目前认为这可能是其诱因。

2.Oddi 括约肌功能紊乱(SOD)

SOD 可使壶腹部的压力升高，影响胆汁与胰液的排泄，甚至使富含肠激酶的十二指肠液反流入胰管，激活胰腺消化酶，导致 SAP。

3.胰管梗阻

胰管结石、狭窄，乏特壶腹、胰腺及十二指肠肿瘤均可使胰液外流受阻，胰管内压增高，造成胰腺腺泡损伤，引致 SAP。

(二)饮食因素

暴饮暴食，特别是进食油腻食物或饮酒等，可使胰液分泌旺盛。饮酒可引起胃和十二指肠炎、Oddi 括约肌痉挛，上述因素均可引起胰液分泌增加、排泄障碍而发病。酒精可刺激 G 细胞分泌胃泌素，从而使胃酸分泌增多，高酸进入十二指肠后刺激缩胆囊素及胰泌素分泌，导致胰液胆汁分泌增多；十二指肠液反流入胰管，引起胰管内压力增高，胰管上皮增生，以及消化功能紊乱等。如伴有剧烈呕吐而致十二指肠内压力骤增，亦可导致十二指肠液反流。大量脂质饮食除刺激胰腺分泌外还导致短暂的高脂血症，使血液黏滞度增高，加重胰腺的血液循环障碍。国外资料多强调过度饮酒是本病的主要原因。

(三)代谢因素

1.高甘油三酯血症

推测是脂质分解增加，引起毛细血管内脂酶活性增高，造成局部缺血、毛细血管损伤而形成微血栓，后者又引起胰腺酶活性增高，促使胰腺组织被破坏。

2.内分泌因素

甲状旁腺功能亢进症并发急性胰腺炎者为 $7\%\sim19\%$。可能是血清钙升高导致胰管内钙化和甲状旁腺素对胰有直接毒性。有报道孕妇易并发 AP，可能是由于子宫胀大，腹腔压力增高，增加了胰管的阻力；妊娠中毒症也能导致 AP。孕妇易并发胆管疾病可能也是原因之一。多数孕妇的 AP 发生于临产前或产后。

（四）创伤因素

1.事故

腹部挫伤。

2.医源性

手术后胰腺炎发病率占 5％～10％。手术直接损伤胰腺、感染、低血压以及低血流灌注均可诱发 SAP。近年来 ERCP（内镜逆行胰胆管造影术）发展较快，由 ERCP 及内镜下 Oddi 括约肌切开术或测压术引致的 SAP 的发病率也有所增加，主要是机械损伤和造影剂刺激胰腺及逆行带入炎性分泌物所致。

（五）先天性因素

随着 ERCP 技术的发展，越来越多地发现先天性异常如胰腺分裂、胰胆管汇流异常等可引起 SAP。

（六）其他

如感染（如流行性腮腺炎、病毒性肝炎、伤寒等）可损及胰腺而发生急性炎症；血管病变及过敏均可使胰腺受损，发生供血障碍而诱发本病；十二指肠降部阻塞或淤积可使十二指肠液反流入胰管而致胰腺炎。某些药物如肾上腺皮质激素、噻嗪类利尿药、呋塞米、吲哚美辛（消炎痛）、水杨酸制剂、免疫抑制剂，也可引起 SAP。

二、发病机制

SAP 的发生发展是众多因素的综合结果，何为唯一或主要始动因素尚有争议。

（一）消化酶的作用

这是发生胰腺炎的最直接因素。在正常情况下，胰腺有一系列保护机制使胰腺免受蛋白酶的损害。在胰液排放受阻、胰腺缺血和大量饮酒等致病因素的作用下，胰蛋白酶被大量激活，并激活了糜蛋白酶、弹力蛋白酶、舒血管素和磷脂酶 A_2（PLA_2）等，造成胰腺自身消化。

（二）胰腺微循环障碍

微循环变化包括缺血和血管结构及代谢改变。其中在缺血中起重要作用的是血栓素 A_2（TXA_2）和前列腺素 FIa（PGFIa）及血管紧张素转化酶（ACE）。AP 时 PLA_2 的释放可加速花生四烯酸的释放，在环氧化酶、前列腺素合成酶和血栓素合成酶的作用下，生成大量的 PGI2 和 TXA2，后者可致血管强烈收缩和血小板聚集而形成微血栓，其引起急性胰腺炎时胰腺的血液灌注量下降，使已有水肿的胰腺转化为坏死性胰腺。胰腺微血管的痉挛、通透性改变、滋养组织灌流损坏、缺血-再灌注损伤、白细胞黏附、氧自由基损害和血流动力学影响均可引起胰腺微循环淤滞和障碍。

（三）炎性介质与瀑布效应

SAP 的发病不仅仅局限于胰腺本身，还可进一步触发体内单核-巨噬细胞、中性粒细胞和淋巴细胞等产生多种细胞因子，加剧胰腺和全身炎症反应。PLA2 可诱导前列腺素和血小板活化因子的合成，后者是一种强力的炎性介质，可引起血小板和中性粒细胞积聚、毛细血管通透性增强和消化道出血等损害。其他炎性介质有肿瘤坏死因子（TNF）和 IL-2、IL-6 等，过量的 TNF-α 进入血液循环,不但自身激活,还能促进其他细胞因子的产生,引起连锁和放大反应,即瀑布效应,致使脏器结构和功能损害,产生低血压、弥散性血管内凝血(DIC)、急性呼吸窘迫综合征(ARDS)等病理生理学改变,是 AP 易于从局部病变迅速发展为全身炎症反应综合征(SIRS)及多器官功能衰竭的重要原因。

(四)细菌及毒素移位

AP 发生时机体应激过度,肠道微循环受损、缺血甚至麻痹梗阻,必损害肠黏膜屏障,使细菌很容易从肠腔内移位,引起受损胰腺的继发感染,并可能发生多器官衰竭。

三、临床表现与辅助检查

(一)临床表现

SAP 的临床表现和病程,取决于其病因、病理类型和治疗是否及时。

1.症状及体征

(1)腹痛:为本病的主要表现,多数为突然发病,常在饱餐和饮酒后发生。轻重不一,轻者上腹钝痛,重者呈腹绞痛、钻痛或刀割痛。疼痛常呈持续性伴阵发性加剧。疼痛的部位可因病变的部位不同而异,通常在中上腹部,如主要病变在胰体、尾部,则腹痛以中上腹及左上腹为主,并向左腰背放射。若病变在胰头部,或为胆源性胰腺炎,则以右上腹痛为主,并向右肩背部放射,若病变累及全胰,则腹痛呈上腹部束带状疼痛。疼痛的强度与病变的程度相一致,即病变越重则疼痛也越剧烈。随着渗出液扩散到腹腔及炎症的扩散,疼痛可弥漫至全腹,呈弥漫性腹膜炎。少数年老体弱患者有时腹痛轻微,甚至无腹痛。患者腹肌常紧张,并可有反跳痛。但急性胰腺炎的腹肌紧张不像消化道穿孔时那样表现为肌强直。

(2)恶心、呕吐:大多数患者有恶心及呕吐症状,常在进食后发生,呕吐物为胃内容物,重者呕吐胆汁甚至血样物。呕吐系机体对腹痛或胰腺炎症刺激的一种防御性反射,亦可由肠道胀气、麻痹性肠梗阻或腹膜炎引起。酒精性胰腺炎患者的呕吐常于腹痛时出现,胆源性胰腺炎患者的呕吐则常在腹痛发生之后。

(3)腹胀:腹胀一般都比较严重,腹胀的程度,通常也反映了病情的严重程度,重症胰腺炎较轻症急性胰腺炎的腹胀更为严重。腹胀主要因胰腺液大量渗出及产生炎症反应造成肠麻痹所致。

(4)发热:多为中等程度以上的发热,少数为高热,一般持续 3～5 天。如发热持续不退或逐日升高,提示合并感染或并发胰腺脓肿。发热系胰腺炎症或坏死产物进入血液循环,作用于中枢神经系统体温调节中枢所致。

(5)黄疸:临床上约有 1/4 患者出现黄疸,由胰头水肿压迫胆总管引起,但大多数情况下是伴发胆总管结石和胆管感染所致。病后 1～2 周出现黄疸者,多由胰腺假性囊肿压迫胆总管所致。少数患者后期可因并发肝损害而引起肝细胞性黄疸。

(6)低血压及休克:SAP 发病时患者常发生低血压休克。患者烦躁不安,皮肤苍白、湿冷、呈花斑状,脉搏细弱,血压下降,少数严重者可在发病后短期内猝死。发生休克的机制为:①血液和血浆渗出到腹腔或后腹膜腔,引起血容量不足,血压下降。体液丧失可达血容量的 30%。

②腹膜炎时大量液体流入腹腔或积聚于麻痹的肠腔内。③胰舒血管素原释放,被胰蛋白酶激活后致血浆中缓激肽生成增多。缓激肽可引起血管扩张,毛细血管通透性增加,使血压下降。④呕吐引起体液及电解质丢失。⑤坏死的胰腺释放心肌抑制因子(MDF)使心肌收缩不良。⑥并发肺栓塞、胃肠道出血。

(7)腹腔积液、胸腔积液:AP 发生时患者常有少量胸腔积液、腹腔积液,系由胰腺和腹膜在炎症过程中液体渗出或漏出引起。淋巴管阻塞或引流不畅可能也起作用。偶尔出现大量顽固性胸腹腔积液。胰性胸腹水中淀粉酶含量甚高,可以区别其他原因的胸腹水。

(8)电解质紊乱:胰腺炎时,机体代谢紊乱,可以发生电解质平衡失调,特别是引起血钙降低,常低于 2.25 mmol/L,如低于 1.75 mmol/L 提示预后不良。血钙降低是由于大量钙沉积于脂肪坏死区,与脂肪酸结合形成钙皂,同时也是由于胰高糖素分泌增加刺激降钙素分泌,抑制了肾小管对钙的重吸收。

(9)胸膜炎和肺炎:系腹腔内炎性渗出物透过横膈微孔进入胸腔所致。

(10)皮下瘀斑:在 SAP 中,由于血性渗出物透过腹膜后渗于皮下,可在肋腹部形成蓝绿-棕色斑,称为 Grey-Turner 征;如果在脐周出现蓝色斑,称为 Cullen 征。

2.并发症

(1)局部并发症:包括急性液体积聚、急性坏死物积聚、胰腺假性囊肿、胰腺包裹性坏死和胰腺脓肿,其他局部并发症还包括胸腔积液、胃流出道梗阻、消化道瘘、腹腔出血、假性囊肿出血、脾静脉或门静脉血栓形成、坏死性结肠炎等。

(2)全身并发症:①器官功能衰竭,SAP 患者会出现持续性(超过 48 小时)器官功能衰竭,如出现 2 个以上器官功能衰竭称为多器官功能衰竭(MOF)。呼吸衰竭主要表现为急性呼吸窘迫综合征(ARDS),循环衰竭主要表现为心动过速、低血压或休克,肾衰竭主要表现为少尿、无尿和血清肌酐升高。②全身炎症反应综合征(SIRS),心率>90 次/min;体温<36℃或>38℃;WBC 计数<$4×10^9$/L 或>$12×10^9$/L;呼吸频率>20 次/min 或 PCO_2<32 mmHg。符合上述临床表现中的 2 项及以上,可以诊断为 SIRS。SIRS 持续存在有增加器官功能衰竭发生的风险。③胰性脑病,主要由 PLA2 引起脑灰、白质脱髓鞘作用所致,PAF 引起脑血管通透性增加,便血管内渗透压低而容易发生弥漫性脑水肿。④IAH 和 ACS,SAP 时 IAH 和 ACS 的发生率分别约为 40% 和 10%,IAH 已作为判定 SAP 预后的重要指标之一,它容易导致多器官功能障碍综合征(MODS)。膀胱压(UBP)测定是诊断 ACS 的重要指标,膀胱压≥20 mmHg,伴有少尿、无尿、呼吸困难、吸气压增高、血压降低时应考虑出现 ACS。⑤全身感染 SAP 患者可出现机体免疫功能异常,若合并脓毒症,病死率为 50%~80%。常见的细菌以革兰氏阴性杆菌感染为主,也可有真菌感染。⑥消化道出血,上消化道出血常由于胃黏膜糜烂或应激性溃疡,或脾静脉阻塞引起食管静脉破裂;下消化道出血常为结肠本身或支配结肠血管受累所致。还可源于各种胰瘘。

(二)实验室检查

1.血清淀粉酶和脂肪酶

大于正常值 3 倍是 AP 的诊断指标,但不能反映 AP 的严重程度。

2.肝肾功能及血常规

肝功能检测可明确 AP 是否由胆源性因素引起,并判断是否存在肝功能损伤,血肌酐检测可以评估是否存在肾功能损伤。血常规中的白细胞计数和分类对于判断感染和全身炎症反应综合征(SIRS)有一定价值,血细胞比容(Hct)可反映 AP 是否伴有血容量不足。

3.血糖、血脂和电解质

血糖水平可以反映胰腺坏死程度,血脂检测可明确 AP 是否由高脂血症引起,电解质检测(包括血钙)可以在一定程度上反映 AP 的严重程度。

4.炎症指标

C-反应蛋白(CRP)、IL-6 等可以反映全身炎症反应;血清降钙素原(PCT)是反映 AP 是否合并全身感染的重要指标,PCT＞2.0 ng/mL 常提示脓毒血症;血清乳酸水平对于判断 AP 合并感染也有一定价值。

5.动脉血气分析

可以反映血液 pH、动脉血氧分压、二氧化碳分压等指标,对于判断 AP 是否存在缺氧、ARDS 或肺水肿有重要价值,从而有助于判断 AP 的严重程度。

(三)影像学检查

影像学检查在 AP 的诊断上起很大的作用,有助于本病的确诊和对其严重程度的判断。

1.X 线

X 线腹平片在 AP 时可显示哨兵袢(邻近胰腺的小肠扩张)、结肠截断征、腹膜前方的脂肪线消失、累及全部小肠的肠梗阻,还可观察有无游离气体以判断是否有胃肠穿孔。X 线胸片显示若有间质性绒毛样浸润性肺水肿而不伴有心脏扩大时,应视为发生 ARDS 的征兆。

2.B 型超声

对假性囊肿可显示出液性暗区,出血性坏死性胰腺炎时,肿大的胰腺内可出现斑片状坏死灶。

3.ERCP

可了解胆管系统有无异常,如结石、狭窄等。同时亦可了解胰管情况,但 ERCP 作为侵入性检查不可用于常规诊断。

4.CT

胰腺 CT 检查是诊断 AP 并判断 AP 严重程度的首选影像学方法。建议在急诊患者就诊后 12 小时内完成 CT 平扫,可以评估胰腺坏死和胰周炎症的渗出范围,同时亦可鉴别其他急腹症。发病 72 小时后完成增强 CT 检查,可有效区分胰周液体积聚和胰腺坏死范围。增强 CT 为诊断 AP 有效检查方法,Balthazar CT 评级系统(表 2-4-1)、改良的 CT 严重指数评分(MCTSI)(表 2-4-2),常用于炎症反应及胰腺坏死程度的判断。

表 2-4-1　Balthazar CT 评级

CT 分级	Balthazar CT 表现
A 级	胰腺正常

续表

CT 分级	Balthazar CT 表现
B 级	胰腺局部或弥漫性肿大,但胰周正常
C 级	胰腺局部或弥漫性肿大,胰周脂肪结缔组织炎症性改变
D 级	胰腺局部或弥漫性肿大,胰周脂肪结缔组织炎症性改变,胰腺实质内或胰周单发性积液
E 级	广泛的胰腺内、外积液,包括胰腺和脂肪坏死,胰腺脓肿

表 2-4-2 MCTSI 评分

特征	评分
胰腺炎症反应	
正常胰腺	0
胰腺和(或)胰周炎性改变	2
单发或多个积液区或胰周脂肪坏死	4
胰腺坏死	
无胰腺坏死	0
坏死范围≤30%	2
坏死范围>30%	4
胰外并发症,包括胸腔积液、腹腔积液、血管或胃肠道受累等	2

5.MRI

MRI 检查无创伤,无 X 线辐射,软组织分辨率高,可做任意切面的成像。急性胰腺炎时胰腺明显肿大,边缘模糊不清,由于炎症和水肿的改变,在 T_1 加权像上表现为低信号,T_2 加权像上出现高信号。但 MRI 所获得的影像并不比 CT 更清晰。

四、分类与病程分期

(一)分类

按照最新的 AP 分类标准,可分为轻症 AP(MAP)、中度重症 AP(MSAP)和重症 AP(SAP)三大类。诊断标准如下。

1.MAP

无局部或全身并发症,无器官功能衰竭,通常在 1~2 周内恢复。MAP 占 AP 的 60%~80%,病死率极低。

2.MSAP

具备 AP 的临床表现和生物化学改变,伴有一过性的器官功能衰竭(48 小时内可自行恢复),或伴有局部或全身并发症而不存在持续性的器官功能衰竭(48 小时内不能自行恢复)。有重症倾向的 AP 患者,要定期监测各项生命体征并持续评估。

3.SAP

具备 AP 的临床表现和生物化学改变，并伴有持续的器官功能衰竭（持续 48 小时以上、不能自行恢复的呼吸系统、心血管或肾衰竭，可累及一个或多个脏器），SAP 病死率较高，为 36%～50%，如后期合并感染则病死率更高。

（二）病程

病程可分为两期，但不是所有患者都有两期病程，有的只有第一期，有的有两期，有的有三期。①急性反应期：发病的两周内，常可以有休克、呼吸衰竭、肾衰竭、脑病等主要并发症；②恢复期：发病 2 周～2 个月，以全身细菌感染、深部真菌感染（后期）或双重感染为其主要临床表现。

五、鉴别诊断

（一）穿透性或穿孔性消化性溃疡

消化性溃疡尤其是后壁溃疡如发生穿透或穿孔，临床上可与 AP 时表现类似。上消化道 X 线造影和胃镜检查对于诊断消化性溃疡有价值，但不一定能排除胰腺炎。X 线腹部平片或腹部透视如显示腹腔内游离气体，则可诊断为内腔穿孔，但约 2/3 的穿孔性消化性溃疡患者腹腔内可无游离气体。典型的胰腺炎，疼痛往往逐渐加剧，以仰卧位为甚，坐位和前倾位可减轻，并向左腰背部放射。胰腺位于胃之后，炎症处于深部，通常只引起轻度肌紧张，不致达到板硬的程度。

（二）胆石症

胆石症与 AP 都有腹痛、背部痛、发热、黄疸及高淀粉酶血症的特点，胆总管结石主要临床表现是上腹部或右上腹阵发性剧烈绞痛，阻塞性黄疸，寒战与发热，称为 Charcot 三联征。镇静剂、麻醉剂、镇痛剂常有效，而 SAP 的疼痛多位于上腹部，疼痛较急性胆囊炎或胆石症更为剧烈，且向左腰背部放射，疼痛一般不能被镇痛解痉剂所缓解。重症急性胰腺炎的血、尿淀粉酶常升高，而急性胆囊炎、胆石症患者的血、尿淀粉酶多正常。B 超、CT 检查可发现结石及胆管系统扩张，高度提示胆石的诊断。X 线检查对胆石症诊断意义较大，含钙质的胆石在 X 线平片上呈不透 X 线的阴影，胆管造影可发现胆囊与胆总管内透 X 线的结石影像。不过本病也可诱发 AP。

（三）急性胆囊炎

急性胆囊炎多见于女性，发病年龄以 20～40 岁最多。急性胆囊炎疼痛一般位于右上腹部胆囊区，程度较剧烈而持久，常有间歇性加剧，可向右肩放射，墨菲征是一个有重要诊断意义的体征。胆囊平片可发现结石，B 超可发现胀大和充满积液的胆囊和结石征象。急性胆囊炎尤其是胆囊穿孔引起的胆汁性腹膜炎更易与急性胰腺炎特别是坏死性胰腺炎混淆，一般而言，SAP 的疼痛较胆囊炎激烈，疼痛较持久，不易为解痉、镇痛药所缓解。

（四）急性肠梗阻

急性机械性肠梗阻腹痛为急性发作，呈阵发性、波浪式绞痛，多位于脐周或下腹部；绞痛时伴有肠蠕动增加，可见膨胀的肠轮廓和肠型；X 线腹部透视可见梗阻以上的肠管扩张，其中充以液体及气体,形成液气平面。发生急性胰腺炎时胰腺、腹腔的炎症和缺血是引起肠梗阻的主要原因,有时也可以看到上腹部有少数肠袢因肠麻痹而充气的现象,故仅凭 X 线检查并不能做出鉴别。急性肠梗阻的腹痛阵发性加剧更为明显,而急性胰腺炎导致的肠梗阻常随胰腺炎病情的好转而消失,当然也随着胰腺炎病情的加重而加重。腹部穿刺均为血性渗出液,而胰腺炎其淀粉酶可明显增高。

(五)心绞痛和心肌梗死

少数急性心肌梗死患者可仅表现为上腹部急性疼痛,伴恶心、呕吐,甚至可有腹肌紧张,上腹压痛症状,类似外科急腹症,有时可被误诊为急性胰腺炎。因此,临床上遇到 40 岁以上的患者,罹患病因未明的急性腹痛,尤其是有高血压、动脉粥样硬化,或过去有心绞痛发作史者,要警惕急性心肌梗死的可能性。

(六)异位妊娠破裂

异位妊娠破裂的发病年龄多为 26～35 岁,大多可追问到停经史;大多有不规则阴道流血,量少;腹痛急性发作,大多位于全下腹,其次为右下腹与左下腹;腹部检查有明显压痛,腹肌紧张不一定存在;阴道检查发现宫颈举痛明显,后穹隆饱满膨出及触痛明显;腹腔穿刺或后穹隆穿刺可抽到不凝固之血液;妊娠试验及 B 超检查有助于确诊。

(七)急性胃肠炎

急性胃肠炎一般起病较急,在进食污染食物后数小时至 24 小时内发病,散发性急性胃肠炎患者如就诊时未发生腹泻,而以剧烈的腹痛为主诉,可能误诊为 AP。但急性胃炎一般有水样泻,呕吐之后腹痛往往减轻,病情常于短期内好转。

六、病情判断及早期识别

因 AP 起病初期很难判断患者究竟是否会进展至 SAP,因此需要强调 48 小时"黄金"观察时间,对于有重症倾向的 AP 患者,要定期监测其各项生命体征并持续评估。SAP 因为伴有多器官功能衰竭,病死率高,因此需要立即将患者转入重症监护病房(ICU)。目前我国不同医院收治 AP 和 SAP 患者的专科不同,因此需要急诊科、消化内科、ICU 和普通外科的协作救治,在条件允许的情况下,为 SAP 患者开辟"绿色通道",使该类患者能进入具备重症监护条件(包括呼吸机和血液滤过设备)的病房,最大程度地进行早期干预,维持其脏器功能,从而降低病死率。对于不具备收治条件的基层医院应在条件允许的情况下,及时将 SAP 患者转至有救治条件的医院。

(一)临床预测因子

1.临床经验

根据患者入院时的临床表现和实验室数据判断,可能低估 AP 的严重程度。一项回顾性研究发现,经验丰富的医生对入院 SAP 临床诊断的敏感性、特异性、阳性预测值和阴性预测值分别为 39%、93%、66% 和 82%,因此单凭临床经验并不可靠。

2.年龄

研究发现 55～75 岁 AP 患者预后较差,尤其 75 岁以上的 AP 患者更甚,与小于 35 岁的患者相比,2 周内病死率可增高 15 倍。

3.酒精性胰腺炎

酒精作为 AP 的病因之一,其与胰腺坏死的风险密切相关。

4.肥胖

BMI>30 kg/m² 可能是 AP 严重程度的独立危险因素。荟萃分析发现,肥胖患者发生 SAP 的 *OR* 为 2.9(95% CI 1.8~4.6),发生全身并发症的 *OR* 为 2.3(95% CI 1.4~3.8),发生局部并发症的 *OR* 为 3.8(95% CI 2.4~6.6),病死率 *OR* 为 2.1(95% CI 1.0~4.8)。

(二)实验室预测因子

1.血细胞比容(Hct)

AP 患者因毛细血管渗漏综合征,大量液体积聚于第三间隙,导致血液浓缩和 Hct 增高。Hct 增高与 AP 的严重程度密切相关。各项研究的 Hct cutoff 值差异较大,但入院后第一个 24 小时内 Hct 正常或偏低常提示预后良好。

2.C-反应蛋白(CRP)

CRP 是由 IL-1 和 IL-6 刺激肝脏产生的一种全身性炎性反应急性期的非特异性标志物。发病 48 小时之内 CRP 高于 150 mg/L 与 AP 的严重程度相关,其作为 SAP 预测的敏感性、特异性、阳性预测值、阴性预测值分别为 80%、76%、67% 和 86%。

3.降钙素原(PCT)

PCT 在生理条件下主要由甲状腺 C 细胞产生,病理情况下 PCT 可来源于肝、肺等多种器官组织,外周血单个核细胞在脂多糖及细胞因子刺激下也可产生。当存在感染时,内毒素或细胞因子抑制 PCT 分解成降钙素,PCT 释放入血,血中 PCT 水平则会明显升高。文献系统分析发现 PCT 预测 AP 严重程度的敏感性和特异性分别为 72% 和 86%,预测胰腺坏死感染的敏感性和特异性分别为 80% 和 91%。

4.其他血清标志物

多个其他血清标志物已被用于研究预测 AP 的严重程度,包括尿胰蛋白酶原激活肽(TAP)、羧肽酶原-B、羧肽酶的活化肽、血清胰蛋白酶原-2、PLA2、血清淀粉样蛋白 A、P 物质、抗凝血酶Ⅲ、血小板活化因子、IL-1 等,但目前临床应用较少。

(三)影像学预测因子

1.CT

CT 扫描是 AP 重要的检查手段,增强 CT 可用来评估胰腺坏死程度,也可用来评估 AP 的严重程度。CT 严重程度指数评分系统(CTSI)可以判断胰腺局部炎症反应的范围、胰周液体积聚和胰腺脓肿的形成、胰腺坏死的发生及程度。CTSI 可以有效地反映 AP 局部病变的情况,对局部并发症如胰腺囊肿、脓肿等有较高的预测价值。与 CTSI<5 分的 AP 患者相比,评分>5 分的 AP 患者的病死率增加 8 倍,住院时间延长 17 倍,手术概率增加 10 倍。近期提出的在 CTSI 基础上改良的 CTSI(MCTSI),其评分为:MCTSI=胰腺炎性反应分级+胰腺坏死分级+胰腺外并发症,合计最高分为 10 分;与 CTSI 相比,MCTSI 与住院天数、手术治疗、感染、发生器官衰竭等评估项目更加密切相关。

2.MRI

MRI 正在被越来越多地用于诊断 AP 及评估其严重性。增强 MRI 和增强 CT 相比,早期评估 AP 严重程度、局部和全身并发症的能力相当,且与 CT 相比,发现胆管结石和胰腺出血的能力更强。

（四）评分系统

1.Ranson 评分

Ranson 评分为最早用来评估 AP 严重程度的评分系统,包括 11 个参数,须在 48 小时内进行评估。随着分值的增高,AP 的病死率也会相应地增高。但近期的荟萃分析研究发现,Ranson 评分预测效能较低,尽管为临床常用指标,但其实用性大打折扣。

2.急性生理与慢性健康评分(APACHEⅡ评分)

(APACHEⅡ评分)最初应用于重症监护病房的危重患者,包括急性生理评分、年龄评分及 Glasgow 慢性健康评分 3 个部分,可每天进行评估。现广泛应用于 AP 严重性的评估,且具有良好的阴性预测值和适度的阳性预测值,缺点也显而易见(过于复杂)。APACHEⅡ分值<8 分,病死率<4%,如 APACHEⅡ>8 分,则病死率为 11%~18%。APACHEⅡ评分较为复杂,且不能区分感染性和非感染性胰腺坏死,另外在发病 24 小时内的预测能力较差。

3.急性胰腺炎严重程度床边评分(BISAP)

由 5 个住院相关变量——血尿素氮(BUN)、精神神经状态异常、全身炎症反应综合征(SIRS)、年龄、胸腔积液组成。患者评分为 0 分,其病死率<1%,但如果评分>5 分,病死率可高达 22%。与 APACHEⅡ评分系统比较,其可在早期评估急性胰腺炎的严重程度,而且具有早期预测死亡的能力。BISAP 评分与 APACHEⅡ评分、Ranson 评分、CTSI 评分系统对 AP 严重程度的预测能力相似,但其在患者入院 24 小时内即可进行评估,其方法简单易行,利于及时更改治疗方案。

七、治疗

（一）基础治疗

1.监护

对于所有急性胰腺炎患者都应加强护理与观察。SAP 患者应住入监护病房。应进行心电监护,血气分析,血清电解质测定,中心静脉压测定;动态观察腹部体征和肠鸣音改变。

2.一般治疗

禁食水,对有严重腹胀者应采取胃肠减压等措施。

3.镇痛

疼痛剧烈时可考虑镇痛治疗,在严密观察患者病情下可注射盐酸布桂嗪(强痛定)或盐酸哌替啶(杜冷丁)。不推荐应用吗啡或胆碱能受体拮抗剂,如阿托品、山莨菪碱(654-2)等,因前者会收缩奥狄氏括约肌,后者则会诱发或加重肠麻痹。

（二）急性期治疗

SAP 起病急,病情凶险,病程长。应根据临床分期进行针对性的治疗。SAP 急性期伴有循环、呼吸及肾脏的器官功能衰竭,急性期应给予良好的器官功能维护,同时要注意腹腔高压的处理。

1.早期液体复苏

SAP 一经诊断应立即开始进行液体复苏。通常建议在第一个 24 小时内输注的液体总量占发病 72 小时输液总量的 33.3%。输液种类包括胶体、平衡液或浓度为 0.9% 氯化钠注射液。平衡液是等渗晶体液的首选,次之为 0.9% 氯化钠注射液;胶体首选人血白蛋白或血浆,关于羟乙基淀粉存在争议。肾功能正常的患者输液量每天控制在 500 mL 范围内。扩容时一般推荐的补液速度是 5～10 mL/(kg·h),特殊情况下可达到 12 mL/(kg·h)。液体复苏的目标为患者平均动脉压 65～85 mmHg,心率<120 次/min,血乳酸显著下降,尿量>1 mL/(kg·h),Hct 下降到 30%～35%(满足 2 项以上)。SIRS 消失也是液体复苏成功的标志之一。当判断患者液体复苏过量或组织间隙水肿时,可以适当提高胶体液输注比例,加用利尿药以减轻组织间隙水肿和肺水肿。必要时可应用血管活性药物,包括去甲肾上腺素和多巴胺。

2.呼吸功能支持

SAP 发生急性肺损伤时可给予鼻导管或面罩吸氧,维持氧饱和度在 95% 以上,要动态监测患者血气分析结果。当进展至 ARDS 时,可予以有创机械通气。当患者病情好转时应尽早脱机。

3.肾功能支持

持续性肾脏替代疗法(CRRT)的指征是 SAP 伴急性肾衰竭,或经积极液体复苏后,持续 12 小时以上尿量≤0.5 mL/(kg·h)。可根据病情选用合适的血液净化方式。

4.腹腔高压/腹腔间室综合征(IAH/ACS)

IAH/ACS 是 SAP 常见并发症,须紧急处理。

(1)密切监测腹腔压、腹腔灌注压、呼吸、心率、血压和肾功能等器官功能指标的变化,同时限制液体输入,根据 IAH 的变化调整机械通气压力参数。

(2)降低空腔脏器容量,包括鼻胃管引流,促进胃肠道动力,放置肛管减压,必要时行内镜减压;充分镇静镇痛以降低腹壁肌肉张力,必要时行神经肌肉阻滞;经皮腹腔穿刺置管引流腹腔积液。

(3)当存在持续性腹腔内高压(>25 mmHg)伴有新发器官功能衰竭,且非手术减压措施无效,可行剖腹减压手术。

5.肠道功能维护

SAP 患者根据病情变化、肠功能恢复的情况尽早启动肠内营养(入院 5 天内)。首选内镜引导或在 X 线引导下放置鼻空肠管。初始给予 20～25 kcal/(kg·d),逐渐过渡到 30～35 kcal/(kg·d)。营养剂型可先采用短肽类制剂,再过渡到整蛋白类制剂,可根据患者血脂、血糖的情况调整不同的肠内营养剂型。

(三)恢复期治疗

SAP 发病 2 周以后进入恢复期,以胰周液体或坏死物积聚为主要表现(多为无菌性),也可以合并感染。

1.感染预防

SAP 的胰腺相关感染可能和急性期肠道的缺氧、细菌移位有关,且胰周积液范围越大越容易感染。对于早期预防性应用抗菌药物是否能减少胰腺相关感染尚有争议。需谨慎合理使用抗菌药物,应避免抗菌药物使用等级过高、时间过长导致的肠道菌群失调。

2.感染治疗

SAP 患者恢复期出现持续高热($T>38.5℃$)、血白细胞计数显著升高等迹象,应高度怀疑胰周感染合并的脓毒血症,特别是 CT 提示胰周气泡征时,应采取积极干预措施。

(1)使用抗菌药物:首选抗菌谱为以针对革兰氏阴性菌和厌氧菌为主、脂溶性强的药物。推荐方案:碳青霉烯类;青霉素+β-内酰胺酶抑制剂;第三代头孢菌素+β-内酰胺酶抑制剂+抗厌氧菌药物;喹诺酮类。针对耐药菌感染可选用万古霉素、利奈唑胺、替加环素等药物,疗程为7～14天。如出现无法用细菌感染来解释的发热等表现时,可经验性应用抗真菌药。如伴有难以控制的腹泻时要怀疑难辨梭菌感染可能,可经验性予以口服万古霉素或甲硝唑。

(2)微创穿刺引流:目前指南及相关研究建议首选 B 超或 CT 引导下经皮穿刺置管引流,也可采用经皮硬镜或软镜直视下清除胰周坏死组织。部分无穿刺路径的患者可考虑采用超声内镜引导下经胃壁穿刺引流术,放置支架或行鼻囊肿引流管冲洗,也可经支架进行胰周坏死组织清理。

(3)外科手术治疗:如微创引流效果不好时,宜早期行外科手术。手术方式可分为微创手术和开放手术。微创手术主要包括小切口手术、视频辅助手术(腹腔镜、肾镜等)。开放手术包括经腹或经腹膜后途径的胰腺坏死组织清除并置管引流。

3.胰酶替代治疗

SAP 恢复期的患者均存在胰腺外分泌功能不足(PEI),可在开始肠内营养时早期补充胰酶。

(四)后期并发症的处理

SAP 患者后期可发生胰腺囊肿、感染、出血、消化道瘘等并发症,需要消化内镜、放射介入、外科等科室医生的积极干预。

1.胰腺假性囊肿

大多数胰周液体积聚和坏死物积聚可在发病后数周内自行消失,无须干预。无菌的假性囊肿及坏死物包裹大多数可自行吸收,少数直径>6 cm 且有压迫症状等临床表现,或持续观察见直径增大,可考虑行微创穿刺引流或外科手术。

2.胰周血管并发症

有 20% 的 AP 患者在影像学检查时发现脾静脉血栓形成,后期可出现胰源性门脉高压(左侧门脉高压),导致胃底静脉曲张,甚至导致消化道出血,可考虑行脾切除术。

3.消化道瘘

以十二指肠瘘与结肠瘘最为常见,可能与缺血坏死、胰液渗出或感染腐蚀有关。基本治疗原则为保持消化液引流通畅,十二指肠瘘可经空肠行肠内营养,有较高的自愈率,通常不需要手术治疗。空肠瘘可行胃肠外营养,或经跨瘘口的喂养管行肠内营养,管状瘘通常可以自愈,唇状瘘通常需要行肠瘘切除、肠吻合手术。结肠瘘腹腔污染严重,通常需要行肠造口转流手术,较少自愈。

4.胰瘘

治疗以非手术治疗为主,包括禁食、空肠营养、生长抑素应用等措施,大多数患者经过

3~6个月的引流可以自愈。经 ERCP 植入胰管支架有一定治疗作用,但长期不闭合或有并发症的胰瘘则应行外科手术。

八、SAP 渐进式治疗策略的指征和时机

近十年来,SAP 合并胰腺坏死组织感染(IPN)的治疗,已由传统的开腹手术引流时代进入微创引流时代。引流模式的转变,使得胰腺坏死组织感染患者的并发症发生率及病死率明显下降,但同时也暴露出一些新问题,尤其是引流指征和时机的准确把握。

胰腺坏死组织感染的微创引流技术目前广泛采取的是"渐进式治疗策略",即先行经皮置管引流(PCD),有需要的话扩张窦道行内镜清创引流,必要时再行开腹手术引流。PCD 作为微创引流第一阶段的干预措施,不仅能够治愈部分胰腺坏死组织感染患者,同时也起着开路先锋的作用,其在"渐进式治疗策略"中的重要性不言而喻,但目前对于 PCD 的指征和时机存在较多争议。

(一)经皮置管引流(PCD)的指征和时机

2013 年,美国胃肠病学会、国际胰腺病协会及美国胰腺病协会各自发表的指南均推荐了如下建议:①高度怀疑或已证实为胰腺坏死组织感染,且临床指标恶化时,才考虑行 PCD;②病情稳定的胰腺坏死组织感染患者,应尽量延迟至发病 4 周后行 PCD,以使坏死组织液化或形成包裹性坏死。但不少学者对此提出了不同意见。

1.是否只有确诊为 IPN 时才考虑行 PCD

2012 年新修订的亚特兰大标准重新分类和命名了 AP 的局部并发症,包括急性胰周液体积聚、急性坏死组织积聚(ANC)等。由于急性胰周液体积聚和 ANC 在无菌条件下都有可能自行包裹、吸收,而过度积极的 PCD 有带来外源性感染的风险,因此目前指南推荐,不论病灶大小、位置及范围,无症状时均无须外科干预。无菌性 ANC 只有在出现以下情况时才考虑干预治疗:①包裹性坏死占位效应引起进行性胃肠道、胆道梗阻;②伴有持续性的疼痛、不适感;③出现胰管中断综合征并有持续的疼痛、梗阻。

对于早期并发持续器官功能衰竭的 SAP 患者,此时 ANC 虽是无菌性,但是否要尽早、积极地行 PCD,指南推荐对发病数周器官功能仍进行性恶化且无法证实为胰腺坏死组织感染的坏死组织积聚,最好在形成包裹性坏死时考虑干预治疗,显然是不鼓励尽早、积极行 PCD。但从病理生理角度分析,此时 ANC 虽是无菌性,但为 SIRS 及 MODS 之源,虽非胰腺坏死组织感染,但发展为胰腺坏死组织感染只是时间问题。因此有学者认为对于早期并发 MODS 的 SAP 患者,尤其是持续性 MODS 者,尽早、积极行 PCD,不仅对控制、改善 SIRS 及 MODS 有益,而且能尽早诊断胰腺坏死组织感染。但目前尚缺乏循证医学证据。

2.病情稳定的 IPN 患者,是否一定要延迟至发病 4 周后行 PCD

对于病情稳定的 IPN 患者,指南推荐先使用能穿透胰腺坏死组织的抗菌药物治疗,尽量延迟至发病 4 周后行 PCD,理由如下:①单独使用抗菌药物治疗,可治愈部分胰腺坏死组织感染患者;②使用一段时间抗菌药物后,可排除其他来源的感染或 SIRS,避免胰腺坏死组织感染患者被误诊;③延迟至发病 4 周后,坏死组织可液化或形成包裹性坏死,可最大化地发挥 PCD

的效果；④形成包裹性坏死，也有利于内镜引流。

但一项面向全球 87 名胰腺病专家的调查问卷结果显示，仅 12％的受访者表示会等到包裹性坏死形成后才行 PCD，44％的受访者会在包裹性坏死形成前即行 PCD，另外 44％的受访者只要 CT 结果显示存在 ANC 即行 PCD。对病情稳定的胰腺坏死组织感染患者延迟行 PCD，有可能带来不良后果：①为了等待坏死组织液化或形成包裹性坏死，而不及时引流 IPN，有可能使感染加重或扩散，导致脓毒症和 MODS；②大量使用抗菌药物，将加剧细菌耐药问题；③继发真菌感染的风险增大。

目前缺乏高质量的随机对照临床研究来证实指南推荐的延迟 PCD 是最佳选择。荷兰 AP 研究小组建议若无技术性困难，应尽早行 PCD 以降低 SAP 晚期并发症发生率及缩短住院时间。由该小组牵头的一项随机对照临床试验（POINTER Trial：即时 PCD 比延迟 PCD）正在进行中，有望为 IPN 患者 PCD 时机的选择提供一项高质量的循证医学证据。

（二）外科与内镜"渐进式治疗策略"的比较

根据操作技术的不同，微创引流模式目前分为外科"渐进式治疗策略"和内镜"渐进式治疗策略"。

外科"渐进式治疗策略"的操作步骤如前所述：先行 PCD（理想的路径是左侧肾前和降结肠间隙），有需要的话扩张窦道行内镜清创引流，如视频辅助腹膜后清创引流术，必要时再行开腹手术引流。

近年来，随着超声内镜的普及，新的经自然腔道内镜手术广泛应用于胰腺坏死组织感染的清创引流中并发展为内镜"渐进式治疗策略"。具体步骤如下：在超声内镜引导下经胃后壁或十二指肠穿刺开窗，用球囊扩张后，放置 2 根双猪尾支架和 1 根鼻-囊肿导管用作术后持续引流；如有需要，进一步扩张通道，内镜可经此通道进入坏死组织灶，并在直视状态下行清创引流术。

两种"渐进式治疗策略"各有优缺点。外科"渐进式治疗策略"的优势在于适用于 95％的胰腺坏死组织感染患者，并且清除效率高，但可能需要在全麻状态下操作，并且会长期存在胰外瘘。内镜"渐进式治疗策略"更能降低全身炎症反应，并且可避免腹部切口及相关的并发症（胰外瘘、切口疝等）。

与传统的开腹手术引流相比，两种"渐进式治疗策略"均能降低胰腺坏死组织感染患者的并发症发生率及病死率，但目前还没有足够的证据表明哪类患者更适合选择哪种治疗策略。全球胰腺病专家的调查问卷结果显示，不同专业的医生往往根据自身的经验和特长选择治疗策略，即消化内科医生多选择内镜"渐进式治疗策略"，而外科和介入科医生则选择外科"渐进式治疗策略"。一项针对这两种"渐进式治疗策略"疗效对比的临床随机对照研究正在进行中，有望提供高质量的循证医学证据。

（三）中转开腹手术引流的指征

虽然 IPN 微创引流清除的成功率逐年升高，但并不能完全取代开腹手术引流。目前的难题在于：①不能准确预估哪类 IPN 患者可能难以经微创引流治愈；②没有明确的中转开腹手术引流的指征。由此造成部分胰腺坏死组织感染患者遭受不必要的开腹手术引流，或者丧失中转开腹手术引流的最佳时机。

2010 年，van Santvoort H C 等提出"渐进式治疗策略"治疗 IPN 时，并没有指出中转开腹手术引流的指征。近年来，很多学者一直在探讨这一问题，Babu 等认为 PCD 后 1 周内脓毒症逆转，PCD 时 APACHE Ⅱ评分低，发病后 1 周内出现器官功能衰竭是预测开腹手术必要性的早期独立预后因素。但该研究的缺点在于样本量较小，且预测因素包含 PCD 后指标，临床指导价值有限。最近，荷兰 AP 研究小组通过一项析因分析得出如下结论：男性、MODS、大面积不均质的胰腺坏死是提示单纯 PCD 不能完全有效控制病情的独立预后因素。

目前，一般认为中转开腹手术的指征包括：①微创引流过程中，脓毒症新发或持续存在；②出现不能有效控制的并发症，如出血、消化道瘘等。但每一位 IPN 患者需行中转开腹手术的指征并非千篇一律，必须根据患者的"个体化"情况、经治医生的经验和能力，以及所在医院的综合实力等，选择恰当的时机和合适的治疗方案。既要重视微创化、损伤控制原则，又不能否定中转开腹手术引流的必要性，避免 IPN 患者的外科治疗走向另一个极端。

总之，"渐进式治疗策略"治疗 IPN 已经被广大医生接受并认可，这是大势所趋。但毕竟其发展时间只有短短数年，仍存在不少问题，有待进一步完善和发展。同时，身处 IPN 治疗"引流优先"的时代，在诊断 IPN 方面，由传统的被动应对模式向前瞻积极处理模式转变则是非常必要的。

第三章　心血管系统常见急危重症

第一节　心搏骤停与心肺复苏

一、心搏骤停的病因与诊断

(一)心搏骤停的病因

心搏骤停的病因颇多,一般将其分为两大类,即由心脏本身的病变引起的心源性心搏骤停和由其他因素和病变引起的非心源性心搏骤停。

1.心源性心搏骤停

心血管疾病是心搏骤停最常见且最重要的原因。其中以冠心病最为常见,尤其是急性心肌梗死(AMI)的早期。在西方国家,心源性猝死(SCD)中至少 80% 是冠心病及其并发症所致;其余 20% 是由其他心血管疾病所引起,如先天性冠状动脉异常、马方综合征、心肌病、心肌炎、心脏瓣膜损害(如主动脉瓣病变及二尖瓣脱垂)、原发性电生理紊乱(如窦房结病变、预激综合征、Q-T 间期延长综合征和 Brugada 综合征)等。

2.非心源性心搏骤停

非心源性心搏骤停的原因包括以下两个方面。

(1)严重电解质紊乱和酸碱平衡失调:严重的钾代谢紊乱易导致心律失常的发生而引起心搏骤停。高血钾(血清钾>6.5 mmol/L)时,可抑制心肌收缩力和心脏自律性,引起心室内传导阻滞、心室自主心律或心室颤动(VF)而发生心搏骤停;严重低血钾可引起多源性室性期前收缩,反复发作的短阵性心动过速、心室扑动和颤动,均可致心搏骤停。血钠过低和血钙过低可加重高血钾的影响。酸中毒时细胞内钾外移,使血钾增高,也可发生心搏骤停。严重的高钙血症也可导致房室和室内传导阻滞、室性心律失常以致发生 VF;严重的高镁血症也可引起心搏骤停。低镁血症可以加重低钾血症的表现。

(2)其他因素:①严重创伤、窒息、中毒、药物过量、脑卒中等可致呼吸衰竭甚至呼吸停止;②各种原因的休克、药物过敏反应等;③手术、治疗操作和麻醉意外等;④突发意外事件如雷击、触电、溺水等。

(二)心搏骤停的诊断

1.心搏骤停的临床过程

心搏骤停的临床过程可分为 4 个时期:前驱期、发病期、心脏停搏(CA)期和生物学死亡期。不同患者各期表现有明显的差异。

(1)前驱期:许多患者在发生心搏骤停前有数天或数周,甚至数月的前驱症状,如心绞痛、气急或心悸的加重,易于疲劳及其他主诉。但这些症状无特异性,并非 SCD 所特有。前驱症状仅提示有发生心血管病的危险,而不能预测 SCD 的发生。部分患者可无前驱症状,瞬即发生心搏骤停。

(2)发病期:又称终末事件期。是指心血管状态出现急剧变化到心搏骤停发生前的一段时间,从瞬间至持续 1 小时不等。由于猝死的病因不同,发病期的临床表现也各异。典型的表现包括:严重胸痛,急性呼吸困难,突然心悸,持续心动过速或头晕目眩等。若心搏骤停瞬间发生,事先无预兆,则绝大部分是心源性。在猝死前数小时或数分钟内常有心电活动的改变,其中以心率加快及室性期前收缩增加最常见。因 VF 猝死的患者,常先有无脉性室速(VT)。另有少部分患者因循环衰竭发病。

(3)CA 期:意识完全丧失为该期的特征。如不立即抢救,一般在数分钟内进入死亡期。罕有自发逆转者。

心搏骤停的症状和体征如下依次出现:①心音消失;②脉搏扪不到,血压测不出;③意识突然丧失或伴有短阵抽搐,抽搐常为全身性,多发生于心脏停搏后 10 秒内,有时伴眼球偏斜;④呼吸断续,呈叹息样,多发生在心脏停搏后 20～30 秒内;⑤昏迷,多发生于心脏停搏 30 秒后;⑥瞳孔散大,多在心脏停搏后 30～60 秒内出现。但此期尚未到生物学死亡期。如予及时恰当的抢救,有复苏的可能。其复苏成功率取决于:①复苏开始的时间;②心搏骤停发生的场所;③心电活动失常的类型[(VF、VT、无脉电活动 PEA)或心室停顿];④在心搏骤停前患者的临床情况。

(4)生物学死亡期:从心搏骤停至发生生物学死亡,时间的长短取决于原发病的性质以及心搏骤停至复苏开始的时间。心搏骤停发生后,大部分患者将在 4～6 分钟内开始发生不可逆的脑损害,随后经数分钟过渡到生物学死亡。心搏骤停发生后立即实施 CPR 和尽早电除颤,是避免发生生物学死亡的关键。心脏复苏成功后死亡的最常见的原因是中枢神经系统的损伤。缺氧性脑损伤和继发于长期使用呼吸器的感染占死因的 60%,低心排出量占死因的 30%,而心律失常的复发致死者仅占 10%。

2.心搏骤停时心电图表现

心搏骤停时,心脏虽丧失了泵血功能,但并非心电和心脏活动完全停止。根据心电图表现心律可分为如下两大类、4 种类型。

(1)可除颤心律:包括 VT 和 VF 两种类型,在心搏骤停的早期最常见,约占 80%,复苏成功率最高。

(2)非可除颤心律:包括心室静止和 PEA,一般常见于心搏骤停的中晚期,早期也常见于部分严重的心脏损伤例如心室破裂患者等,约占 20%(近年来随着 β 受体拮抗剂和钙离子拮抗剂等药物的广泛应用,此类心律所占比例逐渐增加),复苏成功率较低。①心室静止:心室完全停止了收缩活动,呈静止状态,心电图呈直线形态无心室波或仅可见心房波,多在心搏骤停 3～5 分钟时出现。复苏成功率远较 VF 者低。②无脉性电活动:即电-机械分离。心脏有持续的电活动,但无有效的机械收缩功能,常规方法不能测出血压和脉搏。心室肌可断续出现慢而极微弱的不完整的收缩,心电图上有间断出现的、宽而畸形的、振幅较低的 QRS 波群,频率 20～30 次/min。此型多为严重心肌损伤的波形,常为左心室泵衰竭的终期表现,也可见于低血容量、张力性气胸和心脏压塞时,或长时间心搏骤停的电击治疗后。心脏起搏点逐渐下移,自窦房结移至房室交接处、房室束,以至浦肯野纤维,最后以心室停顿告终。此型除有上述可纠正的低血容量和张力性气胸、心脏压塞外,其预后差,复苏困难。

3.心搏骤停诊断注意事项

心搏骤停的诊断主要依据是临床体征,除了检查评估患者的无反应性,即意识突然丧失、自主呼吸停止、颈动脉搏动消失、肢体活动和咳嗽反射均丧失外,还应将临终呼吸作为心搏骤停的标志之一。若患者突然出现"无反应、无呼吸或不能正常呼吸(仅仅是喘息)"等征象,据此足以确定心搏骤停的诊断,而应立即进行 CPR。并且应该注意以下几点:①不要等到静听心音有无才开始抢救;②不要等到以上诊断心搏骤停的各项临床诊断依据均具备才开始抢救;③不要等到心电图证实才开始抢救;④创伤所致者更不应等到静脉或动脉输血。

二、基础生命支持

基础生命支持(BLS)是挽救心搏骤停患者生命的基础,基本环节包括:早期识别、早期心肺复苏、早期除颤。

(一)心肺复苏的实施

1.判断患者反应

用双手分别拍患者双肩,分别在其双侧耳边用足够大的声音呼叫,如无反应则可判断意识丧失。医务人员在判断患者有无反应的同时/稍后应该快速(5～10 秒)检查患者是否没有呼吸或不能正常呼吸(无呼吸或仅仅是喘息),如果患者没有呼吸或仅仅是喘息,应怀疑发生心搏骤停。

2.呼救/启动急诊医疗服务系统(EMSS)

院外,呼救以取得旁人帮助,致电 120 或 110。院内,呼叫同事取球囊面罩、自动体外除颤仪(AED)。拨打急救电话后立即开始复苏,溺水、严重创伤、中毒者应先行心肺复苏(CPR),再电话呼救,如果多人在场,启动 EMSS 与 CPR 应同时进行。

3.复苏体位

使患者仰卧在坚固的平(地)面上,如要将患者翻转,颈部应与躯干始终保持在同一个轴面上,如果患者有头颈部创伤或怀疑有颈部损伤,只有在绝对必要时才能移动患者,对有脊髓损伤的患者进行不适当的搬动可能造成截瘫。将双上肢放置在身体两侧。

4.循环支持

(1)脉搏检查:对 VF 患者电除颤每延迟 1 分钟,除颤成功率减低 7%～10%。自 1968 年复苏标准颁布以来,脉搏检查一直是判定心脏是否跳动的主要标准,但只有 15% 的人能在 10 秒内完成脉搏检查。如果把颈动脉检查作为一种诊断手段,其特异性只有 90%,敏感性(准确认识有脉搏而没有心搏骤停的患者)只有 55%,总的准确率只有 65%,错误率为 35%。

(2)检查循环体征:专业急救人员检查颈动脉搏动,如果 10 秒内没有明确触摸到脉搏,则应立即开始对患者行心肺复苏(以胸外按压开始)并使用 AED。1 岁以上的患者,颈动脉比股动脉更易触及,触及方法是患者仰头后,急救人员一手按住前额,用另一只手的示指和中指找到气管,两指下滑到气管与颈侧肌肉之间的沟内即可触及颈动脉。

(3)胸外按压:胸外按压指在胸骨下 1/2 处提供一系列压力,通过增加胸膜腔内压或直接挤压心脏产生血液流动,并辅以适当的人工呼吸,就可为脑和其他重要器官提供有氧血供。

按压频率为至少 $100\sim120$ 次/min。单人复苏时,由于按压间隙要行人工通气,按压的实际次数要略小于 100 次/min。在气管插管之前,无论是单人还是双人进行的成人 CPR,按压/通气比均为 30∶2(连续按压 30 次,然后通气 2 次)。

5.开放气道及人工通气

(1)口对口呼吸:口对口呼吸是一种快捷有效的通气方法,呼出气体中的氧气(含 16%~17%)足以满足患者需求。人工呼吸时,要确保气道通畅(仰头抬颏法),捏住患者的鼻孔,防止漏气,急救者用口唇把患者的口全部罩住,呈密封状,缓慢吹气,每次吹气应持续 1 秒以上,确保吹气时胸廓隆起,吹气后口离开,捏鼻的手指松开,2~3 秒后再给予一次呼吸。

(2)球囊-面罩装置通气:使用球囊面罩可提供正压通气,一般球囊充气容量约为1000 mL,足以使肺充分膨胀,但急救中挤压球囊难保不漏气。因此,单人复苏时易出现通气不足,双人复苏效果较好。双人操作时,一人压紧面罩并开放气道(EC 手法),一人挤压球囊。EC 手法指使用中指、环指和小指提起下颌(构成 E),示指和拇指固定面罩向面部压紧(C)。双人 CPR 时,一人位于患者身旁,按压患者胸部;另一人仍位于患者头旁侧,保持患者气道通畅,监测其颈动脉搏动,评价按压效果,并进行人工通气。按压频率为至少 100 次/min,按压/通气比为 30∶2,每 5 个循环用时 2 分钟,两人相互交换位置;多人时按时替换,更换时间不超过 5 秒。

6.恢复体位(侧卧位)

对无反应,但已有呼吸和循环体征的患者,应采取侧卧体位。因为,如患者继续取仰卧位,患者的舌体、黏液、呕吐物有可能导致气道梗阻,采取侧卧位可预防此类情况。

7.特殊场所时的 CPR

如果事发现场为失火建筑等不安全场所,应立即将患者转移到安全区域并开始 CPR。此时不应把患者从拥挤或繁忙的区域向别处转移,只要有可能,就不能中断 CPR,直到患者恢复循环体征或其他急救人员赶到。

运输患者有时需上或下楼梯,最好在楼梯口进行 CPR。预先规定好转运时间,尽可能快地转至下一个地方,立即重新开始 CPR。CPR 中断时间应尽可能短,且尽可能避免中断,在将患者转至救护车或其他移动性救护设备途中,仍不要中断 CPR。如果担架较低,急救人员可在担架旁边,继续实施胸外按压,如果担架或床较高,急救人员应跪在担架或床上,超过患者胸骨的高度,便于行 CPR。一般情况下,只有在专业人员进行气管插管或使用 AED 时,或转运途中出现问题时,才能中断 CPR。如果只有一个急救人员,有必要暂停 CPR 去启动 EMSS。

8.BLS 易发生的问题和并发症

如果 CPR 措施得当,可为患者提供生命支持。尽管正确实施 CPR,也可能出现并发症,但不能因为害怕出现并发症,而不尽最大努力去进行 CPR。

(1)胸外按压的并发症:正确的 CPR 技术可减少并发症。对于成人患者,即使胸外按压动作得当,也可能造成患者肋骨骨折,但对婴儿和儿童进行胸外按压很少使其发生肋骨骨折。胸外按压的其他并发症包括:胸骨骨折、肋骨从胸骨分离、气胸、血胸、肺挫伤、肝脾撕裂伤和脂肪栓塞。按压过程中,手的位置要正确,用力要均匀有力,虽然有时可避免一些并发症,但不能完全避免并发症的发生。

(2)人工呼吸的并发症:人工呼吸时,过度通气和过快通气都易发生胃扩张,尤其是儿童更容易发生。通过维持气道通畅、限制和调节通气容量使胸廓起伏适度,就可最大限度地降低胃扩张发生率。在呼气和吸气过程中,如能确保气道通畅,也可进一步减轻胃扩张。如果出现胃内容物反流,应将患者侧位安置,清除口内反流物后,再使患者平卧,继续 CPR。

(二)电除颤

心搏骤停患者80%以上是 VF 引起的,处理 VF 最有效的措施是电除颤,每延迟 1 分钟,抢救成功率下降 7%～10%。因此,早期电除颤是挽救患者生命的关键环节。

1.电极的位置

有 4 种方法(前-外侧、前-后侧、前-左肩胛下、前-右肩胛下)。4 种位置都可以用来除颤。为了便于放置和教学,默认电极板的位置为前-侧位。前电极板放在胸骨外缘上部、右侧锁骨下方。外侧电极板放在左下胸、乳头左侧、电极板中心在腋前线。

2.波形选择

如使用单相波除颤,每次除颤选用360 J。双相波除颤选用150～200 J 是合理的。儿童应用 2 J/kg 的首剂量,后续电击至少为 4 J/kg,但不应超过 10 J/kg。

3.与 CPR 紧密配合

施救者除颤一次后立即进行 CPR,即开始胸外按压。施救者不应花时间去检查脉搏和心率。完成 5 个周期的 CPR 后,再行心率分析。

(三)CPR 技术

在过去几十年里,为提高心搏骤停患者的存活率,研发了许多 CPR 技术与器械。与徒手CPR 相比,这些方法需要更多的人力,须对操作人员进行培训及适用于特殊情况。至今尚无证据表明这些方法和器械优于传统 CPR。

1.高频胸外按压(>120 次/min)

一项临床试验表明,与传统胸外按压频率相比,按压频率为 120 次/min 提高了血流动力学效果,但临床结局无改变。

2.开胸 CPR

手术开胸进行心脏按压,目前缺乏足够的证据证明常规进行开胸 CPR 是否获益。在开胸、开腹的外科手术中,发生心搏骤停时可以考虑实施开胸 CPR。

3.胸腹部联合交替按压 CPR

胸腹部联合交替按压 CPR 需要 3 名施救者配合(一名进行腹部按压,一名实施胸外按压,另一名负责人工通气),包括传统的胸外按压和交替的腹部按压。负责腹部按压的施救者在胸外按压的间歇期于剑突与肚脐连线的中点进行腹部按压,手的姿势、按压深度、节律与胸外按压一致。此法可以提高动脉舒张压、增加静脉回流和冠状动脉灌注压、加快其他重要脏器血流。当有足够的受过培训的施救者时,在院内可以考虑实施胸腹部联合交替按压CPR。

4.俯卧位CPR

当患者不能被置于仰卧位时,施救者则应予以俯卧位CPR,特别是院内有高级气道的患者。

三、高级心血管生命支持

高级心血管生命支持(ACLS)是在BLS的基础上,为使自主循环恢复和(或)呼吸、循环功能维持或稳定,进一步采取救治优化和辅助复苏的措施。此外,ACLS也包括围心搏骤停期的管理,防止CA发生的各种急救处理措施以及经过心肺复苏ROSC后患者的综合救治和处理等。儿科高级生命支持(PALS)的相关内容请参见相关儿科学专著。

(一)ACLS主要原则

1.BLS是ACLS的基础和核心

无论心肺复苏的技术如何发展与进步,BLS永远是CPR的核心,也必然是ACLS的基础。任何ACLS的措施和策略的实施都应该建立在良好的人工循环(胸外按压)和人工通气的基础之上,服务于高质量CPR的实施。

心肺复苏要求急救人员能够快速做出决定,这一点是很具有挑战性的。急救人员必须在短时间内将注意力集中在ACLS过程中的某些特殊方面:如开通静脉通路,进行气管插管,明确心脏节律并及时下达正确医嘱。但急救人员也必须时常注意调整ACLS全过程的每个步骤,使抢救过程有序进行且不影响到高质量BLS的实施。复苏流程图可使初级急救人员学习掌握复苏步骤中的最主要的内容:如开放气道、辅助通气、CPR、电除颤、药物处理及在特定条件下有利于患者的一切处理。要达成ACLS的理想目标需要训练有素的复苏团队协同完成。

2.团队复苏的原则

无论在院外或院内,团队抢救是心肺复苏最重要的组织形式。团队复苏能够显著改善心肺复苏的质量,尤其是增加CCF。心肺复苏时的团队的理念精髓是在充分保证按压和通气的前提下,利用各种可利用的工具和资源,通过明确的分工和紧密的团队配合,实施高质量的心肺复苏。团队复苏的目标就是提高心肺复苏的质量,要根据患者、环境、病因等的不同,通过团队努力,使心肺复苏质量的各项指标最佳化。但很多人错误地将团队复苏理解为运用各种手段、药物,穷尽其技术进行各种抢救的尝试(包括气管插管等),这完全背离了团队复苏的宗旨和目的,不但耽误了抢救的时间,还严重降低了心肺复苏的质量。此外,抢救后的及时总结作为团队复苏的另一项重要工作,往往被忽视甚至是省略。无论抢救成功与否,及时地分析、小结有助于团队成员不断提高心肺复苏的质量,提高抢救成功率。团队复苏还为心肺复苏时实施质量监控提供可能,团队成员可以相互督促、提醒,改善技术质量,足够的人力使得各种最新的监测和反馈技术能够及时应用于临床,帮助团队更加客观、准确地评估实时心肺复苏质量。当然,成功、有效地应用团队复苏需要建立在良好的培训和组织基础之上,因此要重视急诊模拟医学教育的建设和发展。

3.ACLS 的持续质量改进

持续质量改进(CQI)在卫生领域广泛应用,能够显著提高医疗质量。同样,心肺复苏质量的提高同样需要 CQI,尤其在团队实施 ACLS 过程之中。心肺复苏抢救结束应该及时进行小结,重点对患者的实际情况和抢救人员的心肺复苏表现进行回顾分析,提出今后可以改进的环节和措施,这是快速提高团队心肺复苏质量的重要手段,能够显著提高患者的出院生存率。只有充分分析应用心肺复苏的抢救记录、心肺复苏质量的监测数据,结合现有培训、临床流程设计可能存在的问题等综合考虑分析,进行系统性改进和提高,并坚持不断地优化与改进,才可能真正推动心肺复苏质量的不断提高,完善生存链的各个环节,最终提高我国心肺复苏的抢救成功率。

(二)ACLS 的系统性评估

区别于 BLS 要求对 CA 进行快速识别并迅速开始 CPR,ACLS 需要抢救团队能够对患者的各方面状况进行系统、准确的评估,综合各种条件和设备实施最为有效的抢救。

对于患者的评估和判断,我们分别进行基础生命支持(BLS)评估和系统性评估。

BLS 评估包括:①检查患者反应性(判断意识);②启动应急反应系统/获取 AED;③检查患者的呼吸、循环等体征指标,开始 CPR;④除颤。

ACLS 要求对患者进行系统性评估,包括初步评估和进一步评估。

1.初步评估

初步评估包括以下 A、B、C、D、E 的评价,其具体内容如下。

A:气道。

评估内容:气道是否通畅,是否需要置入高级气道,气道装置位置是否正确,高级气道是否固定良好并经常性检查。

对应措施:用仰头抬颏法开放气道或使用口咽通气道或鼻咽通气道保持意识丧失患者的气道通畅;如果需要,建立高级气道(例如喉罩、喉管、气管食管联合导管、气管插管等);确保人工通气与 CPR 相协调;确保高级气道放置位置正确(五点听诊法或呼气末二氧化碳波形);固定好气道装置;持续监测高级气道的放置位置。

CPR 时,医务人员应该权衡高级气道管理 的利弊,如球囊面罩能够维持有效通气,不建议中断按压面罩建立高级气道。但如果复苏团队的技术过硬,且高级气道的置入不影响正常的 CPR 过程(保持按压的连续性),则可以考虑实施。

B:呼吸。

评估内容:通气和氧合是否足够,是否已监测血氧饱和度(SpO_2)和呼气末二氧化碳($EtCO_2$)波形图。

对应措施:如果需要给予供氧,复苏时最好给予 100% 的氧气,恢复自主循环(ROSC)后的患者应维持 $SpO_2 \geqslant 94\%$ 的最低浓度氧气;监测通气和氧合是否充分(患者的胸廓起伏和皮肤发绀,$EtCO_2$ 波形,SpO_2);避免过度通气。

C:循环。

评估内容:胸外按压是否有效,心律如何,是否有除颤或电复律指征,静脉通路(IV)或经骨通路(IO)是否已建立,是否 ROSC,有脉搏的患者是否不稳定,是否需要药物治疗保持心律和血压正常,患者是否需要容量复苏。

对应措施:监测心肺复苏的质量;使用监护仪或除颤仪持续监测患者心电图;实施除颤/电复律;建立 IV/IO 通路;给予适当药物管理血压和心律;必要时给予液体;监测血糖和体温;检查患者的灌注情况。

D:神经功能。

对应措施:检查患者的神经功能;快速评估患者的反应性、意识状态和瞳孔变化;患者是否警觉,对语音、疼痛的反应性。

E:暴露。

对应措施:除去患者衣物,进行体格检查,寻找有无明显的外伤、出血、烧伤、异常记号以及医疗警示。

2.进一步评估

对患者的进一步评估包括尽快了解患者的基本病史,对患者可能存在的危险因素进行鉴别诊断。

对进行 ACLS 的患者应想办法尽快获得其基本的病史资料,包括:现病史(症状和体征);过去史(尤其与此次发病相关病史);过敏史;最后一次餐食的情况以及与此次发病相关的事件。

在获取相关病史后,应该结合患者的当前情况着重鉴别可能存在的危急状况,即进行鉴别诊断,包括:5 个"H",低血容量、低氧血症、酸中毒、高钾/低钾血症、低温;5 个"T",张力性气胸、心脏压塞、中毒、肺栓塞和心肌梗死。

(三)CPR 质量的监测与评估

对于 CPR 质量的监测,最简单、直接的方法就是施救者本人或团队成员通过观察,凭借训练和抢救的经验评估心肺复苏的质量,再结合患者面色改变、大动脉搏动、瞳孔改变等情况综合评价心肺复苏实施的质量,并通过相互提醒提供信息反馈。但这样的监测显然不够客观、准确,事实上效果也不佳。随着大家对心肺复苏质量的重视,大量的质量监测技术已经成功转化为临床可用的成熟产品,而这些监测和反馈技术无论是在临床实践和培训中都被证实能够显著提高心肺复苏的质量,改善患者的生存预后。

目前监测心肺复苏质量的方法和技术主要包括三类:第一类是能够直接反映心肺复苏效果的技术。CPP 是最经典的指标,也是心肺复苏质量评价的"金标准",但在临床实践中常难以获得,通常建议以舒张期的有创动脉血压作为参考和替代。呼气末二氧化碳波形图是国际复苏指南重点推荐的评价指标,能够很好地反映人工循环时的心排水平,还可确定高级气道的放置位置和 ROSC,最新指南还推荐将其作为复苏预后评价的指标,是不错的监测指标,但前提是需要建立高级气道。心电图波形分析也是经典的评价指标之一,反映的是心肌灌注及电活动的状态,作为除颤时机的判断指标更为合适。脑部血氧饱和度监测提供了一种全新的无创监测心肺复苏质量的方法,可以了解心肺复苏过程中实时的脑灌注及脑组织供氧情况,但还需要进一步的临床验证。第二类也是目前最常用的,就是心肺复苏实施技术的监测,包括按压深度、频率、胸廓回弹、CF 等指标,系统还可提供实时的语音或图文的反馈提示。该类技术主要通过测量按压位置的加速度改变或者胸部阻抗等参数的改变来评估复苏质量,其精度和准确度也在不断提高。而且这类数据能够被完整地记录,还可用于复苏后的小结和质量分析的研究。第三类技术虽不是直接反映复苏质量,却能显著改善心肺复苏的质量。例如心电滤波技术能够将按压干扰波形从心电监测的波形中滤除,在无须停止按压的情况下,即可判断心律失常类型,可显著提高 CF,提高除颤成功率。血氧饱和度监测易受环境温度、患者外周循环等条件影响,并不是良好的质量监测指标,但与心电图协同,却能很好地判定复苏后 ROSC。

随着科技的发展,心肺复苏的质量监测技术和手段会更加多样,结果更准确,最新的技术已经让智能手机成为心肺复苏质量监测的工具,常规进行质量监测必然会成为今后的发展趋势。

(四)人工循环支持的方法

1.传统的标准胸外按压(STD-CPR)

无论何时何地,徒手的心肺复苏仍然是抢救 CA 患者的首选。只要经过培训和训练,我们就能仅凭双手建立最佳的人工循环,在最短时间内恢复机体器官组织的血供,这是任何机械装置难以达到的。但施救人员要长时间保持高质量胸外按压却是徒手按压的短板,研究证实一般医务人员保持高质量心肺复苏的时间不长,受制于环境、个体差异、转运等因素,徒手心肺复苏在长时间 CPR、转运和特殊环境等条件下,难以确保 CPR 的质量。我们可以通过的训练和团队合作不断提高胸外按压质量,并使这种高质量的按压尽可能延续较长的时间。但在特殊的场景和条件下,可以考虑采取机械按压或特殊按压的方式实施高质量的 CPR。

2.机械胸外按压

最早应用于临床的机械按压装置采用活塞装置实现持续的按压动作来替代传统的胸外按压手法,例如萨博系列的机械按压装置即属于此种类型。它虽可以模拟徒手按压的手法,但此类仪器放置或操作不当,会造成通气和(或)按压不充分。此外,按压器加在胸部的重量会限制减压时胸部回弹和静脉回流,尤其在发生单根或多根肋骨骨折时更为明显。随后瑞典的 LUND 大学开发出另外一款主动式胸部按压,减压 CPR(ACD-CPR)的复苏装置,称为 Lucas 复苏系统。该装置采用一个吸盘外加一个手柄,类似疏通下水道时所用的橡皮"搋子"。由于吸盘与胸壁之间因负压相互贴紧,因此,按压时与传统按压类似,而放松时因上提手柄而使胸壁主动上提。目前认为,此法的血流动力学机制如下:①主动减压时,胸腔在按压松弛期的扩张和胸内容积增加更多,因此,下次按压时就能产生更大的胸内压和更多向前的血流。②主动性胸壁减压使胸内迅速产生一种更高,持续时间更长的负压,从而使回心血流明显增加。③不论是按压还是主动减压,主动脉及右房都存在压力差,这说明不论按压还是主动减压,冠脉内都有血流灌注。实验室和临床研究已证实,ACD-CPR 与标准 CPR 相比,可改善复苏血流动力学情况。前者临床应用的长期预后也优于标准 CPR,因此该类装置在欧美临床被广泛使用。但这两类机械按压装置本身也存在一些问题,例如 CPR 过程中按压位置的位移可造成胸骨骨折,价格昂贵,难以搬动(因体积重量的限制)及活塞脱位等,因此可能的按压部位位移风险限制了其在转运中的应用。

压力分布带式复苏装置是一类特殊设计的机械复苏装置,市场上也称为 Auto Pulse 装置或 A-CPR。该装置被装在一个背板上,背板内有受微处理器控制的动力旋杆,背板上附有压力束系统,并连接在动力旋杆上,压力分布带可以随着患者胸部的大小进行调节,按压深度可通过编程设置的相应值而获得。该装置运行时,电力带动动力旋杆转动,引起压力分布带的拉紧或放松,从而对胸部进行按压和放松。Auto Pulse 装置的按压板作用于胸前壁大部分区域,胸部加压时,两条拉力带可防止胸廓向两边扩张,从而提高了按压效率。大量的动物试验和院内外临床试验均显示:与 STD-CPR 相比,A-CPR 是一种安全有效的心肺复苏装置,因为它可以保证持续有效地的按压胸部。A-CPR 的特殊设计使得该装置的按压位置不易移位,甚至施救在转运过程之中仍能保持高质量的 CPR,使得该装置在野外救援、转运和 CT 检查中成为维持 CPR 的首选工具。加之该装置的设计不会在急诊 PCI 条件下遮挡视野,因此采用 A-CPR 也是 CA 患者在实施急诊 PCI 时保持复苏的唯一可行方案。

机械装置的一个优点是能始终保持一定的按压频率和按压幅度,从而消除了人员疲劳或其他因素引起的操作变动,延长了高质量复苏的时间,但仅限于成人使用。所有机械胸外按压装置的缺点是在安装和启动仪器时可能会中断胸外按压,延误抢救时间。这也就是多个大规模随机对照临床研究未能获得较理想的支持机械复苏装置的实验结果的主要原因。

最新出现的一种便携式的机械复苏装置简称为 MCC,是美国 Weil 危重医学研究院开发的新一代便携式复苏装置。该装置采用便携式活塞结构,用弹力带包裹胸廓的固定方式。这种设计不但解决了以往活塞式按压装置按压部位移位的问题,而且由于全包裹的固定方式使得按压过程形成对胸廓的立体加压,使得按压效率提高,最佳的按压深度和频率较传统机械按压降低,可能的并发症减少,成为院前机械复苏装置中的"新宠儿"。但其临床效能还需要进一步的临床研究和实践的验证。

目前,机械复苏装置未能在临床实践中表现出较标准 CPR 更好地改善血流动力学指标和存活率方面的指标的作用,仍未被心肺复苏指南常规推荐。但在进行人工胸外按压有困难时(如转运途中、野外环境或者人员不足等),机械复苏完全可以替代 STD-CPR。

3.直接心脏按压

直接心脏按压是一种特殊的复苏方法,可为脑和心脏提供接近正常的血流灌注。实验研究表明,心搏骤停早期,经短期体外 CPR 无效后,直接心脏按压可提高患者的存活率。虽然相关的临床研究较少,但有证据表明,开胸心脏按压对血流动力学会产生有利影响。但是如果时间延迟(心搏骤停 25 分钟以后),再使用本方法并不会改善抢救结果。一项非随机对照试验表明,开胸直接心脏按压可提高 ROSC。

急诊开胸心脏按压必会导致部分患者死亡,因此进行这一操作需要有经验的抢救队伍,并能在事后给予最佳护理。故不建议常规对心搏骤停患者行开胸抢救,尤其不能把这一方法用于对长时间复苏的最后抢救措施。今后,有必要对此进行研究以评价心搏骤停救治早期开胸治疗的效果。

临床行开胸心脏按压的指标已有了改变,以前建议的指征包括非穿透性钝性创伤所致的心搏骤停,而目前认为,与钝性腹部损伤有关的心搏骤停对有创性复苏无反应,不应作为适应证。开胸的指征是胸部穿透伤引起的心搏骤停,其他应考虑开胸复苏的情况还包括:①患者体温过低,肺栓塞或心脏压塞;②胸廓畸形,体外 CPR 无效;③穿透性腹部损伤,病情恶化并发生心搏骤停。由此可见,开胸心脏按压可用于某些特殊情况,但不作为复苏后期的最后补救措施。

此外,在进行开腹手术时,如果患者出现心搏骤停,常规应用胸外按压进行心肺复苏,由于腹部切口敞开,胸外按压难以充分发挥"心泵"和"胸泵"作用,使临床心肺复苏成功率大幅减低。经膈肌下抬挤心肺复苏的方法是指用手从腹部切口处伸至左侧膈肌下方将心脏直接挤压至胸壁内侧来实现对心脏的挤压,产生心肺复苏的效果。具体操作的方法是,施救者将右手从手术切口处伸至膈肌下方,将2~5指并拢,放置于心脏后下方膈肌贴附面处,左手掌置于胸骨中下 1/3 处固定后,双手配合以右肘关节协调带动右手 2~5 掌指有节律、冲击性地向胸骨处抬挤,使膈肌上移 4~5 cm,然后迅速放松使膈肌回至原位。如此交替进行,抬挤心脏频率为100~120 次/min。经膈肌下抬挤 CPR 在规避徒手胸外按压和开胸心脏按压不足的同时,结合临床实际针对不同境遇下出现的心搏骤停,依据只有贴近心脏的挤压才能保证较好心排出量的原则,设计的开腹经膈肌下向上向前抬挤心脏的心肺复苏方法。

4.体外膜肺心肺复苏(E-CPR)

现今,体外膜肺氧合(ECMO)已经是非常成熟的常规心肺重症治疗技术。紧急建立急诊体外循环也可作为心搏骤停治疗的循环辅助措施,该方法通过股动脉和股静脉连接旁路泵而不必开胸。实验和临床研究已经证实,救治延迟的心搏骤停患者时,E-CPR 可改善其血流动力学状况和提高其存活率。E-CPR 主要适用于一些特殊的可逆转因素(如药物过量、中毒、暴发性心肌炎等)造成的心搏骤停。但鉴于该项复苏技术的复杂性以及昂贵的使用成本,E-CPR并不能作为一种常规的复苏方法。

5.其他心肺复苏技术

一些新的 CPR 辅助机械装置作为复苏时的辅助手段,不能替代基本 CPR 技术,却可与各种 CPR 方法联合使用,如 IAC-CPR、ACD-CPR、气背心 CPR 和机械 CPR。必须证实这些设备有改善心搏骤停患者的 CPR 效果(血流动力学得以改善或效果相当),且不明显增加 CPR的并发症才可建议使用。

(五)围心搏骤停期管理

1.心搏骤停前管理

急症的心血管监护不只局限于心脏停搏的患者,必须对即将发生心源性猝死和复苏后恢复的患者有足够认识和有效的治疗,如果急救人员在"停搏前阶段"能够及时处理关键病情,则可防止发生心脏停搏。

以下是美国心脏协会(AHA)基于科学临床指南和某些教学资料总结出的心脏停搏前的几种情况:①急性冠脉综合征;②急性肺水肿、低血压、休克;③有症状的心动过缓;④稳定及不稳定的心动过速;⑤急性缺血性卒中;⑥复苏后再次出现心率、心律、心脏功能的障碍(定义为停搏前状态)。

CPR 和 AHA 制订的紧急心血管护理(ECC)指南的其他部分主要强调更特殊原因的心脏停搏,如电解质异常、药物中毒或过量,以及吞咽毒物。

2.复苏后综合治疗

一旦患者 ROSC 后,就应该立即着手实施复苏后治疗。临床资料表明,仅有不到 1/3 的经抢救自主循环恢复的 CA 患者能够最终保持神经功能完好出院,与心搏骤停的时间和 CPR

的质量一样,复苏后的治疗对于患者的预后同样至关重要。复苏后的治疗涉及重症医学、神经科学、心血管医学、康复医学等多个专业,因此建议将复苏后的 CA 患者收治入具有多学科诊疗能力的重症监护病房,进行复苏后的综合治疗。

(1)气道管理:CA 患者 ROSC 后,如果没有恢复自主呼吸或仍处于昏迷状态,通常建议建立高级气道,可选择气管插管、喉罩等,便于保持气道的通畅。建立高级气道后,建议常规确认高级气道位置并对气道位置进行连续的监测,同时进行必要的气道清洁和管理。

(2)呼吸氧合:复苏后的患者自主呼吸不一定能够恢复,需要呼吸机辅助呼吸,呼吸机参数应根据患者的血气分析、$EtCO_2$ 等指标,以及是否存在心功能不全等因素进行调节。通气的目标是维持动脉血气分析结果 PaO_2 和 $PaCO_2$ 正常,$EtCO_2$ 应维持于 $35 \sim 40$ mmHg 的正常值范围之内。通气频率一般选择为 10 次/min,一定要避免过度通气。

与 CPR 时提供足够的氧气策略不同,一旦患者 ROSC 后,吸氧浓度应该逐渐下调至可以维持 $SpO_2 > 94\%$ 的最小吸氧浓度。如患者存在外周循环不佳导致的血氧饱和度测量误差,应参考血气分析的结果进行吸氧浓度的调节。

应将患者的床头抬高 30°左右,降低脑水肿、误吸和呼吸机相关性肺炎的发生率。

(3)循环支持:患者 ROSC 后应该严密监测患者的生命体征和心电图等,优化患者的器官和组织灌注,首先需要保证的是血流动力学指标的稳定。包括连续监护患者的血压,确保患者的收缩压不低于 90 mmHg,平均动脉压不低于 65 mmHg。对于血压值低于上述目标值,存在休克表现的患者,应该积极通过 IV 或 IO 通路给予患者容量复苏,但应注意结合患者心功能情况确定补液量,也应该及时纠正酸中毒。在容量复苏效果不佳时,应该考虑选择适当的血管活性药物,维持目标血压值。复苏后应该尽快完成 12 或 18 导联心电图,明确有无急性心肌梗死可能。对高度怀疑心脏原因引起的院外 CA 或复苏后 ECG 提示急性心肌梗死(ST 段明显升高或新出现的完全性左束支传导阻滞)患者,应该及时送导管室实施急诊 PCI。基于目前 PCI 技术的安全性,常规对心源性 CA 患者在复苏后尽快实施急诊 PCI 是有益的。长时间复苏后患者会出现各种心律失常,医务人员应该仔细辨别心律失常产生的原因,并及时处理上述可能引发严重后果的心律失常,但不建议常规对患者进行预防性的抗心律失常治疗。

(4)鉴别诊断:复苏成功后,应该按照 ACLS 系统评估的方法尽快收集、完善患者的临床资料,采血完成必要的实验室检查,有条件的还可以尽快、安全地完成相关影像学检查和评价,综合所有临床资料,尽快明确患者的诊断,特别注意鉴别是否存在 5"H"和 5"T"。

(5)目标温度管理(TTM):亚低温治疗是目前已经确认的对于复苏后 CA 患者能产生保护作用的为数不多的手段之一。复苏成功后,如果患者仍处于昏迷状态(不能遵从声音指示活动),应尽快使用多种可能的方法使患者的核心体温控制在 $32 \sim 36℃$,并稳定维持至少 24 小时。维持低温的方法有多种,例如降温毯、冰块、血管内低温设备、腹腔灌洗等,医务人员应该根据实际情况灵活选择。但不再推荐在院前条件下使用冰冻 0.9% 氯化钠注射液快速输注进行低温诱导。对患者核心温度的监测应该选择食管、膀胱或右心房等处的核心温度,肛门和体表体温易受环境因素影响,不建议作为 TTM 的监测部位。选择 $32 \sim 34℃$ 亚低温的 TTM 策略时应该特别注意,在亚低温治疗过程中患者会产生寒战,引起水、电解质紊乱及凝血功能障碍等并发症,需要有详细的实施方案和专业的团队才能进行,否则有可能产生严重的不良后果。对于成人而言,TTM 的最佳时间尚无定论,但新生儿持续进行 TTM 的时间达到 72 小时也是安全的。TTM 结束后应该避免患者再次发热(体温超过 38℃)。

(6)神经功能的监测与保护:复苏后神经功能损害是心搏骤停致死、致残的重要原因,复苏后应该重视对患者神经功能的连续监测和评价,积极保护神经功能。有条件的单位可以对复苏后 CA 患者的脑电图等进行连续监测,定期评估其神经功能。也可结合影像学检查进行辅助评估,实施 TTM 的患者对其神经功能预后的评估应在 TTM 停止 72 小时后才能进行。

心肺复苏脑保护治疗是当前的难点,TTM 是已知证实有效的神经保护措施之一,科学家们正在对其他的治疗手段和方法进行积极的探索和研究,目前也有部分治疗良好的个案报道,因此在评价患者最终的神经功能预后时应特别慎重和周全。

(7)其他:部分 ROSC 后患者由于缺血再灌注损伤可能会出现类似多器官功能障碍综合征(MODS)的表现,此时应该按照 MODS 的治疗方案对患者进行积极治疗。

四、心搏骤停后治疗

为提高恢复自主循环后收治入院的心搏骤停患者的存活率,应当通过统一的方式实施综合、结构化、完整、多学科的心搏骤停后治疗机制。程序化心搏骤停后治疗强调采用多学科的程序,主要包括优化血流动力、神经系统和代谢功能(包括低温治疗),可能能够提高发生在院内或院外心搏骤停后已恢复自主循环的患者的出院存活率。虽然还无法确定上述集束化多项治疗方法的单独疗效,但可通过将这些治疗手段组合为一个整体系统,来达到提高出院存活率的目的。该变化更加强调 ROSC 后只是 CPR 复杂的临床病理过程和救治的开始。

心搏骤停后早期救治及主要目标:①维护及优化 ROSC 后患者心肺功能和重要器官的灌注;②转运至适合的医院或心搏骤停后综合救治的监护病房;③鉴别和对急性冠状动脉综合征(ACS)患者采取干预性治疗;④优化体温控制治疗方法,促进神经功能恢复。

具体的处理原则和措施包括维持有效的循环和呼吸功能,预防再次 SCA,维持水、电解质和酸碱平衡,防治脑水肿、急性肾损伤和继发感染等,其中重点是脑复苏。

1. 维持有效循环

加强循环功能监测,仔细寻找引起 SCA 的原因,尤其是应检查是否有 AMI 发生及电解质紊乱存在,并及时处理。输液,使用血管活性药及正性肌力药等。

2. 脑复苏

脑复苏是 CPR 最后成功的关键。主要措施如下。

(1)低温疗法:轻度低温(体温为 32~34℃)治疗是目前唯一在临床研究中证实有效的脑保护措施。低温疗法一般采用全身降温和头部局部降温(降温头盔、降温颈圈等)的方式。全身降温效果较确切,包括采用降温毯或降温仪、胃内注入冰水、腹腔灌洗和体外泵等措施。常用的降温措施是将降温毯放置在患者身体的上面、下面和用冰 0.9% 氯化钠注射液鼻胃灌洗。一旦直肠温度达到 33℃,就通过调节降温毯恒温器,保持患者的体温在 32~34℃,并维持 12~24 小时。由于 32℃以下低温在临床上可带来许多严重并发症如诱发 VF 等,因此应尽量避免温度低于 32℃。在降温期间,应加强心电、SaO_2、血压和呼吸监测,使 MAP 维持在 90~

110 mmHg。复温要慢,速度过快对颅内压增高者非常有害,应该在 10～12 小时内逐渐完成(<0.5℃/h)。低温治疗时应注意防治以下并发症:①心律失常;②出血倾向;③肺部感染;④水、电解质紊乱,低温时低钾和高温时的高钾;⑤低温期休克和复温时颅内压增高等。

(2)防治抽搐:应用冬眠药物控制缺氧性脑损害引起的四肢抽搐以及降温过程中的寒战反应。但无须预防性应用抗惊厥药物。可选用二氢麦角碱 0.6 mg、异丙嗪 50 mg 稀释于 5％葡萄糖注射液 100 mL 内静脉滴注,亦可用地西泮 10 mg 注射。

(3)脑保护剂的应用:某些药物能减少或抑制自由基的过氧化作用,降低脑代谢,从而阻止细胞发生不可逆性改变,形成对脑组织的保护作用,称为脑保护剂。如巴比妥类、苯妥英钠、纳洛酮、神经节苷脂、氧自由基清除剂、兴奋性氨基酸受体拮抗剂、热休克蛋白、镁离子和钙拮抗剂等。但几乎所有的脑保护剂都有一个共同的结果,即动物实验有效,而临床无效或效果可疑。①纳洛酮:主张早期、足量、持续用药,剂量为 2～10 mg/d,静脉滴注,疗程 7～10 天。②钙拮抗剂:尼莫地平注射液 10 mg/50 mL 缓慢静脉滴注,每日 1 次,7～14 天为一疗程。③神经节苷脂:神经节苷脂(施捷因)为 80～100 mg/d 静脉滴注,2～3 周后改为维持量,20～40 mg/d,肌内注射或静脉滴注。④依达拉奉:是一种强效的羟自由基清除剂及抗氧化剂,可抑制脂质过氧化反应,减轻脑内花生四烯酸引起的脑水肿,减少缺血半暗带的面积,抑制迟发性神经元死亡,防止血管内皮细胞损伤,能发挥有益的抗缺血作用。用法:30 mg 静脉滴注,2 次/d,7～10 天为一疗程。

(4)脑代谢活化剂的应用:常用的有以下几种。①脑蛋白水解物(脑活素):剂量为每次 10～30 mL,溶于 5％～10％葡萄糖注射液或 0.9％氯化钠注射液 250 mL 中静脉滴注,每日 1 次,2～4 周为 1 疗程。癫痫持续状态和肾衰竭患者及孕妇禁用。②胞磷胆碱:每日 0.5～1.0 g 加入 5％～10％葡萄糖注射液 500 mL 中静脉滴注,10～14 天为 1 疗程。因 ATP 参与胞磷胆碱的代谢,并提供进入细胞的能量来源,二者合用可提高疗效。③三磷酸腺苷:取 20 mg 肌内注射,或 20～40 mg 加入 5％～10％葡萄糖注射液 500 mL 中静脉滴注,2～3 周为 1 疗程。④醒脑静注射液(安宫牛黄丸注射液):每次 2～4 mL(1～2 g)肌内注射,或每次 4～8 mL 稀释于 25％～50％葡萄糖注射液 40 mL 中静脉注射,每日 1～2 次。

(5)高压氧疗法:高压氧治疗在脑复苏中具有重要意义,它能提高血液、脑组织、脑脊液的氧含量和储氧量;增加血氧弥散量和扩大有效弥散距离;改善血脑屏障,减轻脑水肿,降低颅内压;促进脑电活动、恢复脑干生命功能和觉醒状态,促使昏迷者苏醒;减轻无氧代谢和低氧代谢,促进高能磷酸键(ATP、KP)的形成,调节生物合成和解毒反应,纠正酸中毒,维持有效循环,改善其他重要脏器的功能。通过上述高压氧的综合作用,可终止脑缺氧、脑水肿的恶性循环,促进脑功能恢复和复苏。因此,有条件有适应证者应尽早应用。

3.防治急性肾损伤(AKI)

应注意维持有效的心脏与循环功能,避免使用对肾脏有损害的药物。

4.其他措施

包括纠正水、电解质紊乱和酸碱失衡,防治感染,营养支持等。

五、气道异物梗阻与处理

气道异物梗阻(FBAO)是一种急症,如不及时治疗,数分钟内就可导致死亡。FBAO 造成的心搏骤停并不常见,但有意识障碍或吞咽困难的老年人和儿童发生人数相对较多。FBAO 是可预防和避免的。

(一)FBAO 的原因及预防

任何患者突然呼吸骤停都应考虑到 FBAO,尤其是对年轻患者,当其呼吸突然停止,出现发绀,无任何原因的意识丧失时。成人通常在进食时易发生,肉类食物是造成 FBAO 最常见的原因。易导致 FBAO 的诱因有:吞食大块难咽食物,饮酒后,老年人戴义齿或吞咽困难,儿童口含小颗粒状食品或物品。注意下列事项有助于预防 FBAO:①将食物切碎,细嚼慢咽,尤其是戴义齿者;②咀嚼和吞咽食物时,避免大笑或交谈;③避免酗酒;④阻止儿童口含食物行走、跑或玩耍;⑤将易误吸入的异物放在婴幼儿拿不到处;⑥不宜给小儿需要仔细咀嚼或质韧而滑的食物(如花生、坚果、玉米花、果冻等)。

(二)FBAO 的识别

异物可造成呼吸道部分或完全阻塞,识别 FBAO 是及时抢救的关键。气道部分阻塞时,患者有通气,能用力咳嗽,但在咳嗽停止时,出现喘息声。此时救助者不宜干扰患者自行排出异物的努力,而应鼓励患者继续咳嗽并自主呼吸。但应守护在患者身旁,并监护患者的情况,如不能解除,即求救 EMSS。

FBAO 患者可能一开始就表现为通气不良;或开始通气好,但逐渐恶化,表现为乏力、无效咳嗽、吸气时高调嗓音、呼吸困难加重、发绀。对待这类患者要同气道完全阻塞者一样,须争分夺秒地救治。

气道完全阻塞的患者,不能讲话,呼吸或咳嗽时,用双手抓住颈部,无法通气。对此征象必须能立即明确识别。救助者应马上询问患者是否被异物噎住,如果患者点头确认,必须立即救助,帮助解除异物。如不能迅速解除气道阻塞,患者将很快出现意识丧失,甚至死亡。如遇患者意识已经丧失,猝然倒地,则应立即 CPR。

(三)解除 FBAO

通过迫使气道内压力骤然升高的方法,产生人为咳嗽,把异物从气道内排出。常用方法如下。

1.腹部冲击法

腹部冲击法可使膈肌抬高,气道压力骤然升高,促使气体从肺内排出,这种压力足以产生人为咳嗽,把异物从气管内冲击出来。适用于有意识的立位或坐位患者。救助者站在患者身后,双臂环抱患者腰部,一手握拳,握拳手的拇指侧紧抵患者腹部,位于剑突下与脐上的腹中线部位,再用另一手抓紧拳头,用力快速向内、向上使拳头冲击腹部,反复冲击直到把异物从气道内排出来。如患者意识丧失,即开始 CPR。虽腹部冲击法卓有成效,但也可产生合并症,如腹部或胸腔内脏的破裂或撕裂,1 岁以下婴儿,非必要,一般不随便采用此法。对已行腹部冲击法治疗的患者应仔细检查有无危及生命的合并症。

2.自行腹部冲击法

发生 FBAO 时,患者本人可一手握拳,用拳头拇指抵住腹部剑突下与脐上腹中线部位,另一只手抓紧拳头,用力快速向上、向内用拳头冲击腹部。如果不成功,患者应快速将上腹部抵压在一硬质的物体上,如椅背、桌沿、走廊栏杆,然后用力冲击腹部,直到把气道内异物排出。

3.胸部冲击法

当患者在妊娠终末期或为过度肥胖者时,可采用胸部冲击法代替腹部冲击法。其方法是,救助者站在患者身后,把上肢放在患者腋下,将胸部环抱住。一只手握拳,拇指放在患者胸骨中线,应注意避开剑突和肋骨下缘,另一只手抓住拳头,向后冲击,直至把异物排出。

4.对意识丧失者的解除方法

在解除 FBAO 期间患者发生意识丧失时,救助者应立即求救 EMSS(或让其他人去启动 EMSS)并开始 CPR。胸部按压有助于无反应患者解除 FBAO。专业急救人员如怀疑意识丧失是由 FBAO 引起的,建议采取下列方法:①在 CPR 过程中,如有第二名急救人员在场,则让其启动 EMSS。患者保持平卧。②用舌-上颌上提法开放气道,并试用手指清除口咽部异物。③开放气道,尝试通气,如通气时患者胸部无起伏,重新摆放其头部位置,再尝试通气。④如果反复尝试后仍不能进行有效通气,则应考虑 FBAO。此时,骑跨在患者膝部,实施腹部冲击法(可连续冲击 5 次)。⑤在异物清除前,如果通气仍不能使患者胸廓起伏,应考虑进一步的抢救措施(如 Kelly 钳,Magilla 镊,环甲膜穿刺/切开术),建立通畅的气道。⑥如 FBAO 已解除,气道开通后患者仍无呼吸,需进行 2 次人工通气。再检查患者循环体征(检查患者脉搏及自主呼吸、咳嗽和运动),如无脉搏,即开始胸外按压。按压通气比为 30∶2。

第二节　心力衰竭

一、急性心力衰竭

急性心力衰竭又称急性心功能不全,是心脏做功不正常引起血流动力学改变而导致的心脏和神经内分泌系统的异常反应的临床综合征。机械性循环障碍引起的心力衰竭称机械性心力衰竭。心脏泵血功能障碍引起的心力衰竭,统称泵衰竭。由各种原因引起的发病急骤、心排血量在短时间内急剧下降,甚至丧失排血功能的周围循环系统灌注不足称急性心力衰竭。

(一)诊断

1.症状

根据心脏排血功能减退程度、速度和持续时间的不同,以及代偿功能的差别,心力衰竭分别有下列 4 种表现类型:昏厥型、心源性休克型、急性肺水肿型、心搏骤停型。

(1)昏厥型:又称为心源性昏厥,以突发的短暂的意识丧失为主。发作时间短暂,发作后意识立即恢复。患者伴随面色苍白、出冷汗等自主神经功能障碍的症状。

(2)心源性休克型:早期患者见神志清醒、面色苍白、躁动、冷汗、稍有气促;中期见神志淡漠、恍惚、皮肤湿冷、口唇四肢发绀;晚期见昏迷、发绀加重、四肢厥冷过肘膝、尿少。同时见颈静脉怒张等体循环淤血症状。

(3)急性肺水肿型:患者突发严重气急、呼吸困难伴窒息感、咳嗽、咳粉红色泡沫痰(严重者由鼻、口涌出)。

(4)心搏骤停型:患者意识突然丧失(可伴全身抽搐),大动脉搏动消失,并伴呼吸微弱或停止。

2.体征

(1)昏厥型:意识丧失,数秒后可见四肢抽搐、呼吸暂停、发绀,称阿-斯综合征。伴自主神经功能障碍症状,如冷汗、面色苍白。心脏听诊可发现心律失常、心脏杂音等体征。

(2)心源性休克型:患者早期脉搏细尚有力,血压不稳定,有下降趋势,脉压<2.7 kPa(<20 mmHg);中期神志恍惚、淡漠,皮肤呈花斑纹样,厥冷,轻度发绀,呼吸深快,脉搏细弱,心音低钝,血压低,脉压小,尿量减少;晚期处于昏迷状态,发绀明显,四肢厥冷过肘、膝,脉搏细或不能触及,呼吸急促表浅,心音低钝,呈钟摆律、奔马律。严重且持久不纠正时,可合并消化道出血,甚至 DIC。

(3)急性肺水肿型:患者端坐呼吸,呼吸频率快,30~40 次/min,严重发绀,大汗,早期肺底有少量湿啰音,晚期两肺布满湿啰音,心脏杂音常被肺内啰音掩盖而不易听出,心尖部可闻及奔马律和哮鸣音。

(4)心搏骤停型:为严重心功能不全的表现,患者昏迷伴全身抽搐,大动脉搏动消失,心音听不到,呼吸微弱或停止,全身发绀,瞳孔散大。

3.检查

(1)X 线检查:胸部 X 线检查对左心力衰竭竭的诊断有一定帮助。除原有心脏病的心脏形态改变之外,主要为肺部改变。

①间质性肺水肿:产生于肺泡性肺水肿之前。部分病例未出现明显临床症状时,已先出现下述一种或多种 X 线征象。a.肺间质淤血,肺透光度下降,可呈云雾状阴影;b.由于肺底间质水肿较重,肺底微血管受压而将血流较多地分布至肺尖,产生肺血流重新分配,使肺尖血管管径等于甚至大于肺底血管管径,肺尖纹理增多、变粗,尤显模糊不清;c.上部肺野内静脉淤血可致肺门阴影模糊、增大;d.肺叶间隙水肿可在两肺下野周围形成水平位的 Kerley-B 线;e.上部肺野小叶间隙水肿形成直而无分支的细线,常指向肺门,即 Kerley-A 线。

②肺泡性肺水肿:两侧肺门可见向肺野呈放射状分布的蝶状大片雾状阴影;小片状、粟粒状、大小不一结节状的边缘模糊阴影,可广泛分布于两肺,也可局限于一侧或某些部位,如肺底、外周或肺门处;重度肺水肿者可见大片绒毛状阴影,常涉及肺野面积的 50% 以上;亦有表现为全肺野均匀模糊阴影者。

(2)动脉血气分析:左心衰竭引起的不同程度的呼吸功能障碍,病情越重,动脉血氧分压(PaO_2)越低。患者动脉血氧饱和度低于 85% 时出现发绀。多数患者二氧化碳分压($PaCO_2$)中度降低,系 PaO_2 降低后引起的过度换气所致。老年、衰弱或神志模糊患者,$PaCO_2$ 可能升高,引起呼吸性酸中毒。酸中毒致心肌收缩力下降,且心电活动不稳定易诱发心律失常,加重左心衰竭。如肺水肿引起 $PaCO_2$ 明显降低,可出现代谢性酸中毒。动脉血气分析对早期肺水肿诊断帮助不大,但据所得结论观察疗效则有一定意义。

(3)血流动力学监护:在左心力衰竭竭的早期即行诊治,多可挽回患者生命。加强监护,尤其是加强血流动力学的监护,对早期诊断和指导治疗至关重要。

应用 Swan-Ganz 导管在床边即可监测肺动脉压(PAP)、肺毛细血管楔压(PCWP)和心排血量(CO)等,并推算出心脏指数(CI)、肺总血管阻力(TPR)和外周血管阻力(SVR)。其中间接反映 LAP 和 LVEDP 的 PCWP 是监测左心功能的一个重要指标。在血浆胶体渗透压正常时,心源性肺充血和肺水肿是否出现取决于 PCWP 水平。当 PCWP 为 2.40～2.67 kPa(18～20 mmHg)时,出现肺充血;PCWP 为 2.80～3.33 kPa(21～25 mmHg)时,出现轻度至中度肺充血;PCWP 高于 4.0 kPa(30 mmHg),出现肺水肿。

肺循环中血浆胶体渗透压为引发肺水肿的另一重要因素,若与 PCWP 同时监测则价值更大。即使 PCWP 在正常范围内,若其与血浆胶体渗透压之差<0.533 kPa(4 mmHg),亦可出现肺水肿。

若 PCWP 与血浆胶体渗透压均正常而出现肺水肿,则应考虑肺毛细管通透性增加。

左心力衰竭竭患者的血流动力学变化先于临床和 X 线改变,PCWP 升高先于肺充血。根据血流动力学改变,参照 PCWP 和 CI 两项指标,可将左心室功能分为 4 种类型。

Ⅰ型:PCWP 和 CI 均正常。无肺充血和末梢灌注不足。予以镇静剂治疗。

Ⅱ型:PCWP>2.40 kPa(18 mmHg),CI 正常,仅有肺淤血。予以血管扩张剂加利尿药治疗。

Ⅲ型:PCWP 正常,CI<2.2 U/(min·m²)。仅有末梢灌注不足。予以输液治疗。

Ⅳ型:PCWP>2.40 kPa(18 mmHg),CI<2.2U(min·m²)。兼有肺淤血和末梢灌注不足。予以血管扩张剂加强心药(如儿茶酚胺)治疗。

(4)心电监护及心电图检查:可以发现心脏左、右房室肥大及各种心律失常改变。严重致命的心律失常如室性心动过速、紊乱的室性心律、室颤、室性自律心律,甚至心室暂停、严重窦缓、Ⅲ度房室传导阻滞等有助于诊断。

(5)血压及压力测量:

①动脉血压下降:心源性休克患者动脉血压下降是其特点,收缩压<10.6 kPa(80 mmHg),脉压<2.7 kPa(20 mmHg);高血压者血压较基础血压下降 20%以上或降低 4 kPa(30 mmHg)。

②静脉压增高:常超过 1.4 kPa(14 cmH₂O)。

③左心室充盈压测定:左心室梗死时充盈压力 3.3～4 kPa(25～30 mmHg),心源性休克时为 5.3～6 kPa(40～45 mmHg)。

④左心室舒张末期压力:以肺楔压为代表,一般均超过 2.77 kPa(20 mmHg)。

⑤冠状动脉灌注压:平均压力<8 kPa(60 mmHg)。

4.诊断要点

(1)病因诊断:急性心力衰竭无论以哪种表现为主,均存在原发或继发原因,足以使心排血量在短时间内急剧下降,甚至丧失排血功能。

(2)临床诊断:

①胸部 X 线检查可见左心室阴影增大。

②无二尖瓣关闭不全的成人,于左心室区听到第三心音或舒张期奔马律。

③主动脉瓣及二尖瓣无异常者左心室造影见左心室增大,心排血量低于 2.7 L/(min·m²)。

④虽无主动脉瓣及二尖瓣膜病变,亦无左心室高度肥大,但仍有如下情况者:a.左心室舒

张末期压力为 1.3 kPa(10 mmHg)以上,右心房压力或肺微血管压力为 1.6 kPa(12 mmHg)以上,心排血量低于 2.7 L/(min・m²);b.机体耗氧量每增加 100 mL,心排血量增加不超过 800 mL,每搏排血量不增加;c.左心室容量扩大,同时可见肺淤血及肺水肿。

⑤有主动脉狭窄或闭锁不全时,胸部 X 线检查见左心室阴影迅速增大,使用洋地黄后改善。

⑥二尖瓣狭窄或闭锁不全者,出现左心室舒张末期压升高,左心房压力或肺微血管压力增高,体循环量减少,有助于诊断由瓣膜疾病导致的心力衰竭。

5.鉴别诊断

急性心力衰竭应与其他原因引起的昏厥、休克和肺水肿鉴别。

(1)昏厥的鉴别诊断:昏厥发生时,心律、心率无严重过缓、过速、不齐或暂停表现,且不存在心脏基础病者,可排除心源性昏厥。可与以下常见昏厥鉴别。

①血管抑制性昏厥:其特点如下。a.多发于体弱年轻女性;b.昏厥发作多有明显诱因,如疼痛、情绪紧张、恐惧、手术、出血、疲劳、空腹、失眠、妊娠、天气闷热等,晕厥前有短时的前驱症状;c.常在直立位、坐位时发生晕厥;d.晕厥时血压下降,心率减慢,面色苍白且持续至晕厥后期;e.症状消失较快,1~2 日康复,无明显后遗症。

②直立性低血压性昏厥:其特点是血压急剧下降,心率变化不大,昏厥持续时间较短,无明显前驱症状。常患其他疾病,如生理性障碍、降压药物使用及交感神经截除术后,全身性疾病如脊髓炎、多发性神经炎、血卟啉病、高位脊髓损害、脊髓麻醉、糖尿病性神经病变、脑动脉粥样硬化、急性传染病恢复期、慢性营养不良。往往是中枢神经系统原发病的临床症状之一。故要做相应检查,以鉴别诊断。

③颈动脉窦综合征:特点如下。a.患者有昏厥或伴抽搐发作史;b.中年以上发病多见,各种压迫颈动脉窦的动作,如颈部突然转动、衣领过紧均是诱因;c.发作时脑电波出现高波幅慢波;d.临床上用普鲁卡因封闭颈动脉窦后发作减轻或消失,可支持本病诊断。

(2)心源性休克与其他类型休克的鉴别诊断:由心脏器质性病变和(或)原有慢性心力衰竭基础上的急性心力衰竭而引发的心源性休克,患者的静脉压和心室舒张末压升高,与其他休克不同。而且,其他类型休克多有明确的各类病因,如出血、过敏、外科创伤及休克前的严重感染等,可相应鉴别。另外,即刻心电图及心电监护有致命性心律失常,可有助于诊断。

(3)急性心力衰竭肺水肿与其他原因所致肺水肿的鉴别诊断:

①吸入刺激性气体中毒引起的急性肺水肿的特点:a.有刺激性气体吸入史;b.均有上呼吸道刺激症状,重者可引起喉头水肿、肺炎及突发肺水肿,出现明显呼吸困难;c.除呼吸道症状外,由于吸入毒物种类不同,可并发心、脑、肾、肝等器官损害。

②中枢神经系统疾病所致的肺水肿,有中枢神经系统原发病因存在,如颅脑创伤、脑炎、脑肿瘤、脑血管意外等。

③高原性肺水肿是指长期生活在海拔 1000m 以下、进入高原前未经适应性锻炼的人,进入高原后引发的肺水肿。短则即刻发病,长则可在 2 年后发病,大多在 1 个月之内发病,且多在冬季大风雪气候发病,亦与劳累有关。前驱症状有头痛、头晕,继之出现气喘、咳嗽、胸痛、咳粉红色泡沫样痰、双肺湿啰音、发绀等急性肺水肿症状。依其特定的发病条件不难诊断。

（二）治疗

治疗原则为急性心力衰竭发生后,首先根据病因作相应处理。再紧急镇静,迅速降低心脏前后负荷。

1.心源性晕厥发作的治疗

(1)晕厥发生于心脏排血受阻者,给予卧位或胸膝位休息、保暖和吸氧后,常可缓解。

(2)晕厥由于房室瓣口被血栓或肿瘤阻塞者,发作时改变患者体位可使阻塞减轻或终止发作。

(3)由严重心律失常引起者,迅速控制心律失常。

(4)彻底治疗在于除去病因,如手术解除流出道梗阻,切除血栓或肿瘤,彻底控制心律失常。

2.心源性休克的治疗

(1)常规监护和一般治疗:给予患者吸氧,保暖,密切监测其血压、尿量、中心静脉压、肺楔压和心排血量的变化,随时调整治疗措施。

(2)补充血容量:根据血流动力学监测结果决定输液量,可以防止补充过多而引起心力衰竭。尤适于右心室心肌梗死并发的心源性休克者。中心静脉压为 $5\sim10$ kPa（$49\sim98$ cmH$_2$O）,肺楔压为 $0.8\sim1.6$ kPa（$6\sim12$ mmHg）,心排血量低,提示血容量不足,可静脉滴注低分子右旋糖酐或 10％葡萄糖注射液。输液过程中如中心静脉压增高,超过 20 cmH$_2$O,肺楔压高于 $2.0\sim2.7$ kPa（$15\sim20$ mmHg）即停止输液。

(3)血管收缩药的应用:当收缩压低于 10.7 kPa（80 mmHg）,静脉输液后血压仍不上升,而肺楔压和心排血量正常时,可选用以下血管收缩药。

①多巴胺:取 $10\sim30$ mg,加入 5％葡萄糖注射液 100 mL 中静脉滴注,也可和间羟胺同时滴注。

②间羟胺:取 $10\sim30$ mg,加入 5％葡萄糖注射液 100 mL 中静脉滴注,紧急抢救时可以取 $5\sim10$ mg 肌内注射或静脉推注 1 次。

③多巴酚丁胺:将 $20\sim25$ mg 本品溶于 5％葡萄糖注射液 100 mL 中,以 $2.5\sim10$ $\mu g/(kg\cdot min)$ 的滴注速度静脉滴注,作用似多巴胺,但增加心排血量作用较强,增加心率的作用较轻,无明显扩张肾血管作用。

④去甲肾上腺素:作用与间羟胺相同,但起效较快、强而短。对长期服用利血平、胍乙啶的患者有效。上述药治疗无效时再选此药,取 $0.5\sim1$ mg 加入 5％葡萄糖注射液 100 mL 中静脉滴注。渗出血管外时,易引起局部损伤、坏死。

(4)强心苷:可取 0.4 mg 毛花苷 C 加入 20 mL 50％葡萄糖注射液中,缓慢静脉推注,有心脏扩大时效果明显。

(5)肾上腺皮质激素:地塞米松每日 $20\sim40$ mg,分 4 次静脉注射,一般用 $3\sim5$ 日即可。氢化可的松每日 $200\sim600$ mg,最大每日 $600\sim1000$ mg,分 $4\sim6$ 次静脉滴注。

(6)纠正酸中毒和电解质紊乱,避免脑缺血和保护肾功能:可选用 5％碳酸氢钠、11.2％乳酸钠或 3.63％三羟甲基氨基甲烷静脉滴注,依血的酸碱度和二氧化碳结合力测定结果调节用量,并维持血钾、钠、氯正常。

(7)血管扩张药:上述药物无效时,即血压仍不上升,而肺楔压、周围血管阻力增高时,患者出现面色苍白、四肢厥冷并有发绀,可用血管扩张药减小周围阻力和心脏后负荷。需要在血流动力学监测下谨慎使用。硝普钠(每分钟 15～400 μg 静脉滴注)、酚妥拉明(每分钟 0.1 mg 静脉滴注)、硝酸异山梨酯(2.5～10 mg 舌下含服)等。

(8)辅助循环和外科手术:当药物治疗无效时,可采用主动脉内气囊反搏器进行反搏治疗,或在反搏支持下行选择性冠状动脉造影。对病因是急性心肌梗死者,施行坏死心肌切除和主动脉-冠状动脉旁路移植术,或能挽救患者生命。

3.急性肺水肿的治疗

(1)体位:患者取坐位或半卧位,两腿下垂,使下肢回流血液减少。

(2)给氧:一般以鼻导管给氧或面罩给氧,以 40% 浓度氧吸入效果较好。另外适当的加压给氧,不仅能纠正缺氧,同时可增加肺泡和胸腔内压力,减少液体渗入肺泡内和降低静脉回心血量,利于液体自血管内进入组织间隙,减少循环血量。但应注意肺泡压力过高时,可影响右心室搏出量,此时应调整给氧压力,缩短加压给氧时间,延长间歇时间。

(3)镇静:取吗啡 3～5 mg 静脉推注,可迅速扩张体静脉,减少回心血量,降低左心房压力,还能减轻患者烦躁不安和呼吸困难症状。还可选用地西泮 10 mg 肌内注射。

(4)硝酸甘油:动脉收缩压＞13.3 kPa(100 mmHg)以后应用,可迅速降低肺楔压或左房压,缓解症状。首剂 0.5 mg 舌下含服,5 分钟后复查血压,再给予 0.5 mg,5 分钟后再次测血压(收缩压降低至 12 kPa 以下时,应停药)。硝酸甘油静脉滴注时,起始剂量为每分钟 10 μg,在血压监测下,每 5 分钟增加 5～10 μg,使收缩压维持在 12 kPa 以上。

(5)酚妥拉明:每分钟 0.1～1 mg 静脉滴注,可迅速降压和减轻后负荷。注意有致心动过速作用,对前负荷作用弱。

(6)硝普钠:每分钟 15～20 μg 静脉滴注,在血压监测下每 5 分钟增加 5～10 μg,当收缩压降低 13.3 kPa(100 mmHg)时,或症状缓解时,以有效剂量维持到病情稳定。以后逐渐减量、停药,防止反跳。此药可迅速有效地减轻心脏前后负荷,降低血压,适用于高血压心脏病肺水肿者。

(7)利尿药:呋塞米 40 mg,静脉注射,给药 15～30 分钟后尿量增加,可减少血容量,降低左房压。

(8)强心苷:1 周内未用过洋地黄者,可使用毛花苷 C,首剂为 0.4～0.6 mg,稀释后缓慢静脉注射。正在服用地高辛者,使用毛花苷 C 应从小剂量开始。

(9)低血压的肺水肿治疗:先静脉滴注多巴胺 2～10 μg/(kg・min),保持收缩压在 13.3 kPa(100 mmHg),再进行扩血管药物治疗。

(10)肾上腺皮质激素:地塞米松 5～10 mg 静脉推注。

(11)放血疗法:上述疗效不佳时,尤其对大量快速输液或输血所致肺水肿者,有人主张静脉穿刺放血 250 mL,有一定疗效。

4.心搏骤停的治疗

须紧急心肺复苏处理。

二、慢性心力衰竭

心力衰竭是各种心脏结构或功能性疾病导致心室充盈及(或)射血能力受损,心排血量不能满足机体组织代谢需要,以肺循环和(或)体循环淤血,器官、组织血液灌注不足为临床表现的一组综合征,主要表现为呼吸困难、体力活动受限和体液潴留。心功能不全或心功能障碍理论上是更广泛的概念,伴有临床症状的心功能不全称之为心力衰竭。

心力衰竭可分为多种类型,如:①按起病发展的速度可分为急性和慢性心力衰竭(CHF)。②根据心力衰竭发生的部位可分为左心、右心和全心衰竭。左心衰竭的特征是肺循环淤血;右心衰竭以体循环淤血为主要表现。③收缩性或舒张性心力衰竭。因心脏收缩功能障碍致收缩期排空能力减弱而引起的心力衰竭为收缩性心力衰竭。临床特点是心脏扩大、收缩末期容积增大和射血分数降低。舒张性心力衰竭是舒张期心室主动松弛的能力受损和心室的僵硬度增加导致的心室在舒张期的充盈受损;心排血量降低;左室舒张末期压升高而发生的心力衰竭。临床特点是心肌显著肥厚、心腔大小正常、EF正常和左心室舒张期充盈减少。收缩性心力衰竭是临床最常见的形式,舒张性心力衰竭常与收缩功能障碍同时出现,亦可单独存在。

(一)诊断要点

1.病因与诱因

常见的病因有冠心病、高血压性心脏病、瓣膜病、心肌炎与心肌病、肺心病、先天性心脏病、糖尿病等。较少见的易被忽视的病因有心包疾病、甲状腺功能亢进与甲状腺功能减退、贫血、脚气病、动静脉瘘、心房黏液瘤和其他心脏肿瘤、结缔组织疾病等及少见的内分泌病。常见的诱因:①感染,呼吸道感染是最常见、最重要的诱因。②心律失常。③血容量增加,如输液过多过快等。④妊娠和分娩。⑤治疗不当,如不恰当停用利尿药或降血压药等。⑥体力活动过度和情绪刺激。⑦原有心脏病变加重或并发其他疾病,如冠心病发生AMI、瓣膜病出现风湿活动等。

2.临床表现特点

临床上左心衰竭较为常见,尤其是左心衰竭后继发右心衰竭而致的全心衰竭,由于严重广泛的心肌疾病同时波及左、右心而发生全心衰竭者在住院患者中更为多见。

(1)左心衰竭:以肺循环淤血及心排血量降低表现为主。①呼吸困难:为左心衰竭最常见和最重要的临床症状。其中劳力性呼吸困难是最早出现的症状。夜间阵发性呼吸困难:患者已入睡后突然因憋气而惊醒,被迫坐起伴阵咳、咳泡沫样痰或出现哮喘状态,大多于端坐休息后可自行缓解。端坐呼吸:患者高枕位时因呼吸困难而惊醒,常被迫取坐或半卧位方减轻。典型体位为坐于床边或椅旁,双手紧握床或椅子边缘,上身前倾,两腿下垂。晚期心排血量下降致脑组织缺血缺氧,呼吸中枢受抑而呈陈-施呼吸(或潮式呼吸)。急性肺水肿是左心衰竭呼吸困难最严重的形式。②咳嗽、咳痰和咯血:系支气管黏膜和肺间质瘀血所致,劳力或平卧时加重,痰常呈白色泡沫样或浆液性。咯血色鲜红,量不定。急性肺水肿时咳出大量粉红泡沫样痰。③乏力、疲倦、头晕、心慌:是心排血量降低、器官、组织血液灌注不足及代偿性心率加快所致的主要症状。④体征:原有心脏病体征如心脏扩大,以左心为主,心尖搏动向左下移位伴抬举感,心率增快;心尖区有舒张期奔马律(最具诊断价值,心率增快或左侧卧位并作深呼气时更易听到),P2亢进;左室扩大形成相对性二尖瓣关闭不全而产生心尖区收缩期吹风样杂音;可触交替脉;阵发性呼吸困难时两肺可闻及较多干湿性啰音。

(2)右心衰竭:以体循环淤血表现为主。常继发于左心衰竭。单纯右心衰竭多为急、慢性肺心病所致。

①症状:消化道淤血症状(呕吐、恶心、食欲缺乏、腹胀、腹痛等)是右心衰竭最常见的症状。肾脏淤血症状(夜尿增多,尿含少量红细胞、颗粒或透明管型,血浆尿素氮升高等);中枢神经系统改变症状(头痛、眩晕、嗜睡、谵妄等)。

②体征:除原有心脏病体征外,尚有如下几种症状。a.心脏两侧扩大和(或)单纯右心扩大,心尖搏动呈弥散抬举样;右心室显著扩大,因相对性三尖瓣关闭不全而于三尖瓣闻及收缩期吹风样杂音,吸气时增强。b.颈外静脉充盈或怒张;肝颈静脉回流征阳性;肝大(剑突下较肋缘下明显)压痛,质地软而充实,有饱满感,边缘钝。若长期右心衰竭致心源性肝硬化,肝大质地变硬,边缘锐利,肝压痛和肝颈静脉回流征反不明显,伴皮肤黄染、腹腔积液和慢性肾功能损害。c.下垂性凹陷性皮下水肿常发于颈静脉充盈及肝大之后,也可为单纯性心力衰竭者首发症状。体液潴留>5 kg者下午可出现显著的下肢水肿,活动时以脚、踝内侧和胫前较明显;卧位则为骶部水肿;严重者持续全身水肿,晨起不消失。d.胸腔积液多见于右侧胸腔。持续右心衰竭可致心包积液但少发心脏压塞。少数患者可扪及奇脉。晚期病例可出现恶病质。

(3)全心衰竭:兼有左、右室心力衰竭的表现,但可以一侧为主。由于右室较左室壁薄,易于扩张,故全心衰竭时右心衰竭的表现常比左心衰竭明显。

3.心力衰竭的分期与分级

(1)心力衰竭的分期:①前心力衰竭阶段,患者存在心力衰竭高危因素,但目前尚无心脏结构或功能异常,也无心力衰竭的症状和(或)体征。包括高血压、冠心病、糖尿病、肥胖、代谢综合征等最终可累及心脏的疾病以及有使用心肌毒性药物史、酗酒史、风湿热史或心肌病家族史等。②前临床心力衰竭阶段,患者无心力衰竭的症状和(或)体征,但已发展为结构性心脏病,如左室肥厚、无症状瓣膜性心脏病、既往心肌梗死史等。③临床心力衰竭阶段,患者已有基础结构性心脏病,既往或目前有心衰症状和(或)体征。④难治性终末期心力衰竭阶段,患者虽经严格优化内科治疗,但休息时仍有症状,常伴心源性恶病质,须反复长期住院。

(2)心力衰竭的分级:心力衰竭的严重程度通常采用美国纽约心脏病学会(NYHA)的4级心功能分级法,即NYHA分级。

Ⅰ期:心脏病患有,但日常活动量不受限,一般活动不引起乏力、心悸、气促和心绞痛。

Ⅱ级:心脏病患者,轻度体力活动受限,静息时无不适,日常体力活动可致乏力、心悸、气促或心绞痛。

Ⅲ级:心脏病患者,体力活动明显受限,静息时无不适,但低于日常活动量的运动即致乏力、心悸、气促或心绞痛。

Ⅳ级:心脏病患者,不能从事任何体力活动,休息状态下也出现心衰症状,体力活动后加重。

(3)6分钟步行试验:是一项简单易行、安全、方便的试验,通过评定慢性心力衰竭患者的运动耐力来评价某心力衰竭严重程度和疗效。要求患者在平直走廊里尽可能快走,测定其 6 分钟步行距离,<150m 为重度心力衰竭;150～450m 和>450m 分别为中度和轻度心力衰竭。

4.辅助检查

包括超声心动图、心电图、BNP/NTproBNP、X 线胸片、无创血流动力学检测、肌钙蛋白、核素心室造影及核素心肌灌注显像等,依病情需要选用。其中,BNP/NTproBNP 的浓度增高已成为公认的诊断 BNP 的客观指标。其临床意义如下。①心力衰竭的诊断和鉴别诊断:如 BNP<100 ng/L 或 NTproBNP<400 ng/L,心力衰竭可能性很小,其阴性预测值为 90%;如 BNP>400 ng/L 或 NTproBNP>1500 ng/L,心力衰竭可能性很大,其阳性预测值为 90%。急诊就医的明显气急患者,如 BNP/NTproB-NP 水平正常或偏低,几乎可以排除急性心力衰竭的可能。②心力衰竭的危险分层:有心力衰竭临床表现、BNP/NTproBNP 水平显著增高者属高危人群。③评估心力衰竭的预后:临床过程中这一标志物持续走高,提示预后不良。但左心室肥厚、心动过速、心肌缺血、肺栓塞、COPD 等缺氧状态、AKI、肝硬化、感染、高龄等均可引起 BNP 升高。

(二)治疗

治疗目标为防止和延缓心力衰竭的发生发展;缓解患者临床症状,提高其生活质量;改善长期预后,降低病死率与住院率。

1.病因治疗

(1)基本病因的治疗:对所有有可能导致心脏功能受损的常见疾病如高血压、冠心病、糖尿病、代谢综合征等,在尚未造成心脏器质性改变前即应早期进行有效的治疗。

(2)消除诱因:如用抗菌药物控制肺部或全身性感染;用抗心律失常药物、电学或手术方法纠治心律失常;对心脏病患者输液应减慢速度和减少液体量,慎用、不用或停用抑制心肌的药物等。

2.一般治疗

(1)休息和适度运动:失代偿期患者需卧床休息,多做被动运动以预防深部静脉血栓形成。临床情况改善后根据心功能状态进行活动,对于 LVEF 降低的非卧床心力衰竭患者,运动是一种有益的辅助疗法,可改善患者的临床状况。

(2)饮食和营养:限制水和钠盐的摄入,轻度心力衰竭患者钠盐摄入量应控制在 2～3 g/d,中、重度心力衰竭患者应<2 g/d。应食豆浆、米粥、米饭、面条、淡水鲜鱼、鲜肉等含食盐量低的食品。严重低钠血症(血钠<130 mmol/L)者,液体入量应<2 L/d,并适量补钠。应低脂饮食,对营养不良患者应加强营养支持。

3.药物治疗

(1)利尿药:在心力衰竭治疗中可以很好地改善症状并控制体液潴留,但应用利尿药不能作为单一治疗手段。原则上在慢性心力衰竭急性发作和明显体液潴留时应用。利尿药的适量应用至关重要。每日体重变化是最可靠的检测利尿药效果和调整利尿药剂量的指标。常用的利尿药分排钾和保钾两类。

①排钾利尿药:a.噻嗪类利尿药,以氢氯噻嗪为代表,为中效利尿药。仅适用于有轻度水钠潴留、伴有高血压而肾功能正常的轻度心力衰竭患者。起始剂量为 25 mg 每日 1 次,逐渐加

量。对较重的患者用量可增至 75～100 mg/d,分 2～3 次口服,同时补充钾盐。b.袢利尿药,以呋塞米为代表,为强效利尿药。应作为首选,特别适用于有明显液体潴留或伴有肾功能损害的患者。口服 20～100 mg,每日 2 次。效果不佳者可静脉注射。主要不良反应是低血钾。

②保钾利尿药:利尿作用弱,常与排钾利尿药合用,可选用螺内酯(20 mg,3 次/d)或氨苯蝶啶(50～100 mg,2 次/d)口服。阿米洛利利尿作用较强而保钾作用较弱,可单独用于轻度心力衰竭的患者,5～10 mg 每日 2 次。

(2)血管紧张素转换酶抑制剂(ACEI):是治疗心力衰竭的首选药物。常用药物有卡托普利(起始剂量 6.25 mg,3 次/d;目标剂量 50 mg,3 次/d)、贝那普利(起始剂量 2.5 mg/d;目标剂量 5～10 mg,1～2 次/d)、培哚普利(起始剂量 2 mg,1 次/d,目标剂量 4～8 mg,1 次/d)、赖诺普利(起始剂量 2.5～5 mg/d;目标剂量 30～35 mg/d)和依那普利(起始剂量 2.5 mg,2 次/d;目标剂量 10～20 mg,2 次/d)等。应用要点:①所有慢性收缩性心力衰竭患者和 NYHA Ⅰ、Ⅱ、Ⅲ、Ⅳ级患者(LVEF<40%),均应长期应用 ACEI 治疗,而且需终身使用,除非有禁忌证或不能耐受。②用药基本原则是从小剂量开始,逐渐递增,直至达到目标剂量。每隔 1～2 周剂量倍增 1 次。开始用药后 1～2 周内监测肾功能与血钾,后定期复查。糖尿病、氮质血症、低血压史、低钠血症及服用保钾利尿药者递增速度宜慢。③治疗后数周至数月可改善症状,即使症状改善不显著其仍可减缓疾病进展。④ACEI 的不良反应主要有低血压、肾功能一过性恶化、高血钾、干咳和血管神经性水肿等。⑤有威胁生命的不良反应(血管神经性水肿和无尿性肾衰竭)者、妊娠期妇女及对 ACEI 过敏者应禁用;低血压(SBP<90 mmHg)、双侧肾动脉狭窄、Scr 明显升高(>265 μmol/L)、高血钾(>5.5 mmol/L)者慎用。NSAIDs 会阻断 ACEI 的疗效并加重其不良反应,应避免使用。

(3)血管紧张素受体拮抗剂(ARB):当心力衰竭患者因用 ACEI 引起干咳不能耐受及致血管神经性水肿时,可改用 ARB,但已使用 ARB 且症状控制良好者无须换为 ACEI。目前不主张心力衰竭患者联用 ACEI 和 ARB,因两者联用并不能使心力衰竭患者获益更多,反而增加不良反应,尤其是会导致低血压和肾功能损害的发生。常用药物有,坎地沙坦(起始剂量 4～8 mg/d,目标剂量 32 mg/d)、氯沙坦(起始剂量 25～50 mg/d,目标剂量 50～100 mg/d)、缬沙坦(起始剂量 20～40 mg/d;目标剂量 160 mg/d,2 次/d)、替米沙坦(起始剂量 40 mg/d,目标剂量 80 mg/d)、厄贝沙坦(起始剂量 150 mg/d,目标剂量 300 mg/d)、奥美沙坦(起始剂量 10～20 mg/d,目标剂量 20～40 mg/d)等。

(4)β受体拮抗剂:心力衰竭患者长期应用β受体拮抗剂能减轻症状,改善预后、降低病死率和住院率,且与 ACEI 联用具有叠加效应。所有病情稳定并无禁忌证的心功能不全患者一经诊断均应立即以小剂量(美托洛尔 12.5 mg/d、比索洛尔 1.25 mg/d、卡维地洛 6.25 mg/d)起始应用β受体拮抗剂,逐渐增加至最大耐受剂量并长期维持。临床疗效常在用药后 2～3 个月才出现。因此,应用本类药物的主要目的并不在于短时间内缓解症状,而是长期应用达到延缓病变进展,减少复发率和降低猝死率的目的。β受体拮抗剂的禁忌证为支气管痉挛性疾病、严重心动过缓、二度及二度以上房室传导阻滞、严重周围血管疾病(如雷诺病)和重度急性心力衰竭。对于存在体液潴留的患者应与利尿药同时使用。突然停用β受体拮抗剂可致临床症状恶化,应予避免。对于慢性心力衰竭急性失代偿的患者,应依患者的实际临床情况在血压允许的范围内尽可能地继续 β 受体拮抗剂治疗,以获得更佳的治疗效果。

(5)醛固酮受体拮抗剂:对中、重度心力衰竭,NYHA Ⅲ 或 Ⅳ 级患者,AMI 后并发心力衰竭,可加用小剂量螺内酯(起始剂量 10 mg/d,最大剂量 20 mg/d),对抑制心血管的重构、改善慢性心力衰竭的远期预后有很好的作用。但必须监测血钾和肾功能(治疗开始后 3 天和 1 周各 1 次,前 3 个月每月 1 次,以后每 3 个月 1 次)。近期有肾功能不全、血肌酐升高或高钾血症以及正在使用胰岛素治疗的糖尿病患者不宜使用。一旦开始应用醛固酮受体拮抗剂,应立即加用袢利尿药,停用钾盐,ACEI 减量(卡托普利应≤75 mg/d,依那普利或赖诺普利应≤10 mg/d)。依普利酮是一种新型选择性醛固酮受体拮抗剂,尤适用于老龄、糖尿病和肾功能不全者。

(6)洋地黄类药物:可显著减轻轻中度心力衰竭患者的临床症状,改善其生活质量,提高运动耐量,减少住院率,但对生存率无明显影响。常用的有以下几种。a.地高辛:应用最为广泛。常以 0.125～0.25 mg 为起始剂量并维持,对 70 岁以上、肾功能减退或干重低的患者应予更小剂量(每日或隔日0.125 mg)起始。b.毛花苷丙(西地兰):为静脉注射用制剂,注射后 10 分钟起效,1～2 小时达高峰,每次取 0.2～0.4 mg 稀释后静脉注射,24 小时总量为 0.8～1.2 mg,适用于急性心力衰竭或慢性心力衰竭加重患者。c.毒毛花苷 K:静脉注射后 5 分钟起作用,0.5～1 小时达高峰,每次静脉注射0.25 mg,24 小时总量 0.5～0.75 mg,用于急性心力衰竭时。

①洋地黄的临床应用:a.适应证,伴有快速房颤/房扑的收缩性心力衰竭是应用洋地黄的最佳指征,包括扩张型心肌病、二尖瓣关闭不全、陈旧性心肌梗死、主动脉瓣病变、高血压性心脏病及伴慢性房颤的二尖瓣狭窄所致心力衰竭。在利尿药、ACEI/ARB 和 β 受体拮抗剂治疗过程中仍持续有心衰症状的患者可考虑加用地高辛。但对代谢异常引起的高排血量心力衰竭如贫血性心脏病、甲亢性心脏病以及心肌炎、心肌病等所致心力衰竭,洋地黄治疗效果欠佳。b.慎用情况,肺心病常伴低氧血症与心肌梗死、缺血性心肌病患者均易发生洋地黄中毒,应慎用;应用其他可能抑制窦房结或房室结功能或可能影响地高辛血药浓度的药物(如胺碘酮或 β 受体拮抗剂)时须慎用或减量。c.禁忌证,洋地黄过量或中毒;梗阻性肥厚型心肌病(除伴发房颤或其他房性快速心律失常外);旁道前向性传导的预激综合征伴房颤或房扑发作;严重窦性心动过缓或房室传导阻滞患者在未植入起搏器前禁用。风心病单纯二尖瓣狭窄伴窦性心律的肺水肿患者因增加右心室收缩功能可能加重肺水肿程度,应禁用。

②洋地黄有效的临床征象:a.尿量增加,水肿消退,肝脏缩小,体重减轻;b.呼吸困难减轻,肺啰音减少或消失;c.食欲增加,恶心、呕吐症状减轻或消失;d.扩大的心脏缩小,心搏有力,奔马律消失,心室率减慢。心室率快的房颤患者用药后静息心室率为 70～80 次/min,活动后为 80～90 次/min;但风湿活动、心肌炎、肺栓塞、甲亢、严重贫血患者的心力衰竭不能以心率快慢作为心力衰竭控制的指标。

③洋地黄中毒的识别:洋地黄中毒最重要的表现是各类心律失常,最常见者为室性期前收缩,多表现为二联律,非阵发性交界区心动过速,房性期前收缩,心房颤动及房室传导阻滞等。快速房性心律失常伴有传导阻滞是洋地黄中毒的特征性表现。洋地黄类药物中毒的胃肠道反应如恶心、呕吐,以及中枢神经的症状,如视物模糊、黄视、绿视、定向力障碍、倦怠等在应用地高辛时已十分少见。测定血清地高辛浓度(常>2.0 ng/mL)有助于洋地黄中毒的诊断。

④洋地黄中毒的处理:一旦诊断确立应立即停用洋地黄和排钾利尿药,单发性室性期前收缩及一度房室传导阻滞等停药后多自行消失;对快速性心律失常者,如血钾低则可用静脉补钾,如血钾不低可用利多卡因或苯妥英钠。电复律一般禁用,因易致室颤。有传导阻滞及缓慢性心律失常者可注射阿托品 0.5~1.0 mg,此时异丙肾上腺素易诱发室性心律失常,不宜应用。

(7)非洋地黄类正性肌力药物:①儿茶酚胺类,常用的有多巴胺[2~5 μg/(kg·min)]和多巴酚丁胺[2.5~10 μg/(kg·min)]。该两种制剂均只能短期静脉应用,在患者慢性心力衰竭加重时,可起到帮助患者渡过难关的作用。连续用药>72 小时可出现耐药,长期使用将增加病死率。②磷酸二酯酶抑制剂,短期应用可改善心衰症状,长期应用会增加病死率,因此,本品仅短期(3~5 天)应用于心脏术后急性收缩性心力衰竭、难治性心力衰竭及心脏移植前的终末期心力衰竭的患者。常用米力农,静脉注射,5~15 分钟内生效,半衰期为 2~3 小时。先将 50 μg/kg 的剂量溶入 0.9%氯化钠注射液中,静脉推注 10 分钟,继以 0.375~0.75 μg/(kg·min)的剂量持续静脉滴注。

(8)血管扩张剂:慢性心力衰竭的治疗并不推荐用血管扩张剂,仅对伴有心绞痛或高血压的患者考虑联合治疗。如应用小静脉扩张剂硝酸异山梨酯,用以缓解心绞痛或呼吸困难的症状。心力衰竭患者并发高血压或心绞痛而需要用钙拮抗剂(CCB)时,可选择氨氯地平或非洛地平。对于那些依赖升高的左室充盈压来维持心排血量的阻塞性心瓣膜病患者,如二尖瓣狭窄、主动脉瓣狭窄及左心室流出道梗阻的患者禁用。

(9)抗心力衰竭药物治疗进展:①重组人脑利钠肽,如奈西立肽,具有排钠利尿、抑制交感神经系统、扩张血管等作用,适用于急性失代偿性心力衰竭患者。②左西孟旦,适用于无显著低血压或低血压倾向的急性左心力衰竭患者。③伊伐布雷定,属选择性特异性窦房结 If 电流抑制剂。④AVP 受体拮抗剂(托伐普坦),通过结合 V2 受体减少水的重吸收,因不增加排钠而优于利尿药,可用于治疗伴有低钠血症的心力衰竭。

4.非药物治疗

(1)心脏再同步化治疗(CRT):部分心力衰竭患者存在房室、室间和(或)室内收缩不同步的情况,进一步导致心肌收缩力降低。CRT 通过改善房室、室间和(或)室内收缩同步性增加心排血量,可改善心力衰竭症状、运动耐量,降低病死率。目前已将双室起搏(BIVP)治疗心力衰竭列入Ⅰa 类适应证:可在已接受了最佳药物治疗(OPT)而心力衰竭症状仍未改善的情况下考虑采用 CRT。OPT 应包括使用 ACEI(或 ARB)和 β 受体拮抗剂及利尿药、洋地黄制剂,除非患者不能耐受。这类患者应符合以下条件:NYHA 分级为Ⅲ~Ⅳ级者、LVEF≤0.35、窦性节律时心脏不同步(QRS 宽度>120 ms)。

(2)左室辅助装置(LVAD):适用于严重心脏事件后或准备行心脏移植术患者的短期过渡治疗和急性心力衰竭的辅助治疗。

(3)心脏移植:是治疗顽固性心力衰竭的最终方法。

5.舒张性心力衰竭的治疗

舒张性心力衰竭常同时存在收缩功能不全,若客观检查(超声心动图)显示左室舒张末压(LVEDP)增高,而左心室不大,LVEF 值正常,则表明以舒张功能不全为主。最常见于肥厚型心肌病。治疗的原则与收缩功能不全有所差别,主要措施如下。①积极寻找并治疗基础病因:

如治疗冠心病或主动脉瓣狭窄、有效控制血压等。②对肺瘀血症状较明显者,可适量应用静脉扩张药(硝酸盐制剂)或利尿药降低前负荷,但不宜过度。③β受体拮抗剂:主要通过减慢心率使舒张期相对延长而改善舒张功能,同时降低高血压,减轻心肌肥厚,改善心肌顺应性。一般治疗目标为维持基础心率 50～60 次/min。④钙阻滞剂:降低心肌细胞内钙浓度,改善心肌主动舒张功能;降低血压,改善左心室早期充盈,减轻心肌肥厚,主要用于肥厚型心肌病患者。⑤ACEI/ARB:改善心肌及小血管重构,有利于改善舒张功能,适用于高血压心脏病及冠心病患者。⑥尽量维持窦性心律,保持房室顺序传导,保证心室舒张期充分的容量。⑦在无收缩功能障碍的情况下,禁用正性肌力药物。

6.“顽固性心力衰竭”及不可逆心力衰竭的治疗

“顽固性心力衰竭”又称为难治性心力衰竭,是指经各种治疗,心力衰竭不见好转,甚至还有进展者,但并非指心脏情况已至终末期不可逆转者。应积极寻找潜在的病因并设法纠正,如风湿活动、感染性心内膜炎、贫血、甲亢、电解质紊乱、洋地黄类过量、反复发生的小面积的肺栓塞等。同时调整心力衰竭用药。对高度顽固性水肿者可使用血液滤过或超滤疗法。扩张型心肌病伴有 QRS 波增宽>120 ms 的 CHF 患者可实施 CRT,安置三腔心脏起搏器,使左、右心室恢复同步收缩,可在短期内改善症状。不可逆 CHF 患者大多是病因无法纠正的,如扩张型心肌病、晚期缺血性心肌病患者,心肌情况已至终末状态不可逆转,应行心脏移植。在等待手术期间,应用 LVAD 可维持心脏功能,有限延长患者寿命。

第三节　缓慢性心律失常

一、病态窦房结综合征

病态窦房结综合征(即病窦综合征)是指窦房结自身功能异常和(或)传导障碍,引起心动过缓,临床可表现为头晕、黑矇、晕厥甚至阿-斯综合征发作及猝死的一组综合征。部分患者除发生心动过缓外,还可合并室上性心动过速,称为慢-快综合征,是病窦综合征的另一个表现。

(一)病因和发病机制

窦房结及其周围组织结构或功能障碍是发生病窦综合征的基础,病理多为窦房结发生退行性变或纤维化,窦房结组织被损伤或破坏,常见原因如缺氧缺血、炎症、退行性变、淀粉样变性等。常见病因如下。

1.器质性及代谢性疾病

如冠心病、心肌炎、心肌病、心脏外科手术引起损伤、淀粉样变性、某些心脏离子通道病、甲状腺功能减退等。

2.功能性病变

如迷走神经张力增高、药物过量等,多为短暂存在或可逆性病变,部分学者称为“病窦综合征样表现”。

（二）诊断要点

1.临床表现

病窦综合征最常出现的症状为头晕、黑矇及晕厥,系心排血量降低致其他脏器供血不足引起。另外,心动过缓和(或)合并室上性快速性心律失常者常出现心悸症状。慢-快综合征患者有发生脑卒中和栓塞的风险,需加以注意。

2.心电图特点

(1)窦性心动过缓指窦房结频率<50次/min,且持续存在,临床引起不适症状的患者,需注意。运动员、正常儿童、老年人等亦可有无症状的窦性心动过缓,但不属于病窦综合征的范畴,需加以鉴别。

(2)窦性停搏心电图表现:a.正常窦性节律下出现P-P间期显著延长(>2 s),其间无P波;b.长的P-P间期与正常窦性P-P间期无倍数关系;c.长的P-P间期后可出现逸搏心律,常为交界性逸搏,也可为室性逸搏。

(3)窦房传导阻滞分为以下几种类型:

①一度窦房传导阻滞。窦性激动在窦房传导过程中,传导时间延长,但均能传入心房形成窦性P波。体表心电图不能直接测定其窦房传导时间,故在心电图上不能直接诊断。

②二度Ⅰ型窦房传导阻滞。指窦房传导时间逐渐延长,直至完全被阻滞不能传入心房,结束一次文氏周期。心电图表现:a.P-P间期逐搏缩短,最终出现一个长P-P间期。b.长P-P周期短于两个最短P-P周期之和。c.文氏周期的第1个P-P周期是所有短P-P周期中的最长者,而最后一个P-P周期是所有短P-P周期中最短者。

③二度Ⅱ型窦房传导阻滞。心电图表现:a.规则的P-P周期中出现长P-P间期,为短P-P周期的整数倍;b.窦房传导比例可为3∶2、4∶3、5∶4不等;c.持续性2∶1窦房传导阻滞时,酷似窦性心动过缓,P波频率为30~40次/min,活动或使用阿托品类药物可使心率突然加倍。

④三度窦房传导阻滞。指所有的窦性激动都不能传入心房,体表心电图窦性P波消失,很难与窦性停搏相鉴别。

⑤双结病变。指除窦房结病变外,尚可发生房室结病变,引起房室传导阻滞,多为预后不良的表现。

(4)慢-快综合征:又称为心动过缓-心动过速综合征,心房颤动为最常见的心动过速,部分患者可演变为持续性房颤。其他还有心房扑动、房性心律失常、室上性心动过速等。若合并房室传导阻滞,房扑房颤的心室率常<60次/min。

3.动态心电图

动态心电图可记录患者白昼的平均心率、最快心率、最慢心率及发作时间,有无长间歇发作,有无快速性心律失常发作等,故对病态窦房结综合征的诊断有较大意义。如常规体表心电图诊断不明的患者,建议行动态心电图检查。

4.激发试验

运动试验可监测病窦综合征患者运动时最大心率,通常低于正常人,运动后瞬时心率常<85次/min,或出现窦房传导阻滞和(或)逸搏心律。阿托品实验为药物激发试验,静脉注射阿托品1~2 mg后心率<90次/min,提示窦房结功能障碍。

5.心内电生理检查

可对窦房结的起搏功能和传导功能进行评价,为有创操作。对于上述检查仍不能确诊者,可行电生理检查,帮助诊断。常用标准为窦房结恢复时间(SNRT)>2000 ms,正常人SNRT<1400 ms;另外,将窦房结恢复时间减去起搏前的最后一个窦性 P-P 间期的时间称为校正窦房结恢复时间(CSNRT),CSNRT>550 ms 亦为异常情况。窦房传导时间(SACT)>300 ms 也具有诊断意义。

(三)病情判断

病窦综合征发病病程通常较长,症状多样,从早期的无症状到晚期发生晕厥,甚至猝死,心电图可表现为窦性停搏、窦房阻滞甚至慢性房颤等,临床诊断需综合评估后方可确诊。另外,对于存在可逆因素的病窦综合征样表现患者,在祛除可逆因素后(如停用相关药物、迷走神经亢进的解除),窦房结功能常可恢复正常。

(四)治疗

病态窦房结综合征的治疗包括药物治疗和安装心脏起搏器治疗。

1.药物治疗

窦房结及其周围组织本身的病理变化多不可逆,药物治疗有限,主要是提高心率促进传导,常作为起搏器植入前的过渡治疗。

(1)阿托品:为典型的 M 胆碱受体拮抗剂,可使心率加快,但很少可以将病窦综合征患者心率提高至 90 次/min,适用于迷走神经过度兴奋所致的窦房阻滞、房室传导阻滞等缓慢性心律失常者,也可用于继发于窦房结功能低下而出现的室性异位节律治疗。成人常用剂量为 0.5～1 mg,静脉注射,按需可 1～2 小时 1 次,最大量为 2 mg。不良反应常有口干、视物模糊、腹胀、排尿困难等,所以对于青光眼、前列腺肥大、高热者禁用。

(2)异丙肾上腺素:为 β 受体激动剂,主要作用于 $β_1$ 受体,可使心肌收缩力增强,心率加快,传导加速,同时心输出量及心肌氧耗也会增加。可用于严重的窦性心动过缓、房室传导阻滞、心搏骤停患者。对心绞痛发作、心肌梗死、甲状腺功能亢进及嗜铬细胞瘤的患者不推荐使用。临床上可将异丙肾上腺素 0.5～1 mg 加入 5% 葡萄糖注射液 250 mL 中静脉滴注,可使心率维持在 50～60 次/min。

(3)氨茶碱:药理作用主要来自于茶碱,机制复杂,可改善病窦综合征患者的窦性停搏、窦性心动过缓及相关症状。常用剂量为 0.25～0.5 g,将其加入 5% 葡萄糖注射液 250 mL 中缓慢静脉滴注。活动性消化性溃疡和未经控制的惊厥性疾病患者禁用。

(4)沙丁胺醇:为 β 受体激动剂主要作用于 $β_2$ 受体,可提高心率,常用剂量为 2.4 mg/次,每日 3 次,口服。较常见不良反应包括震颤、恶心、头晕、失眠等。因其可加重心肌缺血,故冠脉供血不足、心功能不全的患者慎用。

(5)伴发快速性室上性心律失常的药物治疗:常用药物为洋地黄及胺碘酮,可用于控制心室率或转复窦律,需注意用药后窦律可能会进一步减慢,应从小剂量开始用药,严密监测患者病情。若伴发房扑房颤,还需评估病情加用抗凝治疗。

2.起搏器治疗

安装永久性心脏起搏器适用于窦房结功能障碍并出现症状(如黑矇、晕厥、阿斯综合征发作等)的患者,根据合并情况可选择单心房起搏(AAI)、单心室起搏(VVI)或双腔起搏(DDD)。对于窦性停搏>2 s无症状的患者,需密切随访。

二、房室传导阻滞

(一)一度房室传导阻滞

一度房室传导阻滞是指房室传导时间超过正常范围,但每个心房激动仍能传入心室,亦称房室传导延迟。在心电图上,P-R间期达到或超过0.21 s(14岁以下儿童达到或超过0.18 s),每个P波后均有QRS波。一度房室传导阻滞的发生率在各种心律失常中占第四位,仅次于窦性心律失常、期前收缩和房颤。其发病率比二度房室传导阻滞高2~6倍,比三度房室传导阻滞高6~14倍。一度房室传导阻滞可见于正常人,有的患者PR间期可超过0.24 s,中青年人发病率为0.65%~1.1%,50岁以上的正常人发病率为1.3%左右。

1.病因和发生机制

一度房室传导阻滞亦称为房室传导延迟,它由心房、房室结、希氏束或希浦系统内的传导延迟引起,也可能是多于一处的传导延迟的组合引起。但是大多数病例传导延迟发生在房室结内,少数发生在心房内,个别发生于希浦系统,希浦系统内的传导延迟常不引起异常延长的PR间期,然而亦有例外。一度房室传导阻滞的原因是房室交界区的相对不应期延长导致房室传导时间延长,但每一次心房激动均能传入心室。

迷走神经张力增高是其发生的原因之一,在运动员中发生率可达8.7%。某些药物如洋地黄、奎尼丁、钾盐、β受体阻滞药和钙拮抗药,中枢神经和周围交感神经阻滞药如甲基多巴、可乐定等均可致PR间期延长。一度房室传导阻滞常见于风湿性心肌炎、急性或慢性缺血性心脏病,急性心肌梗死患者的发病率为4%~15%,尤其多见于急性下壁心肌梗死患者。其中大多为暂时性的,可迅速消失或经过一段时间后消失。老年人中,原发性传导系统纤维化是较常见的原因,呈长期渐进性传导阻滞。家族性心脏传导阻滞为常染色体显性遗传,多表现为房室结传导障碍,有时可发生希氏束及分支阻滞,其导致高度房室传导阻滞或完全性房室传导阻滞引起晕厥和猝死的情况在临床上并不多见。

2.临床表现及诊断

一度房室传导阻滞在临床上没有明显的症状和体征。在听诊心肌炎或其他心脏病患者时,可发现响亮的第一心音在发生阻滞时突然减轻。临床表现多为原发疾病的症状和体征。诊断依靠心电图。

(1)一度房室传导阻滞的典型心电图特点。

①每个窦性P波均能下传心室并产生QRS-T波群。

②PR间期>0.20 s(成人);小儿(14岁以下)PR间期≥0.18 s。

③心率无显著改变时,PR间期较先前增加0.04 s以上,即使PR间期在正常范围仍可诊断。

④PR间期大于正常者最高值(视心率而定)。

(2)一度房室传导阻滞的阻滞部位在心电图上的表现。

①心房传导延迟引起的一度房室传导阻滞的心电图特点。

a.P波增宽,有切迹,PR间期延长,但PR段大多不延长。房室结的一度房室传导阻滞是

PR 段延长,可伴或不伴有 P 波增宽。PR 间期延长的程度显著(>0.4 s),大多为房室结内一度传导阻滞,其次是心房内阻滞。

b.只有 PR 间期延长,而无 P 波增宽或切迹。严重的心房内传导延迟常使体表心电图上的 P 波振幅显著减小,此类型很难和房室结的一度传导阻滞鉴别,只有用希氏束电图检查,如 PA 间期延长,才可确诊。

②发生于房室结内的一度房室传导阻滞的心电图特点:通常 PR 间期>0.4 s,大多为房室结内一度传导阻滞所致。在希氏束电图上表现为 AH 间期延长,曾有 AH 间期延长达 900 ms 的一度房室结内延迟的报道。

③希浦系统引起的一度房室传导阻滞的心电图特点有两种表现。

a.PR 间期延长伴有束支阻滞或分支阻滞:很可能是不对称性的不完全性左束支加右束支阻滞(即一侧束支完全阻滞,对侧束支一度传导阻滞)。房室结的一度传导阻滞多不伴有束支阻滞。

b.仅有 PR 间期延长而不伴有束支或分支阻滞:此由对称性左束支加右束支一度传导阻滞所致。在体表心电图上无法与房室结的一度传导阻滞鉴别。如在复查中发现束支图形时隐时现,应确定为双侧束支阻滞所致。希氏束电图中房室结一度传导阻滞表现为 AH 间期延长,而双侧束支阻滞为 HV 间期延长。所以,用希氏束电图来确定阻滞部位最可靠。

(3)一度房室传导阻滞时希氏束电图特点。

①心房内阻滞:PA 间期>60 ms,AH 间期和 HV 间期正常。心房传导延迟所致的房室传导时间延长(即一度房室传导阻滞)并不少见,但通常不导致二度Ⅱ型和高度或三度房室传导阻滞。主要见于 Ebstein 畸形、心内膜垫缺损等先天性心脏病。严重的心房内传导延迟可使 P 波显著变小,甚至 P 波完全消失,类似心房静止伴交界性心律。宽而有切迹表现的 P 波可由房间传导延迟引起而不一定是心房内传导延迟的表现。

②房室结内阻滞:AH 间期>140 ms,HV 间期和 PA 间期正常。窦性心律正常时,AH 间期波动范围较宽(60~130 ms)。房室结内的延迟是一度房室传导阻滞最常见的原因。但延迟的程度变异很大,延迟也可很显著。所以,当 PR 间期>0.4 s,大多系房室结阻滞导致的一度房室传导阻滞(其次由心房内阻滞引起)。

③希氏束内阻滞:整个希氏束除极所需时间通常不超过 25~30 ms,如果希氏束电位的总时限≥30 ms,即可诊断为希氏束内一度传导阻滞。如果希氏束波上有切迹或呈碎裂波,便更肯定。因为希氏束内传导时间的变异范围很小,当希氏束内传导延迟显著时,首先表现为希氏束电位分裂为两个明显的电位,即近端和远端希氏束波。对于单纯的希氏束内传导延迟,A 波至近端希氏束波(AH)和远端希氏束波至心室(HV)的间期都是正常的。希氏束内阻滞可与房室传导系统的其他部位的传导阻滞合并存在。无症状的希氏束内阻滞预后良好。

④希氏束下阻滞:即束支阻滞,HV 间期延长时间>60 ms。希氏束下传导延迟(一度房室传导阻滞)的程度不一,大多数 HV 间期在 60~100 ms 的范围内,偶有>100 ms 者。HV 间期显著延长者常易发展为高度房室传导阻滞。延长的 HV 间期几乎总伴有异常的 QRS 波。因为希氏束下传导不是均匀的,所以希氏束下阻滞引起的 PR 间期延长的 QRS 波往往是宽的,呈一侧束支阻滞图形;如果双侧束支内的传导延迟程度相等,其 QRS 波也可以是狭窄的(时限≤100

ms)。

3.鉴别诊断

一度房室传导阻滞需与下述一些不同原因所致的 PR 间期延长鉴别。

(1)发生较早的房性期前收缩,其 PR 间期可以延长。当房性期前激动下传时,房室结尚未脱离前一次激动后的相对不应期,这是个生理现象。

(2)各种期前收缩(室性、交界性或房性)后的第一个窦性搏动的 PR 间期延长,尤其在插入性室性或交界性期前收缩后。这种 PR 间期延长是由于期前收缩隐匿地逆向传入房室结。

(3)房室结双径路传导所致 PR 间期突然显著延长,这是由于房室结内存在着两条传导途径,一条传导速度快,不应期长(快径),另一条传导速度慢,不应期短(慢径)。在一个临界频率时,原经由快径下传的窦性 P 波,突然改循慢径下传,因而 PR 间期显著延长。

(4)隐匿性希氏束期前收缩或隐匿性分支期前收缩引起的 PR 间期延长,即为一度房室传导阻滞。

4.治疗策略

一度房室传导阻滞通常不产生血流动力学改变,对无症状、亦无低血压或窦性心动过缓者无须特殊处理,主要针对原发病因治疗;心率较慢又有明显症状者可口服阿托品或氨茶碱。对无症状的希浦系统内的一度房室传导阻滞患者,必须密切随访观察,因为它可能突然转变为二度Ⅱ型房室传导阻滞,甚至转变为高度或三度房室传导阻滞。如果患者有晕厥发作病史而又排除了其他原因,尽管心电图上只有一度房室传导阻滞,但希氏束电图证实是希氏束内或希氏束下的一度传导阻滞,应考虑植入起搏器。当患者有晕厥史,心电图 PR 间期正常,但希氏束电图表现为 HV 间期显著延长(>60 ms),也应考虑植入起搏器。

一度房室传导阻滞永久性起搏治疗的适应证:一度房室传导阻滞伴有类似起搏器综合征的临床表现(Ⅱa 类适应证);合并左心室功能不全或充血性心衰症状的显著一度房室传导阻滞(PR 间期>300 ms),缩短 AV 间期可能降低左心房充盈压而改善心衰症状(Ⅱb 类适应证);神经肌源性疾病(肌发育不良、克氏综合征等)伴发的任何程度的房室传导阻滞,无论是否有症状,因为传导阻滞随时会加重(Ⅱb 类适应证)。无症状的一度房室传导阻滞不是永久性起搏治疗的适应证。

5.预后

一度房室传导阻滞如果稳定而不发展,通常无临床意义,预后良好,短时即可消失。阻滞部位在房室结者预后良好。但少数一度和二度Ⅰ型房室传导阻滞部位在希氏束内或希氏束下者(双侧束支水平),他们均为急性或慢性心肌病变所致。他们的预后不同于房室结内一度或二度Ⅰ型房室传导阻滞,可能会进展为高度或三度房室传导阻滞。对他们的正确诊断必须依靠希氏束电图检查。急性心肌梗死伴一度房室传导阻滞前壁梗死患者,可发展为结下阻滞,甚至二度Ⅱ型、三度房室传导阻滞。急性下壁心肌梗死患者出现的一度房室传导阻滞通常是短暂的,但少数亦可发展为二度、三度房室传导阻滞,有报告发生率为 5%～30%,故须严密追踪观察。

(二)二度房室传导阻滞

二度房室传导阻滞是指激动自心房传至心室过程中有部分传导中断,即有心室脱漏现象,可同时伴有房室传导延迟。在体表心电图上，一部分 P 波后没有 QRS 波（心搏脱漏）。1924 年莫氏将二度房室传导阻滞分为莫氏Ⅰ型和莫氏Ⅱ型，亦称二度Ⅰ型和二度Ⅱ型房室传导阻滞，前者亦称文氏现象或文氏周期。二度Ⅱ型房室阻滞亦称莫氏Ⅱ型二度房室传导阻滞。其特征是一个心房激动突然不能下传，之前并无 PR 间期延长。发生在心搏脱漏之前和之后的所有下传搏动的 PR 间期是恒定的，即 P 波突然受阻不能下传以及无文氏现象存在，这是Ⅱ型不同于Ⅰ型的主要区别点。

大多数二度Ⅰ型房室传导阻滞患者阻滞部位在房室结。发病原因大多为迷走神经兴奋、药物中毒以及少数器质性心脏病，通常预后良好，多为一过性心律失常。但也有少数可发展成为高度或三度房室传导阻滞，少数患者也可发展为致命性室性心律失常。二度Ⅱ型房室传导阻滞几乎全部发生在希氏束内和双侧束支水平（希氏束下），几乎都是病理性的。这种心律不稳定，可突然发生心脏停搏或进展为三度房室传导阻滞。急性心肌梗死伴发的二度Ⅱ型房室传导阻滞经积极治疗原发病后，部分历时数分钟或数天最终也可消失。

1.发生机制和病因

（1）二度Ⅰ型房室传导阻滞的发生机制：二度Ⅰ型房室传导阻滞发生的电生理基础是房室传导组织的绝对不应期和相对不应期都延长，但绝对不应期延长较轻，而以相对不应期延长为主。

（2）二度Ⅰ型房室传导阻滞的常见病因：

①大多见于具有正常房室传导功能的人。动态心电图发现，二度Ⅰ型房室传导阻滞与一度房室传导阻滞一样，可以发生于正常的青年人（尤其是运动员），而且多发生在夜间迷走神经张力增高时。运动或使用阿托品后可明显改善房室结内传导功能，使二度Ⅰ型房室传导阻滞消失，提示该现象与迷走神经张力增高有关。

②很多药物可以延长房室结的不应期，如洋地黄类药物、β 受体阻滞剂、钙拮抗剂及中枢和外周交感神经阻滞剂，均可引起二度Ⅰ型房室传导阻滞。

③急性心肌梗死患者二度房室传导阻滞的发生率为 2%～10%。二度Ⅰ型多见于下壁心肌梗死患者，且多数是由一度房室传导阻滞发展而来。通常是房室结功能异常所致，其机制可能与迷走神经张力增高及腺苷作用有关。出现时间短暂，多于 1 周内消失。二度Ⅰ型不常发生于前间壁心肌梗死者，一旦发生，表明是广泛的希氏束、浦肯野纤维损伤，易发展为高度房室传导阻滞。

（3）二度Ⅱ型房室传导阻滞的发生机制：二度Ⅱ型房室传导阻滞发生的电生理基础是房室传导组织的绝对不应期显著延长，而相对不应期基本正常。当绝对不应期的延长超过一个窦性周期时，引起下一个窦性或室上性激动传导受阻而产生间歇性漏搏，而下传的 PR 间期是正常的。二度Ⅱ型房室传导阻滞的阻滞部位几乎完全在希浦系统内，希氏束电图显示阻滞部位多在 HV 区，少数在 H 区。在体表心电图上，约 29% 的患者 QRS 波是窄的（≤0.10 s），约 71% 的患者 QRS 波是宽的（≥0.12 s）。

（4）二度Ⅱ型房室传导阻滞的常见病因：

①药物作用，如洋地黄、奎尼丁、普鲁卡因胺、普罗帕酮、美托洛尔等均可引起二度Ⅱ型房室传导阻滞（但它们更易引起二度Ⅰ型房室传导阻滞）。

②电解质紊乱,高血钾(血钾为 $10\sim13$ mmol/L)可引起房室传导阻滞。低血钾(血钾<2.8 mmol/L)也可引起各级房室传导阻滞。

③约 26%的风湿热、风湿性心肌炎患者可伴有一度和(或)二度房室传导阻滞,以一度多见。病毒性心肌炎患者二度和三度房室传导阻滞并不少见。有时伴有束支阻滞,多表明病变广泛。其他感染,如柯萨奇病毒感染、麻疹、腮腺炎、病毒性上呼吸道感染、传染性单核细胞增多症、病毒性肝炎、伤寒等可使传导系统广泛或局部受损,一度、二度、三度房室传导阻滞均可发生,受损程度可轻可重,但阻滞大多为暂时性的、可逆的,很少发展为永久性慢性房室传导阻滞。

④冠心病、急性心肌梗死二度房室传导阻滞的发生率为 2%$\sim$10%。二度 Ⅱ 型房室传导阻滞多见于前壁心肌梗死者,其发生率为 1%$\sim$2%。多在患者发病后 72 小时内出现。阻滞部位多在希氏束以下。扩张型心肌病二度阻滞者约占 4%。其他疾病患者,如肥厚型心肌病、先天性心脏病、心脏直视手术、甲状腺功能亢进与黏液性水肿、钙化性主动脉瓣狭窄症患者等,均可发生各种程度的房室传导阻滞。

⑤近年来发现大约有半数慢性结下性房室传导阻滞并非动脉硬化、心肌炎或药物中毒所致,而是两束支或三束支发生非特异性纤维性变,有时病变可侵及希氏束的分叉处,而房室结和希氏束很少受到侵及,其原因不清。

2.临床表现及诊断

二度房室传导阻滞的临床症状取决于传导阻滞的程度及心室率的快慢。阻滞程度轻,心室漏搏很少时,对血流动力学影响不大,可以无明显症状。当心室漏搏较多,导致心率减慢至 50 次/min 以下时,患者可出现头晕、乏力甚至黑矇等心排出量降低的症状。二度 Ⅱ 型房室传导阻滞当心室率极慢时,可诱发阿-斯综合征。

(1)心电图诊断标准。

①二度 Ⅰ 型房室传导阻滞:PR 间期呈进行性延长,直到 QRS 波脱漏;脱漏后 PR 间期恢复,以后又逐渐延长,重复出现,这种传导延迟递增的房室传导阻滞称为二度 Ⅰ 型房室传导阻滞,或文氏型房室传导阻滞。房室传导比例常为 3∶2、4∶3 或 5∶4 等。

典型文氏型房室传导阻滞:a.P-R 间期进行性延长,直至 QRS 波脱漏结束文氏周期;b.PR 间期的增量逐次减小;c.R-R 间期进行性缩短(因 PR 间期增量递减),至形成一个长 R-R 间期结束文氏周期;d.长 R-R 间期<任意一短 R-R 间期的 2 倍;e.长 R-R 间期后的第 1 个 R-R 间期>长 R-R 间期前紧邻的 R-R 间期。

②二度 Ⅱ 型房室传导阻滞:QRS 波群有规律或不定时地漏搏,但所有能下传的 PR 间期恒定(多正常,少数可延长)。阻滞程度不同,房室传导比例不同。常见的房室传导比例为2∶1和 3∶1,轻者可为 3∶2、4∶3 等。常将房室传导比例在 3∶1 以上(含 3∶1)者称为高度房室传导阻滞。

(2)二度房室传导阻滞的希氏束电图特点:

①二度 Ⅰ 型房室传导阻滞:70%$\sim$80%的阻滞部位在希氏束近侧端,表现为 AH 间期进行性延长,直至完全阻滞。而 HV 间期正常。少数患者(7%$\sim$20%)的阻滞部位也可在希氏束内或希氏束远端,表现为 HH 或 HV 间期逐渐延长直至完全阻滞。

②二度Ⅱ型房室传导阻滞：约35%病变发生在希氏束内，65%发生在希氏束远端（希氏束下）。阻滞发生在希氏束近端时，希氏束电图表现为AH间期延长，但下传的HV间期正常，不能下传的A波后无H波，无V波。阻滞发生在希氏束远端时，希氏束电图表现为AH间期正常，HV间期延长，不能下传的那次心搏的H波后无V波。

3.鉴别诊断

二度Ⅰ型与二度Ⅱ型房室传导阻滞的鉴别诊断：二度Ⅰ型房室传导阻滞与Ⅱ型房室传导阻滞临床意义不同，前者阻滞部位多在房室结，预后较好；而后者阻滞部位几乎均在希浦系统内，易发展为完全性房室传导阻滞，患者伴晕厥发作，需要心脏起搏治疗。

①判别心搏脱漏前后下传心搏中PR间期是否固定，PR间期固定是Ⅱ型的标志，反之为Ⅰ型。

②2∶1和3∶2阻滞，虽多见于Ⅱ型，但亦可为Ⅰ型。在较长的描记中（或前后心电图中）记录到3∶2阻滞，依下传的PR间期是否相等鉴别。

③高度房室传导阻滞伴逸搏形成不完全性房室分离时，观察心室夺获心搏PR间期是否相等，相等为Ⅱ型；不等（RP与PR成反比关系）为Ⅰ型。

④静脉注射阿托品可抵消迷走神经影响，使房室结阻滞有所改善，多为二度Ⅰ型房室传导阻滞；而加快心率使希浦系统内的阻滞加重，多为二度Ⅱ型房室传导阻滞。静脉注射阿托品，可引起房室传导比例改变，观察下传的PR间期是否恒定，有助于Ⅰ型与Ⅱ型的鉴别。

4.治疗策略及预后

（1）二度Ⅰ型房室传导阻滞。

①无症状的二度Ⅰ型房室传导阻滞患者治疗因阻滞位置不同而不同。阻滞区位于房室结者（如绝大多数的二度Ⅰ型房室传导阻滞者）通常不需治疗，但需定期随访。而阻滞区位于希浦系统内的二度Ⅰ型房室传导阻滞者，尽管无症状，也应紧密观察。须积极治疗原发病，去除诱因，对症处理。并应考虑心脏起搏治疗，因为这种心律是很不稳定的，可以突然发生心脏停搏或发展为高度或三度房室传导阻滞。此多见于伴有器质性心脏病的患者。

②有症状的（特别是有晕厥史）二度Ⅰ型房室传导阻滞患者不论阻滞区的位置如何，都应积极治疗。如系房室结内阻滞，心率过慢，可口服阿托品0.3 mg，每日2～3次，或阿托品0.3～0.5 mg皮下注射，每日1～2次，也可用异丙肾上腺素及氨茶碱等治疗。

③急性心肌梗死者。二度Ⅰ型房室传导阻滞不常发生前间壁心肌梗死，一旦发生，表明是广泛的希氏束、浦肯野纤维损伤，易发展为高度房室传导阻滞。发生下壁心肌梗死，大多系迷走神经张力增高所致，多为良性，通常不需处理。如心率明显减慢或有症状，可用阿托品或氨茶碱口服治疗。

④永久性起搏治疗的适应证。二度Ⅰ型房室传导阻滞：二度Ⅰ型房室传导阻滞产生症状性心动过缓（Ⅰ类适应证）；无症状性二度Ⅰ型房室传导阻滞，因其他情况行电生理检查发现阻滞部位在希氏束内或希氏束以下水平（Ⅱa类适应证）；二度Ⅰ型房室传导阻滞伴有类似起搏器综合征的临床表现（Ⅱa类适应证）；神经肌源性疾病（肌发育不良、克赛综合征等）伴发的任何程度的房室传导阻滞者，无论是否有症状，以防阻滞会随时加重（Ⅱb类适应证）。

（2）二度Ⅱ型房室传导阻滞。

①二度Ⅱ型房室传导阻滞几乎全部发生在希氏束内和双侧束支水平（希氏束下），几乎都是病理性的。这种心律不稳定，可突然发生心脏停搏或进展为三度房室传导阻滞，患者可出现晕厥、心绞痛，严重者可出现阿-斯综合征等并发症，预后较差，起搏器治疗是必要的。

②急性心肌梗死伴发的二度Ⅱ型房室传导阻滞患者经积极治疗原发病后，部分病例历时数小时或数天，阻滞可消失，如急性期后或经介入等积极治疗原发病后，房室传导阻滞仍不改善者可以考虑永久起搏器治疗。

（三）三度房室传导阻滞

三度房室传导阻滞即完全性房室传导阻滞（CAVB），是由于房室传导系统某部分传导能力异常降低，所有来自心房的冲动都不能下传到心室，引起房室分离。三度房室传导阻滞是最高度的房室传导阻滞。阻滞区可位于房室结、希氏束或双侧束支系统内。典型心电图表现为完全性房室分离，心房率快于心室率，心室率缓慢而匀齐，通常为 30～50 次/min，先天性完全性房室传导阻滞时，一般心室率较快。

根据阻滞部位不同可分为如下 3 种。

完全性房室结阻滞：阻滞区位于房室结内，逸搏心律通常起自房室结下部（NH 区）或希氏束上段，心室率为 40～55 次/min，偶尔更慢或稍快，QRS 波形状正常。

完全性希氏束内阻滞：阻滞区位于希氏束内，逸搏灶往往位于希氏束下段，心室率大多在 40 次/min 以下（30～50 次/min），QRS 波群可增宽。

完全性希氏束下阻滞：阻滞区位于双侧束支水平（希氏束下），逸搏心律起自希氏束分叉以下的束支或分支，偶尔在外周浦肯野纤维，心室率大多为 25～40 次/min，QRS 波宽大畸形（＞110 ms）。

1.病因、发病机制

三度房室传导阻滞是房室传导阻滞中严重的类型，阻滞部位按发生频率分别为希氏束下（49％～72％）、希氏束内（14％～18％）和房室结（14％～35％）。由于有病区域的细胞完全丧失了兴奋性，有效不应期占据了整个心动周期，所有来自心房的冲动传抵这个部位时因受阻而不能继续传布，为维持心室的收缩和排血功能，位于阻滞部位下方的自律性细胞（次级起搏点）便发出冲动以保持心室搏动（逸搏心律）。

导致三度房室传导阻滞的原因很多，可以分为先天性因素和后天性因素。

（1）先天性因素：阻滞部位通常在房室结。

关于先天性完全性房室传导阻滞的发病原因有几种理论，包括正常传导系统受损及发育异常，其病理改变具有以下特点：①心房肌与其周围的传导系统缺乏联系；②房室束中断；③传导系统结构异常。这 3 种病理变化分别是心房、室内及结室传导缺乏连续性。最常见的现象是正常的房室结被纤维、脂肪组织代替，同时远端的传导系统也有不同程度的受累。室内传导的连续性中断虽然罕见，但也有报道。

有充分的证据显示先天性完全性房室传导阻滞与先天性心脏病的发生相关。有报道这类患者的心房肌与房室结缺乏连接，或房室结束支连续性中断。除严重致死性缺损外，在先天性完全性房室传导阻滞患儿中有 30％～37％合并 L 型大动脉转位（即矫正型大动脉转位）。

(2)后天性因素:常见的病因有冠心病导致的心肌缺血或梗死,下壁心肌梗死会损伤房室结,导致三度房室传导阻滞,但这种损伤通常是暂时的,在心肌梗死后2周内恢复。前壁心肌梗死则造成心脏传导系统远端的损伤,这种对传导系统的破坏通常是广泛而持久的,最终需要植入起搏器治疗。

①药源性因素:包括钙通道阻滞剂、β受体拮抗剂、奎尼丁、普鲁卡因、锂剂、地高辛、三环类抗抑郁药。

②退行性疾病:Lenegre病(退行性硬化仅累及传导系统)、Lev病、心肌非致密化不全、指甲髌骨综合征、线粒体肌病。

③感染性因素:莱姆疏螺旋体(尤其是累及心内膜)、风湿热、心肌炎、Chagas病(中美洲及南美洲)、曲霉菌病、带状疱疹病毒、瓣环脓肿。

④类风湿疾病:强直性脊柱炎、赖特综合征、复发性多软骨炎、类风湿关节炎、硬皮病。

⑤侵袭性疾病:淀粉样病变、结节病、肿瘤、霍奇金病、多发性骨髓瘤。

⑥神经肌肉性疾病:Becker型肌营养不良、强直性肌营养不良。

⑦代谢性因素:缺氧、低血钾、甲状腺功能低下。

⑧医源性因素:复杂的主动脉瓣手术、室间隔酒精消融术、左前降支的介入治疗、房室结慢径或快径的消融治疗。

2.临床表现及预后

症状及体征:因为心排血量明显减少,患者会出现晕厥或晕厥前症状,如心悸、心绞痛、黑矇等,严重者可出现Adams-Stokes综合征以及猝死。查体第一心音强度经常变化,第二心音可正常或反常分裂。间或出现心房音及响亮、清晰的第一心音(大炮音),系心房与心室收缩恰好同时发生所致,此时颈静脉可见巨大的α波(大炮波)。

发病率随年龄增长而增高,在婴儿期及儿童早期有一个小高峰,与遗传性传导阻滞相关。

阻滞部位靠下的三度房室传导阻滞患者,因激动发放不稳定,容易出现心脏停搏,甚至猝死。

完全性房室结阻滞通常是可逆的,一般由下壁心肌梗死、急性心肌炎或洋地黄中毒引起;而完全性房室结以下部位阻滞常是永久性的,急性型常由急性前壁心肌梗死引起,慢性型常由传导系统(双侧束支)退行性变引起。

3.诊断与鉴别诊断

(1)诊断:心电图是最重要的诊断依据。典型的三度房室传导阻滞心电图具有以下特点。

①PP间期和RR间期各有自己的规律,但P波与QRS波之间始终没有任何固定关系,形成完全性房室分离。

②心室率缓慢而匀齐。因为心室由位于阻滞区下方的次级起搏点(或逸搏节奏点)控制,即交界性或室性逸搏心律,因此心室率和QRS波形状因阻滞区位置的不同而有所差别。

③阻滞区位于房室结内,逸搏心律通常起自房室结下部(NH区)或希氏束上段,心室率为40～55次/min,偶尔更慢或稍快,QRS波形状正常(窄的)。

④阻滞区位于希氏束内,逸搏灶往往位于希氏束下段,心室率大多在40次/min以下

（30～50次/min），QRS波形状正常。

⑤起自NH区和希氏束上、中、下段的逸搏心律，往往统称为交界区逸搏心律。

⑥阻滞区位于双侧束支水平（希氏束下），逸搏心律起自希氏束分叉以下的束支或分支，偶尔在外周浦肯野纤维，心室率大多为25～40次/min，QRS波宽大畸形（＞110 ms）。

⑦心房率达到心房颤动水平时，依靠缓慢而匀齐的心室率可作出完全性房室传导阻滞的诊断。

（2）鉴别诊断：

①加速性室性自主心律（AIVR）：心室率较快，大于60次/min，QRS波可表现为宽大畸形亦可正常，有房室分离，但容易出现心室夺获和心室融合波，而在三度房室传导阻滞时不会出现夺获及融合波。

②干扰性完全性房室脱节：脱节的心室率大于心房率（即QRS波多于P波），室率一般较快，大于60次/min，QRS波多为室上形态（正常）。

③高度房室传导阻滞：房室之间并未完全阻滞，因为P波的间断下传形成心室夺获，表现为逸搏心律不齐，夺获的QRS波与其前的P波有固定的时间关系（固定的PR间期），与前面的逸搏搏动无固定时间关系（无恒定的偶联时间），夺获的QRS波之后的间歇等于或略短于逸搏心律的周期长度（无代偿间期）。

5.治疗策略

（1）急诊处理流程：描记标准12导联心电图。急查患者电解质、血气分析、心肌酶等指标，消除诱因，治疗原发病。停用可能导致心动过缓或传导阻滞的药物。

（2）静脉用药。

①阿托品。

a.用量：0.5～1 mg静脉推注，每隔3～5分钟可重复注射；累积剂量一般不超过3 mg。

b.注意事项：儿童和老年人酌情减量。闭角型青光眼禁用。

②异丙肾上腺素。

a.禁忌证：高血压、心动过速、地高辛中毒导致的心动过缓及传导阻滞、心绞痛、室性心律失常患者慎用。

b.用量：以0.5～2 μg/min滴速静脉滴注（紧急情况下剂量可至2～10 μg/min）。

此外，山莨菪碱或氨茶碱也可作为一线药物。

（3）安装永久起搏器治疗。

①成人获得性房室传导阻滞安装永久起搏器的推荐

a.Ⅰ类适应证。

任何阻滞部位的三度和高度房室传导阻滞者伴症状性心动过缓（包括心力衰竭）或房室传导阻滞所致的室性心律失常（证据水平：C）。

任何阻滞部位的三度和高度房室传导阻滞者伴需要药物治疗其他心律失常或其他疾病，而所用药物可导致症状性心动过缓（证据水平：C）。

任何阻滞部位的三度和高度房室传导阻滞者虽无临床症状，但已经证明心室停搏≥3 s或逸搏心率≤40 次/min 或房室结水平以下的逸搏心律(证据水平:C)。

任何阻滞部位的三度和高度房室传导阻滞者伴有无症状的房颤和心动过缓时,至少有 1 次心脏停搏时间≥5 s(证据水平:C)。

射频消融房室交界区导致的三度房室传导阻滞(证据水平:C)。

心脏外科手术后发生的不可逆性房室传导阻滞(证据水平:C)。

任何阻滞部位的三度和高度房室传导阻滞者伴神经肌源性疾病[例如强直性肌营养不良、Kearns-Sayre 综合征、Erb 肌营养不良(四肢-腰肌营养不良)、腓肠肌萎缩症],伴或不伴症状(证据水平:B)。

不论阻滞的类型和部位,任何症状性的二度房室传导阻滞(证据水平:B)。

无症状的任何阻滞部位的持续三度房室传导阻滞,伴清醒状态下平均心室率≥40 次/min,且存在心脏扩大或左心室功能障碍,或阻滞部位在房室结以下(证据水平:B)。

运动时出现的二度或三度房室传导阻滞,且没有心肌缺血证据者(证据水平:C)。

b.Ⅱa 类适应证。

无症状且没有心脏扩大的持续三度房室传导阻滞者,伴逸搏心率>40 次/min(证据水平:C)。

电生理检查证实的希氏束内或希氏束下无症状的二度房室传导阻滞者(证据水平:B)。

一度或二度房室传导阻滞伴血流动力学不稳定或类似起搏器综合征症状者(证据水平:B)。

无症状的窄 QRS 波的二度Ⅱ型房室传导阻滞者。当出现宽 QRS 波时,包括单纯的 RBBB,则指征升为Ⅰ类(证据水平:B)。

c.Ⅱb 类适应证。

神经肌源性疾病者[例如强直性肌营养不良、Kearns-Sayre 综合征、Erb 肌营养失调(四肢-腰肌营养不良)、腓肠肌萎缩症]伴任何程度的房室传导阻滞(包括一度房室传导阻滞),伴或不伴症状,因为其房室传导阻滞的进展不可预测(证据水平:B)。

药物和(或)药物中毒引起的房室传导阻滞者,当停药后仍有可能再次发生房室传导阻滞(证据水平:B)。

d.Ⅲ类适应证。

无症状的一度房室传导阻滞(证据水平:B)。

希氏束以上或不知道是位于希氏束内或希氏束以下的无症状二度Ⅰ型房室传导阻滞(证据水平:C)。

很有希望恢复且复发可能性不大的房室传导阻滞(药物中毒、Lyme 病或一过性迷走神经张力增加,或无症状的睡眠呼吸暂停综合征、低氧血症期间)(证据水平:B)。

②心肌梗死急性期后安装永久起搏器的推荐。

a.Ⅰ类适应证。

ST 段抬高的心肌梗死后发生希氏束或希氏束以下水平的持续性二度传导阻滞伴交替性束支阻滞者,或急性心肌梗死后出现希氏束或希氏束以下水平的三度房室传导阻滞(证据水平；B）。

一过性的高度或三度房室传导阻滞（阻滞在房室结内），伴相关的束支阻滞。如阻滞部位不明确，应行电生理检查（证据水平：B）。

持续性、症状性的二度或三度房室传导阻滞（证据水平：C）。

b.Ⅱb类适应证。

房室结水平的持续性二度或三度房室传导阻滞，即使没有症状（证据水平：B）。

c.Ⅲ类适应证。

无室内传导异常的一过性房室传导阻滞（证据水平：B）。

仅有左前分支阻滞的一过性房室传导阻滞（证据水平：B）。

无房室传导阻滞的新发束支阻滞或分支阻滞（证据水平：B）。

无症状的持续性一度房室传导阻滞，伴束支阻滞或分支阻滞（证据水平：B）。

③儿童先天性完全性房室传导阻滞起搏器治疗的适应证见表3-3-1。

表 3-3-1　儿童先天性完全性房室传导阻滞起搏器治疗的适应证

Ⅰ类适应证
新生儿心率<55次/min或儿童及青少年心率<40次/min
合并先天性心脏病
伴有与心动过缓相关的临床症状
打瞌睡时间长
做噩梦
不能耐受体力活动
清醒时心脏停搏时间>3 s或睡眠时心脏停搏时间>5 s
宽QRS波逸搏节律
QTc间期延长
除逸搏节律以外的复杂的室性期前收缩（成对或大于成对的室性异位节律）
Ⅱ类适应证
运动时出现室性异位节律
此级起搏点恢复时间延长

三、心室内传导阻滞

心室内传导阻滞（IVCD）是指由于希氏束分叉以下部位的传导阻滞导致室上性的心电信号冲动在心室内的扩布发生延迟或者阻断，同时引起心电图QRS波形态和（或）时程的改变。室内传导系统由3个部分组成：右束支、左前分支和左后分支，传导阻滞可以发生在上述任何一支、两支甚至三支传导束，其中右束支阻滞（RBBB）最为常见。这种心室内传导异常大多是持续性的，但也可以表现为间发性；既可以在任何心率水平下出现，也可以表现出缓慢或快速心率依赖性。室内阻滞不仅可以由希浦系统的器质性病变引起，也可以继发于各种心肌损害。

室内阻滞同样可以是功能性的,即室上性的心电冲动传导至心室时正处于心室的相对不应期,此时称为差异性传导。

(一)病因

对于 IVCD 的发生特别需要注意年龄这一重要危险因素,多项临床研究显示人群 IVCD 的发生率会随着年龄的增加而明显升高。引起 IVCD 的病因多种多样,其中最常见的是冠心病,往往是致命性的。心肌组织的缺血可以直接引起心脏传导系统的损伤,进而引起电信号传导的功能性阻断。冠心病尤其是心肌梗死合并左束支阻滞(LBBB)往往预示患者预后不良。引起 IVCD 的其他常见器质性心脏疾病还包括高血压/左心室肥厚、风湿性心脏病、急性或慢性肺源性心脏病、心肌病、心肌炎以及淀粉样变、结节病和血色病等浸润性疾病。原发性心脏传导系统疾病,如 Lev 病和 Lenegre 病等,均可以直接引起希氏束和(或)束支的损伤,并最终引起 IVCD;RBBB 还多见于 Ebstein 畸形、肺栓塞、三环类抗抑郁药中毒和系统性硬化症进展期患者;对于儿童人群,特定类型的 IVCD 往往具有遗传倾向,并与心脏的某些结构缺陷(如房间隔缺损)相关;此外在中美洲地区流行一种因感染克氏锥虫而引起的 Chagas 病,患者往往合并 RBBB 伴左前分支阻滞(LAFB)。当前医源性 IVCD 的发生并不少见,各种心导管检查、射频消融治疗以及起搏器植入等心脏介入手术以及心外科手术后均可发生 IVCD,但通常为一过性。

(二)心电图表现

IVCD 的诊断有赖于对 QRS 间期、电轴以及形态特征的分析。QRS 间期与测量方法直接相关。胸前导联与肢体导联相比 QRS 间期往往更长,因此有必要对所有导联的 QRS 间期进行测算并得到 QRS 间期的均值。QRS 间期还存在显著的年龄、性别差异,尤其在儿童和青春期人群中。4 岁以内的儿童如果 QRS 间期≥90 ms 应被视为延长,4～16 岁人群 QRS 间期延长的标准则是≥100 ms,而通常认为成年男性 QRS 间期≥110 ms 为异常。QRS 电轴,即平均额面电轴则与人群的年龄和体型密切相关,随着年龄的增加,人们的 QRS 电轴逐渐左偏。

1.完全性右束支阻滞

完全性右束支阻滞的图形与上述相似,但 QRS 波时限小于 0.12 s。

2.完全性左束支阻滞

完全性左束支阻滞图形与上述相似,但 QRS 波时限小于 0.12 s。

3.左前分支阻滞

左前分支阻滞较为常见,多数孤立性左前分支阻滞并不一定具有临床意义;有 4% 的急性前壁心肌梗死患者会出现新发左前分支阻滞,大多与前降支病变相关(图 3-3-1)。

4.左后分支阻滞(LPFB)

与左前分支相比,左后分支更细小而且有双重血供系统,因此单纯 LPFB 的发生很少见,通常与 RBBB 同时出现。存在 LPFB 的患者往往合并冠心病、高血压或者主动脉瓣病变(图 3-3-2)。

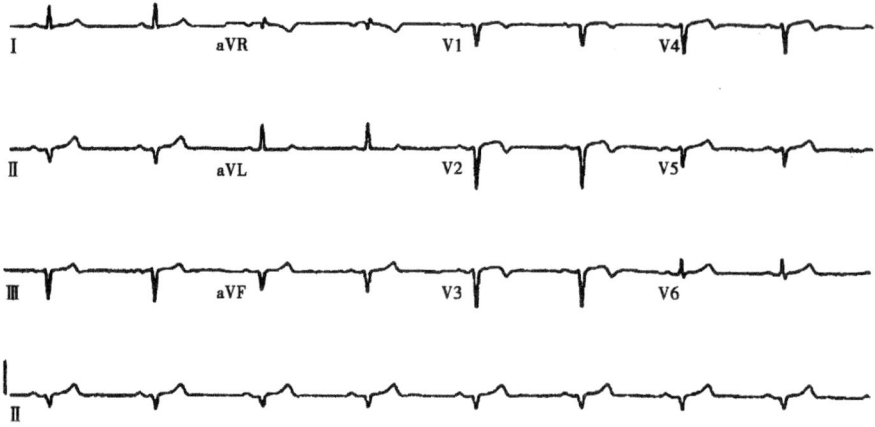

图 3-3-1　左前分支阻滞

5.双分支阻滞

通常是指 RBBB(图 3-3-3)合并 LAFB 或者 RBBB 合并 LPFB,其发生对于急性心肌梗死的患者最具意义,往往提示发生完全性房室传导阻滞。双分支阻滞中以 RBBB 合并 LAFB 最为常见,其在住院患者中发生率可达 1%。心电图特征主要表现为:RBBB 图形(QRS 间期延长≥120 ms,V1 导联呈 rsR 型,Ⅰ和 V6 导联出现深宽 S 波)合并额面 QRS 电轴左偏,Ⅰ导联呈 qR 型而Ⅲ导联呈 rS 型。RBBB 合并 LPFB 的心电图特征为:RBBB 图形合并额面 QRS 电轴右偏,Ⅰ导联呈 rS 型,Ⅲ导联呈 qR 型。Framingham 的研究显示每年有 1% 的双分支阻滞患者会发生完全性心脏阻滞。

6.三分支阻滞

三分支阻滞指病变累及全部 3 条束支或者其中 1 条呈永久性阻滞,另外 2 条呈间歇性传导延迟。完全性三分支阻滞可以表现为双分支阻滞合并三度房室传导阻滞。如果其中一条束支阻滞不完全,常规心电图检查往往表现为双分支阻滞合并一度或者二度房室传导阻滞,患者最终会发生完全性心脏阻滞甚至心源性猝死。

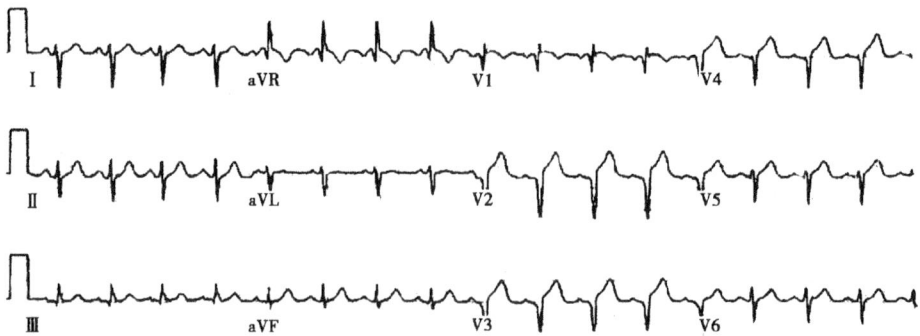

图 3-3-2　左后分支阻滞

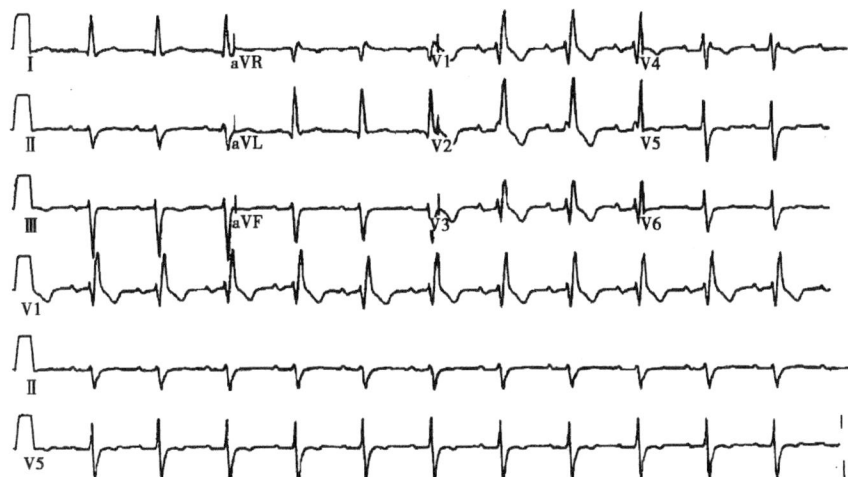

图 3-3-3 双分支阻滞（RBBB 伴 LAFB）

（三）治疗

慢性束支阻滞的患者如无症状，无须接受治疗。双分支阻滞与不完全性三分支阻滞有可能进展为完全性房室传导阻滞，但是否一定发生以及何时发生则难以预料，当合并显著心动过缓及症状时应尽早植入起搏器。急性前壁心肌梗死发生双分支、三分支阻滞，或慢性双分支、三分支阻滞，伴有 Adams-Stokes 综合征发作者，在急性期可考虑放置临时起搏电极导管，当急性期过后如传导阻滞仍然没有恢复则应安装心脏起搏器。

第四节　快速性心律失常

一、阵发性室上性心动过速

室上性心动过速（SVT）是临床上常见的心律失常之一，传统定义指心动过速位于希氏束分支以上部位，由连续 3 次以上室上性期前收缩组成。随着电生理研究的进展，发现其折返途径不仅仅局限于房室交界区以上部位，还涉及心房心室，故重新定义为起源和传导途径不仅仅局限于心室内的心动过速。室上性心动过速可分为广义和狭义两类，本文所述主要指阵发性房性心动过速（AT）、房室结内折返性心动过速（AVNRT）及房室折返性心动过速（AVRT）。

（一）病因和发病机制

多见于无器质性心脏病患者，不同性别及年龄者均可发生，其中 AVNRT 以女性多见，也可见于各种心脏病患者，如心肌梗死、心肌病、心脏瓣膜病、高血压心脏病、房间隔缺损、慢性肺源性心脏病、心肌炎患者等。另外，甲状腺功能亢进、低钾血症、低镁血症和心脏手术等亦可诱发。

发病机制主要包括最常见的折返激动及自律性增高、触发激动。

（二）诊断要点

1.临床表现

心动过速的发作表现为突然开始和突然终止,心律一般规则,心率多为150～230次/min,持续时间可短暂、间歇或持续发生。发作时患者可有心悸、胸闷、乏力、头晕、气短等症状。

2.心电图特点

(1)阵发性房性心动过速:①房性期前收缩连续3次或3次以上;②P波频率为160～250次/min,P'-P'有等电位线,房室传导比例可以是1∶1、2∶1、3∶1或3∶2、4∶3不等;③突发突止,可以是短阵发作,也可持续数分钟、数小时到数日;④可分为房室折返性心动过速(频率规则)和自律性房性心动过速,发作初始有频率逐渐加快的"温醒现象"。

(2)房室结内折返性心动过速:大多数患者存在慢径路和快径路,按折返途径可分为经典的慢-快型和较少见的快-慢型、慢-慢型。

慢-快型心电图:①心动过速的频率为160～250次/min。②心动过速常由房性期前收缩诱发,且P-R间期延长。③心动过速发作时,P'波多位于QRS波群之中(由于心房和心室几乎同时除极)而无法辨认。P'波位于QRS波群之后,R-P'<70 ms,R-P'间期<P'-R间期。④QRS波群多数正常,偶伴功能性束支传导阻滞。⑤刺激迷走神经或期前刺激可使心动过速终止。⑥可伴有房室传导阻滞及逆向传导阻滞。

快-慢型心电图:①心动过速的频率为100～150次/min;②心动过速无须期前收缩诱发,心率轻度增快即可诱发心动过速,且常无休止;③P'波固定于QRS波群之前,P'-R间期<R-P'间期;④交界性QRS波群与窦性QRS波群相同;⑤心动过速可被期前刺激或期前收缩暂时终止,药物治疗常无效。

慢-慢型心电图P'在ST段内,R-P'<P'-R,但RP'>70 ms。

(3)房室折返性心动过速:①心动过速的频率为150～250次/min;②R-P'间期>70 ms,且R-P'间期<P'R间期;③常可见QRS波的电交替现象,心动过速频率越快,电交替发生率越高;④窦律心电图可正常,也可有预激综合征表现。

（三）病情判断

研究显示,部分无器质性心脏病的患者,长期频繁发作可引起心动过速心肌病。合并器质性心脏病的患者,随发作时间延长,可诱发加重原有疾病,如冠心病心绞痛症状加重,严重者出现心力衰竭甚至休克。另外,部分患者发作时心率过快或发作终止时窦房结功能尚未恢复导致心脏停顿,可引起血流动力学障碍,发生晕厥。

（四）治疗

1.对因治疗

对可发现的病因或诱因进行控制,如纠正充血性心力衰竭、心肌缺血、低氧状态、药物过量、电解质紊乱等情况。对于没有诱因的发病患者,安静休息有时也可自行恢复窦性心律。

2.物理治疗

可通过物理方法兴奋迷走神经,从而终止心动过速的发作,如用压舌板刺激咽喉引起呕吐反射、咳嗽、潜水反射、Valsalva动作等,另外在医务人员的帮助下还可以按压眼球和按摩颈动脉窦,注意单侧按摩按压,切忌两侧同时按压,目前已少用。物理治疗对房性心动过速效果不佳,可产生房室传导阻滞,减慢心室率,往往不能终止其发作。

3.药物治疗

①Ⅰc类药物普罗帕酮可减慢多数心脏组织的传导,可作为首选药物。常取 35~70 mg 该药稀释后缓慢静脉注射,心动过速终止后予停药,使用中注意防止低血压及心动过缓。②Ⅳ类药物维拉帕米可抑制房室结传导,常用 5~10 mg 稀释后缓慢静脉注射,对房性心律失常效果不佳。③腺苷三磷酸起效快,消除快,对窦房结及房室结内折返有很强的抑制作用,使用时应注意防止心动过速终止后出现的一过性缓慢性心律失常,常用剂量为 5~10 mg,迅速静脉注射。④Ⅲ类药物胺碘酮具有多通道阻滞作用,常用 150 mg 复合剂量稀释后缓慢静脉注射,后续可静脉维持。⑤上述药物无效时还可选用奎尼丁、普鲁卡因胺、丙吡胺等。

4.复律治疗

对于以上治疗无效的患者或不能耐受、存在禁忌证的患者,可选择食管调搏复律疗法。对于合并出现血流动力学改变的患者,如出现低血压、心力衰竭、心绞痛发作等,可行同步直流电复律治疗,一般使用 50~100 J 即可,需注意洋地黄中毒者禁用。

5.手术治疗

随着电生理技术的不断发展,导管射频消融技术在我国各个地区得到广泛应用,成为了阵发性室上性心动过速的有效治愈手段。

二、阵发性室性心动过速

室性心动过速是引起心脏性死亡特别是猝死的主要原因之一。它是一种较复杂的心律失常,种类繁多。不同类型的室性心动过速,其临床表现、诊断、预后及治疗有很大差异。

(一)持续性单形性室性心动过速

1.诊断

(1)临床表现特点:持续性单形性室性心动过速是指室性心动过速发作时间≥30 s(或在此之前因病情严重而需要紧急复律)且 QRS 波保持单一形态者。它具有突发突止的特点和反复发作的倾向。常见病因为冠心病、心肌梗死、扩张型心肌病、重症心肌炎等。一般所指的阵发性室性心动过速即为此型。症状的严重程度取决于室性心动过速的持续时间、心室率的快慢和原来心功能的状态。轻者有心悸、头晕、低血压症状,严重者出现心力衰竭和休克,也可诱发或加重心绞痛,并可发展为心室颤动。听诊心率为 130~220 次/min,第一心音强弱不一,颈静脉可有炮波,颈静脉搏动频率低于心室率。

(2)心电图诊断特点。

①QRS 波呈单一形态、宽大畸形,频率为 130~220 次/min,节律规则或基本规则。

②房室分离,心室率快于心房率。

③有时可出现心室夺获及室性融合波。

后两者的出现可确诊室性心动过速。但体表心电图上 P 波常不易辨认,心室夺获和室性融合波的出现率也不高,因此需与 QRS 波增宽的室上性心动过速相鉴别。早年 Wellens 及

Kindwall 等均提出过宽 QRS 心动过速鉴别诊断标准。他们的标准均经电生理检查证实,但实际应用时相对较复杂。1991 年,Brugada 等提出过鉴别宽 QRS 心动过速的四步诊断法及补充的三步法,虽已简化,但仍较复杂。2007 年 Vereckei 等提出了鉴别宽 QRS 心动过速的新四步法,比较实用简单:第一步看是否存在房室分离,如果存在则诊断为室性心动过速。第二步观察 aVR 导联 QRS 波形态,如 QRS 波初始为大 R 波即呈 R 形或 RS 形,则诊断为室性心动过速,如果呈 QR 形,不能诊断为室性心动过速。第三步观察 QRS 波是否符合束支阻滞或分支阻滞图形,如不符合则诊断为室性心动过速。第四步测量心室初始除极 40 ms 时的振幅值 (Vi)与心室终末除极 40 ms 时的振幅值(Vt)的比值(Vi/Vt),Vi/Vt≤1 诊断为室性心动过速。2008 年 Vereckei 等再次提出单用 aVR 导联鉴别宽 QRS 波心动过速的最新四步诊断法,具有更为简单、易记、省时、准确性高的特点;前三步都是观察 aVR 导联 QRS 波形态。第一步如果宽 QRS 波群起始为 R 波,诊断为室性心动过速;第二步如果宽 QRS 波群起始为 r 波或 q 波,其时限>0.04 s,诊断为室性心动过速;第三步如果宽 QRS 波群呈 QS 型,且前支有顿挫,诊断为室性心动过速;第四步如果 Vi/Vt≤1,诊断为室性心动过速;如果第四步结果为 Vi/Vt>1,则为室上速伴束支阻滞或差异性传导。综上所述,对于一份宽 QRS 波心动过速的心电图,目前至少有 4 种方法来做鉴别诊断以明确是否为室性心动过速:a.经典法;b.Brugada 胸导联分步法;c.2007Vereckei 多导联分步法;d.2008Vereckei 单一 aVR 导联分步法。对于急诊患者,可以先按室性心动过速处理。

2.治疗

(1)发作期治疗。

①对宽 QRS 波心动过速患者在未能作出鉴别诊断前应先按室性心动过速处理。

②当怀疑为持续性单形性室性心动过速并伴血流动力学异常时,如出现低血压、休克、心力衰竭、心绞痛、脑缺血症状时,无论处于抢救治疗的哪个环节,都推荐在患者适当镇静后给予同步直流电击复律。

③持续性单形性室性心动过速不引起血流动力学异常,可静脉注射胺碘酮、利多卡因或普鲁卡因胺。利多卡因经常无效,静脉推注胺碘酮或普鲁卡因胺更为有效。胺碘酮的负荷剂量是 10 分钟内给予 150 mg。随后 6 小时内每分钟滴注 1 mg,在随后的 18 小时及其后的几天里每分钟滴注 0.5 mg 维持。如室性心动过速不终止或复发,可重复给予负荷剂量。利多卡因的负荷剂量是 75～100 mg,稀释后静脉推注,并于 10～15 分钟后重复 1 次,维持量为 1～4 mg/min,静脉滴注 36～48 小时。

④洋地黄中毒引起的室性心动过速除停药和补钾外,首选苯妥英钠静脉推注,也可给利多卡因,并同时给地高辛抗体静脉推注。

⑤室性心动过速是严重的心律失常,应严密观察并紧急治疗。应积极寻找和去除与引发和维持室性心动过速有关的因素,如心肌缺血、低血压、低钾血症、洋地黄中毒等。对伴有低血压或休克的患者,应合用拟交感胺类升压药物;对伴有心力衰竭者应积极治疗心力衰竭。这些措施可减少室性心动过速的复发。

(2)预防再发作的长期治疗:长期治疗的目的是预防心源性猝死及有症状性室性心动过速复发。根据临床试验的结果,目前有以下几点是清楚的。① I 类抗心律失常药物能恶化患者的预后。②胺碘酮经验用药较心电生理检查指导下使用抗心律失常药物,患者有更好的生存率。③对经历过心肺复苏的患者或持续性室性心动过速导致了血流动力学受损及 LVEF<35% 的患者,安置植入型心律转复除颤器(ICD)较使用胺碘酮有更好的生存率,是首选的治疗方法。对那些 LVEF 较高的患者,使用胺碘酮可能获得与 ICD 相似的生存率。对那些有指征但拒绝安置 ICD 的患者,经验性使用胺碘酮是最好的治疗手段。即使安置了 ICD,也应同时给予胺碘酮,以减少室性心动过速的发作。如果合用胺碘酮无效,也可合用索他洛尔、普鲁卡因胺或氟卡尼。

心源性猝死是缺血性心肌病的临床表现之一。心源性猝死患者尸检显示,90%患者存在冠心病,其中 75%患者合并有陈旧性心肌梗死。心肌梗死患者同时合并左心室功能低下或室性心律失常,猝死发生率更高。LVEF 值对心肌梗死后 2 年的猝死发生率有重要的预测作用。对于轻度至中度左心衰竭的患者,持续性室性心动过速或心室颤动导致的心源性猝死是死亡最主要的原因。与之相比,重度心力衰竭患者心源性猝死的比例较低。但由于这些患者总病死率增高,所以心源性猝死患者绝对数仍较高。近年先后公布的 MADIT 和 MADITⅡ、MUSTT、SCD-HeFT 等研究证明,缺血性或非缺血性心肌病伴左心功能不全、左心室射血分数低下的患者,安置 ICD 后猝死发生率明显降低。2006 年 ACC/AHA/ESC 心源性猝死治疗指南中,明确地将以下几类患者列为 ICD 的Ⅰ类适应证:①有心源性猝死/心室颤动复苏或血流动力学不稳定性室性心动过速病史,或不明原因的昏厥患者。②心肌梗死 40 天后,LVEF≤40% 和 NYHAⅡ或Ⅲ级的患者。③NYHAⅡ或Ⅲ级,LVEF≤35% 的非缺血性心肌病患者。

心肌梗死后出现的室性心动过速或扩张型心肌病出现的室性心动过速应用射频消融术治疗的效果不理想,加上这类室性心动过速患者预后差,因而射频消融治疗仅作为安置 ICD 的辅助治疗方法,用以减少室性心动过速发作及 ICD 放电的频率。对于心肌梗死后室性心动过速发作时,能够较好耐受,左心室功能良好而药物治疗无效的患者,射频消融或可作为一线治疗方法。

(二)非持续单形性室性心动过速

非持续单形性室性心动过速指单形性室性心动过速每次发作在 30 秒内能自行终止者。此型室性心动过速在临床上最为常见,主要病因为扩张型和肥厚型心肌病、冠心病、心肌梗死及二尖瓣脱垂,也有部分患者原因不明。对无症状非高危性患者,特别是无明显器质性心脏病患者,可不做特殊治疗。对有症状非高危性患者,可应用β受体拮抗剂,β受体拮抗剂对预防复发常常有效。对β受体拮抗剂无效者,I_C 类及胺碘酮可能有效。但 I_C 类药物应避免对有器质性心脏病特别是冠心病的患者长时间使用,以避免药物增加病死率。对由冠心病、心肌梗死引起者,应争取做冠状动脉再通术。非持续性室性心动过速并非 ICD 的适应证,对非持续性室性心动过速发生于陈旧性心肌梗死,且左心功能受损,LVEF≤40%的患者,应积极考虑植入 ICD。因为这类非持续性室性心动过速患者是发生心源性猝死的高危人群。

(三)特发性室性心动过速

特发性室性心动过速是发生于无明确心脏病,亦无致心律失常因素存在的患者的室性心动过速,占室性心动过速的 7%~10%。常见于年轻人。多数患者症状轻微,预后大多良好。根据起源部位,又可分为右心室特发性室性心动过速和左心室特发性室性心动过速。右心室特发性室性心动过速临床上较常见，约占特发性室性心动过速的 70%，大多起源于右心室流出道室间隔，其特征为：①多表现为反复短阵的单形性室性心动过速，发作时间小于 30 秒，少数也可表现为持续单形性室性心动过速。②室性心动过速发作时 QRS 波呈左束支传导阻滞图形伴电轴正常或右偏。③非发作期间常有同形的室性期前收缩。④易被运动或异丙肾上腺素诱发。⑤刺激迷走神经的动作及腺苷可中止室性心动过速。左心室特发性室性心动过速占特发性室性心动过速的 30%，其特点为：多表现为持续单形性室性心动过速，发作大于 30 秒；室性心动过速发作时 QRS 波呈右束支传导阻滞图形伴电轴左偏（起源于左心室下部中间隔左后分支附近）或右偏（起源于左心室基底部）；非发作期间多无期前收缩，心电图正常；易被程序刺激诱发，有时也可被异丙肾上腺素诱发；腺苷很少能中止室性心动过速发作。

β 受体拮抗剂及维拉帕米能抑制右心室特发性心动过速，亦可使用腺苷中止发作。对左心室特发性室性心动过速，药物治疗首选维拉帕米，可中止室性心动过速和预防发作。频发的特发性室性心动过速亦可首选射频消融术治疗。

（四）束支折返性室性心动过速

本病为束支间的大折返，激动沿右束支前向传导，后经左束支逆向传导。心电图上 QRS 波时限≥0.12 s，多呈左束支传导阻滞图形。室性心动过速有时激动沿左束支前向传导，经右束支逆向传导，则心电图呈右束支传导阻滞图形，但少见。电刺激可诱发，记录希氏束、右束支和左束支电图可以确诊。此型室性心动过速多见于扩张型心肌病，也见于冠心病和左束支传导障碍者，大多伴有较严重的心功能受损，心率快，患者最终死于心力衰竭，也有猝死危险。药物治疗大多无效。首选射频消融治疗，消融右束支可根治此型室性心动过速；亦可经手术放射状切除束支根治。

（五）右心室发育不良性室性心动过速

右心室发育不良心肌病又称为致心律失常性右心室发育不良（ARVD）。病理改变为右心室发育不良，部分或全部右心室肌被纤维或脂肪组织代替，局部区域心肌可薄如羊皮纸。病变常累及右心室流出道、心尖及三尖瓣下方，构成所谓"发育不良三角"，在这些部位易形成折返产生室性心动过速。本病室性心动过速的特点如下：①发作室性心动过速时 QRS 波常呈完全性左束支传导阻滞图形。②窦性心律时胸前导联（V1～V4）T 波倒置，QRS 波终末部与 ST 段交界处出现切迹，亦称为 Epsilon 波，V1 导联呈右束支阻滞图形。③常可记录到心室晚电位。④心脏程序刺激可诱发和终止室性心动过速。本型室性心动过速的药物治疗基本同持续单形性室性心动过速。也可试行右心室内射频消融术或外科手术（单处或多处心室切开术），但射频消融术不易成功。虽然至今尚无相关的临床试验，但由于病程的进行性和不良的预后，安装 ICD 可能优于药物治疗。

（六）尖端扭转型室性心动过速

尖端扭转型室性心动过速专指由 QT 间期延长引起的多形性室性心动过速。室性心动过速时，形态、振幅不一的快速 QRS 波的极性围绕心电图基线发生扭转，频率为 200～250 次/min，发作间歇期心电图 QT 间期明显延长，U 波巨大并与 T 波融合。室性心动过速反复发作又自行终止，临床上表现为反复发作性晕厥，易进展为心室颤动致猝死。

1.长 QT 综合征

长 QT 综合征是一种遗传性心律失常疾病,属于离子通道病,有关离子通道异常在长 QT 综合征发病中的作用研究已取得很大的进展。基因突变主要导致各离子通道 α 亚单位异常。长 QT 综合征主要有两种形式:一种称为罗马诺-沃德综合征,为常染色体显性遗传,患者听力正常;另一种称为耶韦尔和朗格-尼尔森综合征,为常染色体隐性遗传,伴先天性神经性耳聋。

长 QT 综合征的临床表现变化很大,可以表现为显著的 QT 延长伴反复发作性晕厥,也可以表现为 QT 间期仅略延长且无心律失常及晕厥发作。尖端扭转型室性心动过速的发作常由体力活动或情绪激动所诱发。症状通常在 20 岁前出现。

治疗要点包括:①由于心律失常发作与交感兴奋有关,β 受体拮抗剂为治疗首选药物,可使病死率明显降低,对无晕厥及复杂室性心律失常发作、无猝死家族病史的患者,也主张应用 β 受体拮抗剂。②对有房室传导阻滞或心动过缓或长间歇依赖的室性心动过速患者,安装永久起搏器有良好效果,应与 β 受体拮抗剂合用。③药物治疗无效的患者,可做左侧交感神经节切除。④室性心动过速持续发作时需电击中止。⑤平时禁用儿茶酚胺类及能延长复极的药物。⑥对有晕厥发作的患者应安置 ICD 以预防心脏猝死,对这类患者,ICD 除了电击除颤功能外,还能通过持续起搏预防心动过缓或长间歇的发生。⑦无晕厥发作但有家族性猝死病史的高危患者是否安置 ICD 仍有争议,但对这类患者安置 ICD 为预防猝死提供了保障。

2.获得性 QT 间期延长的尖端扭转型室性心动过速

QT 间期延长由药物如抗心律失常药(ⅠA、ⅠC、Ⅲ类)、吩噻嗪类药、三环和四环类抗抑郁药引起,已知可致 QT 间期延长的药物达 50 余种。QT 间期延长也可由电解质异常如低血钾、低血镁引起。患者常伴基础心率过慢,室性心动过速由长短间歇诱发,即由长间歇后的提早心动引起发作,因此获得性 QT 间期延长的尖端扭转型室性心动过速又称长间歇依赖型尖端扭转型室性心动过速。治疗要点包括:①纠正或解除病因。②提高基础心率,使心室复极差异缩小,可用临时性心房或心室起搏,或静脉滴注异丙肾上腺素,使心率>110 次/min,房室传导正常的患者,以心房起搏效果最好。③补钾及补镁为重要治疗措施。补镁:将硫酸镁 2 g,稀释至 40 mL 后缓慢静脉推注,继以 8 mg/min 滴速静脉滴注。④禁用ⅠA、ⅠC 及Ⅲ类抗心律失常药,可试用ⅠB 类药。⑤因本型室性心动过速有反复发作的特点,一般仅于持续发作引起阿-斯综合征时才采用直流电复律。

(七)QT 间期正常的多形性室性心动过速

多形性室性心动过速的心电图表现与尖端扭转型室性心动过速相似,但尖端扭转型室性心动过速特指由 QT 间期延长引起者。多形性室性心动过速血流动力学障碍严重,病情凶险,猝死率高。

1.儿茶酚胺敏感性多形性室性心动过速

这是一种少见的遗传性室性心动过速,发生于儿童或少年,无明显的器质性心脏病。本病的主要症状是晕厥或"夭折的"猝死。约 30% 的患者有家族猝死病史或有由紧张诱发的晕厥。患者对运动的典型反应是最初的窦性心动过速和室性期前收缩,继而出现短阵的单形或双向性室性心动过速,如继续运动则最终出现多形性室性心动过速。治疗措施包括应用 β 受体拮抗剂和安置 ICD。

2.Brugada 综合征

Brugada 综合征指患者的心电图上有典型的 Brugada 波并伴发多形性室性心动过速、心室颤动或猝死。Brugada 综合征属于遗传性基因突变所致的离子通道疾病。特征性的 Brugada 波在右胸前 V1～V3 导联中有 1 个或 1 个以上的导联出现,表现为 3 种类型:①ST 段呈下斜形抬高或呈穹隆形抬高。②ST 段呈马鞍形抬高。③ST 段呈低马鞍形抬高。只有 1 型 Brugada 波才有肯定的诊断价值,仅有 2 型或 3 型 Brugada 波者,只有在 I 类钠通道阻滞剂(最常用阿义马林)做药物激发试验获得 1 型 Brugada 波时,才有诊断意义。

Brugada 综合征的危险分层很重要,自发出现的 1 型 Brugada 波是一个危险因素,发生心律失常事件的风险远高于药物诱发后才出现 1 型 Brugada 波的患者。心脏电生理检查诱发持续的室性心律失常是最大的危险因素,发生猝死的风险远高于不能诱发出室性心动过速、心室颤动者。

ICD 是唯一已证实对 Brugada 综合征治疗有效的方法。对有过猝死、猝死先兆和晕厥的患者,都需植入 ICD 进行二级预防。

3.联律间期极短的多形性室性心动过速

发病机制与触发活动有关。临床特点为:①反复发作多形性室性心动过速,但常无器质性心脏病证据,临床表现为心悸、眩晕、晕厥,反复发作可致猝死。②单个室性期前收缩或诱发室性心动过速的室性期前收缩均显示极短的联律间期,通常为 280～320 ms。③基础心律的 QT 间期、T 波和 U 波形态均正常。④交感神经兴奋药物无效且可能加重发作。治疗首选维拉帕米,对终止及预防发作均十分有效。持续发作者需直流电复律,药物治疗无效者可安置 ICD。

4.其他

心肌缺血、原发性心肌病、二尖瓣脱垂、心室肥厚等也可能引起正常 QT 间期的多形性室性心动过速。

(八)短 QT 综合征

短 QT 综合征是近年来提出的临床及心电图综合征。短 QT 综合征是一种与遗传相关的原发性心电疾病,与编码钾离子通道的基因突变有关。目前多数学者建议将 QT 间期≤330 ms 作为短 QT 综合征的心电图诊断标准。约半数以上短 QT 综合征患者胸前导联表现高度对称的 T 波,并常有 ST 段缺失。短 QT 综合征患者常伴有阵发性心房颤动,最严重的后果是伴发室性心动过速、心室颤动时发生猝死。目前,植入 ICD 转复恶性心律失常是治疗短 QT 综合征的有效方法。对不能植入 ICD 者可以应用奎尼丁治疗,奎尼丁能延长 QT 间期至正常范围,但奎尼丁的长期疗效尚在观察中。

(九)双向性室性心动过速

心电图表现为快速、规则、增宽的 QRS 波群,其主波方向上下交替,V1 导联呈左、右束支阻滞图形交替,肢体导联呈 QRS 波电轴左偏与右偏交替。本型室性心动过速多见于洋地黄中毒者,尤其见于老年患者或有严重心肌疾病的洋地黄中毒者,预后不良。可给予地高辛结合抗体,以及利多卡因、钾剂及 β 受体拮抗剂等治疗。

三、心房扑动

心房扑动是心房快速而规律的电活动,简称房扑。在心电图上表现为大小相等、频率快而规则(心房率一般为 240～340 次/min),至少 1 个体表导联上无等电位线的心房扑动波。房扑是介于房性心动过速和房颤之间的快速性心律失常,是最常见的大折返性房性心动过速。房扑很少见于正常人,患者多伴有器质性心脏病。随着对器质性心脏病治疗手段的增多,患者寿命延长,房扑的发病率会逐渐增加。房扑频率快时常可引起血流动力学障碍,应积极处理。

(一)分类与发病机制

房扑可分为典型房扑和非典型房扑。

(1)房扑是右心房内大折返性心动过速,左心房被动激动,折返激动依赖于下腔静脉和三尖瓣环之间的峡部缓慢传导。

(2)非典型房扑是指不依赖于下腔静脉和三尖瓣环之间峡部缓慢传导的大折返性房性心动过速,也被称为非峡部依赖性房扑,折返环可位于左心房或右心房。在非典型房扑患者中器质性心脏病多见,心房一般有不同程度的增大。引起非典型房扑的激动除可围绕二尖瓣环进行折返外,也可围绕由其他解剖障碍、外科手术或其他原因引起的心房纤维化瘢痕,不完整的射频消融线等进行折返。

(二)诊断与鉴别诊断

心房扑动的诊断主要依靠心电图。心电图特征为 P 波消失,代之以规律而匀齐的扑动波(F 波),心室率根据房室传导比例是否固定可以规则,也可不规则。心房扑动的心房率(F 波频率)为 300 次/min 左右(250～350 次/min),但这些激动仅部分以 2∶1～4∶1 的比例传导到心室,尤以 2∶1 的比例传导最常见,故心房扑动时患者心室率常为 150 次/min 左右。心房扑动在临床上应注意与窦性心动过速、阵发性室上性心动过速等鉴别。

在常规心脏电生理检查中,激动标测和拖带技术是诊断大折返性房性心动过速的主要手段。利用拖带技术可以判断心脏中的某些部位是否在折返环内,是否靠近折返环的缓慢传导区相对较窄的峡部及其出口。

(三)临床表现及预后

心房扑动的临床症状主要由心室率过快引起。轻者可无明显不适,或仅有心悸、心慌、乏力表现;严重者出现头晕、晕厥、心绞痛或心功能不全症状。如果心室率过快,持续时间过长,可引起心室扩大和充血性心力衰竭。过快心室率是扩张型心肌病的病因之一,被称为心动过速性心肌病。同心房颤动一样,心房扑动的患者心房内也有可能形成血栓,引起体循环栓塞。其栓塞的发生率与心房颤动相同。

(四)治疗

房扑的药物治疗方法与房颤相同,但由于房扑的心室率通常较房颤快,患者心悸症状明显,常发生于绝大多数器质性心脏病或外科术后的患者。药物控制心室率效果不佳,因此通常采用节律控制策略。

(1)电复律能够迅速有效地恢复窦性心律。应选用同步直流电复律,可选用较低的功率。

如果一次不成功,可选用较高功率再复律一次。

(2)短效抗心律失常药物依布利特可静脉用转复房扑。60%～90%的房扑发作可通过依布利特转复。不良反应是 QT 间期延长。

(3)维拉帕米起始剂量为 5～10 mg,静脉注射,之后给予 5 mg/(kg·min)的维持量,可减慢心室率。腺苷能造成短暂的 AV 传导阻滞,可用于鉴别诊断,使扑动波更明显。艾司洛尔为 β 受体拮抗剂,也可用于减慢心室率。

(4)如果房扑不能被转复,上述药物也不能减慢心室率,可应用地高辛和(或)钙离子通道阻滞剂或 β 受体拮抗剂。静脉注射胺碘酮减慢心率的效果与地高辛一样。总的来说,房扑发作时控制心室率比控制房颤更难。

(5)房扑患者抗凝的适应证与房颤患者相同。除有禁忌证的患者外,所有房扑患者都应进行抗凝治疗。有 2 个或 2 个以上危险因素(包括年龄≥75 岁、高血压、心力衰竭、左心室收缩功能受损和糖尿病)的患者,可应用华法林口服抗凝。低危或有华法林禁忌证的患者,应口服阿司匹林,每日 81～325 mg 进行抗凝治疗。

(6)房扑的导管射频消融治疗:Costa 等人将 104 例(平均 78 岁)首次发生有症状房扑的患者随机分为两组,一组在转律后应用胺碘酮进行治疗,另外一组接受导管消融治疗。随访 13 个月,药物和导管消融治疗组房扑的复发率分别为 29% 和 5%,药物治疗组有 5 例患者出现与抗心律失常药物应用有关的并发症,包括病态窦房结综合征 2 例、甲状腺功能亢进 1 例、甲状腺功能减退 2 例,而导管消融治疗组无相关并发症发生。该研究提示,对于首次出现有症状房扑的患者,导管消融治疗的有效性优于药物治疗,并且不良反应较少。这是第一个有关房扑导管消融与药物治疗有效性和安全性的随机对照研究。另外,有研究提示,导管消融治疗对年龄较长房扑患者(>75 岁)的有效性和安全性与年龄较轻者相近。

四、心室扑动和心室颤动

心室扑动(简称室扑)和心室颤动(简称室颤)都是最为严重的心律失常,造成心室机械性收缩消失,失去搏血功能,等于心室停搏。室扑为一种介于室性心动过速和室颤之间的恶性心律失常,表现为规则、较宽大畸形的向上与向下的波幅相等的正弦波,频率为 150～250 次/min。室颤表现为心室波消失,代之以频率与振幅极不规则的颤动波,频率为 150～500 次/min。室扑和室颤均无法辨认 QRS 波、ST 段与 T 波。

(一)病因与发病机制

室颤和(或)室扑可见于任何一种心脏疾病及其他疾病的严重状态或终末期。室扑和室颤的病因和发病机制可以被认为是心脏结构异常和一过性功能障碍两者之间相互作用的结果。心脏结构异常为室扑和室颤的形成奠定了基础,可分为 4 个方面:①急性或陈旧性心肌梗死;②原发性或继发性心室肥厚;③扩张、纤维化、浸润、炎症等心室肌病理改变;④房室旁路、离子通道及相关的基因变化等导致的电结构或分子结构异常。引起一过性功能障碍的因素包括:①暂时性的缺血和再灌注;②心力衰竭、低氧血症和(或)酸中毒、电解质紊乱等全身因素;③神经生理相互作用和促心律失常药物、代谢因素等毒性作用;④触电、雷击、溺水等。

　　室扑的发病机制可能为折返或触发活动,可以视为无脉搏室性心动过速的一种。室颤的发病机制非常复杂,存在不同的假说,其中以 Moe 为代表的多重子波学说和以某学者为代表的局灶起源学说(局部微折返或自律性增高)影响最大。有学者则提出以上述两种学说为基础的室颤分型,并在实验中证明两种类型的室颤可以共存于同一个心脏和相互转化。近年来,基础和临床研究结果表明,心室浦肯野纤维网和乳头肌可能在室颤的触发和维持中发挥重要作用。

(二)临床表现及预后

1.病史

患者多有器质性心脏病史、糖尿病或心血管病危险因素;或其他疾病的严重状态或终末期。

2.前驱症状

包括新的心血管症状的出现和(或)原有症状的加重,如胸痛、呼吸困难、心悸、疲乏无力,发生在终末事件之前数天、数周或数月。但多数患者前驱症状既不敏感,也缺乏特异性。

3.临床表现

室扑和室颤的主要临床表现为意识丧失,呼吸快而表浅,迅即转为呼吸停止,重度低血压,大血管不能测到脉搏,心音消失。

4.预后

室颤或室扑如未能及时救治,多在数分钟内因组织缺氧而导致生命器官损害或死亡。

(三)诊断与鉴别诊断

1.诊断

心电图或心电监测是室扑和室颤的最重要的诊断依据,但由于多数心室颤动发生在医院以外,即使发生在医院内也应争分夺秒抢救,因此不能过分依赖心电图。因室颤和室扑占心搏骤停患者的绝大多数,故对于心搏骤停应优先考虑室颤或室扑。首先应判别患者是否意识丧失、有无反应;触摸其大动脉搏动有助于判定循环状态;在不影响抢救的前提下用心电图了解患者心律失常的性质,以便采用有针对性的治疗方法。

室颤和室扑的心电图特征如下。

(1)均无法辨认 QRS 波、ST 段与 T 波。

(2)室扑:表现为规则、较宽大畸形的向上与向下的波幅相等的正弦波,频率为 150～250 次/min。室扑持续时间较短,少数转为其他室性心动过速或恢复窦性心律,绝大多数迅速转为室颤。

(3)室颤:表现为心室波消失,代之以频率与振幅极不规则的颤动波,频率为 150～500 次/min。颤动波较大者即为粗波型室颤,颤动的波幅≥0.5 mV,对电复律的反应和预后相对较好;细波型室颤波的波幅<0.5 mV,患者预后更恶劣。

2.鉴别诊断

室颤和室扑需与导致心搏骤停的其他原因相鉴别。室颤和室扑占所有心搏骤停病因的70%～80%,其他原因包括无脉性室性心动过速、心室停搏、无脉性电活动等。体表心电图检查或心电监测可明确心搏骤停的类型。

（四）治疗策略

1.急诊处理流程

患者室颤、室扑发生后，即为心搏骤停，应及时采取有效的急救措施，使其循环和呼吸恢复。心肺复苏由环环相扣的生存链组成，即早进入急救系统，早初级心肺复苏、早除颤、早高级心肺复苏。上述任何一个环节出问题，生存的机会都会减少。成败的关键是速度。

（1）施救人员考虑患者为无脉搏心搏骤停后，立即实施基础心肺复苏（CPR），包括进行救生呼吸和胸外按压（按压频率为 100 次/min）；用自动体外除颤器对室颤、室扑和无脉搏室性心动过速者除颤；给氧；连接心电图监护/除颤器等。如在院外，同时联系急救医疗服务系统。

（2）通过心电图监护/除颤器诊断为室颤/无脉搏室性心动过速后，给予 1 次电复律（单相波除颤功率为 360 J；切角指数双相方波除颤功率为 150～200 J；直线双相波除颤功率为 120 J），电击后立即启动 CPR（5 个周期）。

（3）判断是否仍需电复律，如仍为室颤/室性心动过速，继续 CPR，给予 1 次电复律，电击后立即启动 CPR。在此过程中建立静脉通道。若电复律成功，进行复苏后处理。

（4）判断是否仍需电复律。如仍为室颤/室性心动过速，继续 CPR，经静脉通道静脉注射肾上腺素和（或）加压素，给予 1 次电复律，电击后立即启动 CPR。可应用胺碘酮、利多卡因等抗心律失常药物，尖端扭转型室性心动过速可用镁剂。

（5）判断是否仍需电复律。如仍为室颤/室性心动过速，重复上述步骤。

（6）抗心律失常药物治疗：抗心律失常药首选胺碘酮，首剂 300 mg（或 5 mg/kg），快速静脉注射 1 次，必要时重复给药 150 mg。也可使用利多卡因，但效果属于未确定类，首剂为 1～1.5 mg/kg，静脉注射，以后还可以按 0.5～0.75 mg/kg 的量给药，总量为 3 mg/kg。若为 QT 间期延长所致的尖端扭转型室性心动过速，可考虑使用镁剂，剂量为硫酸镁 1～2 g，稀释后在 5～20 min 内静脉注射。抗心律失常药物多在除颤不成功时使用，也可以在除颤成功后使用以预防室颤复发。ARREST 研究表明，除颤不成功的室颤或无脉搏的室性心动过速，继使用肾上腺素后，首选胺碘酮改善电除颤效果，取该药 300 mg 静脉注射 1 次，必要时重复给药 150 mg，可改善院外心搏骤停患者的入院存活率，但对提高出院存活率的作用不明确。ALLIVE 研究还随机比较了胺碘酮与利多卡因的药效，胺碘酮具有更高的复苏成功率。

（7）复苏后处理：患者心肺复苏后仍存在许多问题，约有半数患者在 24 小时内因复苏后综合征而死亡。在自主循环恢复的几小时内，存在不同程度的心血管功能异常，如心功能异常、微循环异常和脑功能异常。12～24 小时趋向恢复正常。处理原则：提供可靠的心肺支持以保证组织灌注，尤其是脑灌注。应进行重症监护，寻找心脏停搏的原因，采取预防复发的措施（如抗心律失常药物）。以下几方面为处理的重点：①维持有效循环；②维持呼吸；③防治脑水肿；④纠正水、电解质紊乱和酸碱失衡；⑤防治急性肾衰竭；⑥防治继发性感染等。

2.长期治疗

（1）室扑/室颤的预后差，院外发生室扑/室颤的患者存活率极低，故长期治疗的重点在于预防和治疗各种导致室扑/室颤的危险因素和临床疾病。对于发生或再发室扑/室颤风险较大的患者应进行危险分层，风险较大的患者应预防性植入 ICD。

（2）药物治疗。

①器质性心脏病尤其是伴有心力衰竭的患者，应用β受体拮抗剂可降低总病死率和心源性猝死率，但其有效作用可能并非由于其抗心律失常的作用，而可能与其拮抗交感神经活性、改善心室不良重塑和改善心力衰竭预后等作用相关。

②多项临床试验结果表明Ⅲ类抗心律失常药物胺碘酮可使心肌梗死后的心律失常性病死率及院外心源性猝死的病死率明显降低，但对降低总病死率作用很小。

③心源性猝死率约占心力衰竭总病死率的$30\%\sim70\%$，主要与快速性室性心律失常有关。a.对于无症状非持续性室性心动过速者，不主张积极应用抗心律失常药物治疗，可加用β受体拮抗剂或α、β受体拮抗剂。b.在心肌梗死合并左心功能不全（EF$\leq$0.30）的患者中，无论患者有无室性心律失常，ICD可以降低其病死率。c.心力衰竭的室性心动过速药物治疗以胺碘酮为主，可降低心源性猝死率，对总病死率降低可能有益。β受体拮抗剂可使心源性猝死率、总病死率降低。Ⅰ类钠通道阻滞剂可能增加心力衰竭猝死危险，不宜采用。

（3）导管消融治疗。

①近年来射频导管消融治疗特发性室颤、心电异常性室颤（如长QT综合征、短QT综合征或Brugada综合征等所致的多形性室性心动过速/室颤）和器质性心脏病室颤均取得一定进展。

②导管消融治疗室颤主要针对两个方面：一个是消融诱发室性心动过速/室颤的触发灶，即诱发室颤的起源于浦肯野纤维或心室肌的室性期前收缩；另一个是在器质性心脏病患者中，通过射频导管消融或改良与多形性室性心动过速/室颤相关的器质性心脏病瘢痕基质，从而治疗室颤或减少室颤发作。

③由于室颤等同于心搏骤停的不良预后，即使成功消融室性心动过速/室颤的触发灶或成功消融或改良导致室性心动过速/室颤的基质，如有适应证也应植入ICD以防止心源性猝死的发生。

3.ICD治疗

（1）ICD在室性心动过速/室颤的治疗中具有重要的价值，不仅能在室性心动过速/室颤发作时立即有效终止，而且是迄今为止降低心源性猝死率最有效的手段。

（2）AVID、MUSTT、CIDS、CASH等二级预防临床试验表明，ICD可以显著降低恶性室性心律失常患者的病死率，其效果明显优于抗心律失常药物。尤其是器质性心脏病合并明显心功能不全的患者，从ICD中获益更大。

（3）多个ICD一级预防试验，如MADIT、CABG-Patch、MADIT-Ⅱ、COMPANION、DEFI-NITE、SCD-HeFT、DINAMIT等，均证实其对器质性心脏病合并明显心功能不全患者具有减少心源性猝死和总病死率的作用。

（4）多项研究表明双心室同步起搏＋ICD（CRT-D）可明显降低伴严重左心功能不全患者的总病死率。

（5）目前ICD/CRT-D用于心搏骤停/心源性猝死的二级预防Ⅰ类适应证包括以下几点。

①由室颤或血流动力学不稳定的室性心动过速引起心脏停搏后存活的患者，排除一切可逆性因素，需植入ICD（证据水平：A）。

②存在自发持续性室性心动过速的器质性心脏病患者，无论血流动力学是否稳定，均可植

入 ICD(证据水平:B)。

③不明原因的晕厥患者,在电生理检查时诱发出有临床意义的血流动力学不稳定的持续性室性心动过速或室颤,应植入 ICD(证据水平:B)。

(6)目前 ICD/CRT-D 用于心搏骤停/心源性猝死的一级预防Ⅰ类适应证包括以下几点。

①心肌梗死后>40 天,LVEF≤35%,NYHAⅡ级或Ⅲ级患者(证据水平:A 级)。

②心肌梗死后>40 天,LVEF<30%,NYHAⅠ级的左心室功能不全患者(证据水平:A 级)。

③因陈旧性心肌梗死造成的非持续性室性心动过速,LVEF<40%,电生理检查中可诱发出室颤或持续性室性心动过速者(证据水平:B 级)。

第五节　心房颤动

心房颤动(简称房颤)是一种室上性心律失常,特点为心房活动不协调,继之心房功能恶化。在心电图上,房颤表现为正常的 P 波被大小、形状、时限不等的快速震荡波或纤维颤动波所取代。如果房室传导正常,则伴有不规则的、频繁的快速心室反应。心室对房颤的反应性取决于房室结的电生理特性、迷走神经和交感神经的张力水平,以及药物的影响。

一、分类

按诊断及持续时间,房颤可分为以下几类。

1.初发房颤　指首次发现的房颤,不论其有无症状和能否自行复律。

2.阵发性房颤　指持续时间<7 日的房颤,一般<48 小时,多为自限性。

3.持续性房颤　持续时间>7 日的房颤,一般不能自行复律。

4.持久性房颤　复律失败或复律后 24 小时内又复发的房颤,可以是房颤的首发表现或由反复发作的房颤发展而来,对于持续时间长、不适合复律或患者不愿意复律的房颤也可归于此类。

5.新近发生的或新近发现的房颤　部分房颤,不能获得明确房颤病史,尤其是无症状或症状轻微者,可采用此名称,后者对房颤持续时间不明的患者尤为适用。

6.慢性房颤　通常指不能自行终止、电复律后不能维持窦性心律的房颤。Oral 将其定义为持续时间超过半年,无自发窦性心律出现,以及电复律 1 周内复发的房颤,包括大部分持续性房颤和持久性房颤。

二、病因与发病机制

(一)病因及诱因

房颤的病因有多种,所有能对心房肌产生影响导致心房发生改变的心脏疾病均属于房颤的病因。此外,许多与年龄相关的改变,如心肌纤维化也可能与老年患者的房颤发生率相关。

交感神经和副交感神经活性也会对心房的电生理特性产生影响,从而促发房颤。某些肺部疾病、甲状腺功能亢进等都可能促发房颤。但是,亦有部分房颤患者无器质性心脏病,也无其他常见促发房颤的原因,此类房颤称为孤立性房颤。房颤的病因随着时间的推移也有所变迁。1929年Yater等解剖145例房颤患者的尸体发现,其中19%的死亡病例合并慢性心内膜炎,25%合并伴眼球突出的甲状腺肿,19%合并腺瘤性甲状腺肿,8%合并高血压。1988年Lie的尸检报告显示与房颤相关的最常见的心脏病为冠心病、风湿性心脏病和高血压性心脏病。近年来发现,与房颤相关的最常见的心脏病为高血压性心脏病。有学者对1999—2001年中国内地41家医院诊断的心房颤动患者的住院病历进行回顾性分析和统计。房颤病因及相关因素统计结果显示(单项%):年老患者占58.1%,高血压患者占40.3%,冠心病患者占34.8%,心力衰竭患者占33.1%,风湿性瓣膜病患者占23.9%,特发性房颤患者占7.4%,心肌病患者占5.4%,糖尿病患者占4.1%等。其中以高龄与高血压的组合最常见。

房颤的相关病因及诱发因素见表3-5-1。

表 3-5-1 房颤的病因和诱发因素

电生理异常	酒精
自律性增强	咖啡因
传导异常	内分泌紊乱
心房压力升高	甲状腺功能亢进
瓣膜性心脏病	嗜铬细胞瘤
心肌病(继发或原发,导致收缩或舒张功能障碍)	自主神经改变
半月瓣异常(导致左心室肥厚)	副交感神经增强
全身性或肺部高压(非栓子)	交感神经增强
心内肿瘤或栓子	心房或心房近邻处原发病变或继发病变
心房缺血	术后
冠状动脉疾病	心脏、肺部、食管手术
炎症性或间质性心房疾病	先天性心脏病
心包炎	神经源性
淀粉样变性	蛛网膜下隙出血
心肌炎	非出血性卒中
年龄性心房纤维化改变	特发性房颤(孤立性房颤)
药物	家族性房颤

1.房颤的可逆性原因

房颤与某些急性、暂时性原因有关,包括饮酒、外科手术、电击、心肌炎、肺栓塞、其他肺脏疾病、甲状腺功能亢进以及其他代谢紊乱,在这些情况下治疗基础疾病十分重要,会大大减少房颤的发生和复发。

2.不伴有相关心血管疾病的房颤

房颤可作为一个孤立性心律失常发生于无基础疾病的老年患者,尽管患者无相关心血管疾病,但年龄所带来的心肌结构和功能的改变,如心脏僵硬度增加,可能与引起房颤有关。

3.与房颤相关的身体状态

肥胖是房颤发生的重要的危险因子,肥胖、房颤和卒中之间有一定关联。

4.相关心血管病的房颤

与房颤有关的心血管病包括瓣膜性心脏病、冠心病以及高血压,尤其是存在左心室肥厚时。此外,房颤常发生于伴有肥厚型心肌病、扩张型心肌病、先天性心脏病、心脏肿瘤等患者中。

5.家族性房颤

家族性房颤应和继发于其他遗传性疾病的房颤相鉴别,尽管目前已经发现较多家族性房颤异常基因,但其具体分子生物学缺陷尚不清楚。

6.神经性房颤

自主神经系统通过提高迷走神经或交感神经张力触发易感患者发生房颤。根据触发类型,可分为迷走型房颤和交感型房颤。

(二)发病机制

房颤的经典假说有多发子波折返假说、主导折返环伴颤动样传导理论、局灶激动及肺静脉波学说等,但所有单一假说均不能解释所有类型房颤发生和维持的机制。房颤的发生机制主要涉及两个基本方面。其一是房颤的触发因素,触发因素是多样的,包括交感和副交感神经刺激、心动过缓、房性期前收缩或心动过速、房室旁路和急性心房牵拉等。其二是房颤发生和维持的基质。心房具有发生房颤的基质,是房颤发作和维持的必要条件。以心房有效不应期缩短和心房扩张为特征的电重构和解剖重构是房颤持续的基质。目前认为,房颤是多种机制共同作用的结果。

房颤在从始发到维持的过程中,心房的结构和电生理特性均发生改变,这种心房对于房颤节律的病理生理性适应称为心房重构。目前认为,房颤促使心房重构,而心房重构又是房颤发生、发展的电生理解剖学的基础。根据房颤的病理生理特点,心房重构分为心房解剖重构和电重构。

1.心房解剖重构

心房解剖重构主要表现为心房肌细胞超微结构的改变和心肌间质纤维化、胶原纤维重分布,导致局部心肌电活动传导异常,使激动传导速度减慢、路径变得曲折复杂,从而促进房颤的发生和维持。分子水平的变化则表现为结构蛋白和收缩蛋白的降解、缝隙连接蛋白的排列紊乱、离子通道蛋白的降解等。

2.心房电重构

1995 年 Wijffels 等提出心房电重构的概念,他们通过山羊动物模型,对心房进行超速起搏,发现可诱发房颤,而且房颤的持续时间随着刺激时间的延长而延长,这就是所谓的"房颤连缀房颤"理论。电重构是指促进房颤发生和维持的任何心房电生理特性改变,主要包括心房有效不应期及动作电位时限的缩短、动作电位传导速度减慢、不应期离散度增加,由此使冲动传导的波长缩短,而有利于折返的形成,使房颤得以发生和维持。电重构的基础是心房肌细胞跨膜离子流的改变,房颤时,L 型钙通道的钙离子内流增多,延长动作电位时限,并提高平台期电位水平,诱发细胞内钙超载,细胞内升高的钙可导致电重构。钙离子内流的同时可导致心房肌细胞的钠通道功能下降,从而引起心房肌细胞除极速度减慢,传导速度减慢,增加了心房局部的异质性。

3.自主神经系统和房颤

近年的研究发现自主神经在房颤发生和维持中起重要作用,刺激或阻断自主神经系统均可诱发房颤,其张力变化促进心房电重构,并导致不同部位电重构的程度不一致,增加了心房的电不稳定性。迷走神经系统可能是房颤发生与维持的重要基质,研究证实肺静脉和脂肪垫存在大量的迷走神经纤维,对肺静脉周围脂肪垫注入拟副交感神经药能引起急性自主神经重构,提高房颤的易感性。心房自主神经系统变化和电重构有协同效应,心房电重构过程可能伴随迷走神经重构,导致迷走神经兴奋性增强,引起迷走神经性房颤易感性增加。同时,心房由于存在神经重构,迷走神经末梢呈离散性分布,后者兴奋后释放乙酰胆碱作用于心房 M 受体,通过 G 蛋白激活 IK、ACh 电流,增加钾外流,加速细胞复极化,从而缩短 APD。在房颤消融过程中,有迷走神经反射的患者房颤复发率低,说明消融能改善神经重构基质。迷走神经重构可能与碎裂电位密切相关。对迷走神经丰富区或者碎裂电位区消融可以部分去除迷走神经,减少心房神经重构,降低房颤复发率。

三、诊断

(一)临床表现

1.症状

与原来心脏功能及心室率快慢有关,轻者可仅有心悸、气促、乏力、胸闷症状,而高度二尖瓣狭窄、严重冠心病或预激综合征患者,心房颤动可分别诱发急性肺水肿、心绞痛、休克和晕厥。阵发性心房颤动患者症状常较明显。心房颤动伴心房内附壁血栓者,可因血栓脱落引起栓塞症状。

2.体征

(1)心室率快慢不规则。

(2)心音和脉搏强弱不规则。

(3)心率和脉率不一致,脉搏短绌。

(二)心电图特点

(1)P 波消失,代之以形态、间距及振幅均绝对不规则的房颤波(f 波),频率为 350～600 次/min。

(2)QRS 波间距绝对不规则,形态与窦性基本相同,或伴室内差异传导。心房颤动伴室内差异传导常提示洋地黄用量不足,而伴室性期前收缩常提示洋地黄过量,故需鉴别。宽大的 QRS 波群有下列特点时支持心房颤动伴室内差异传导:①有长间歇短配对规律。②形态多呈右束支传导阻滞型,起始向量与正常下传者相同。③无固定配对间期,其后亦无代偿间歇。④多在心室率较快的情况下出现,心室率减慢后消失。⑤同一导联上可见不同程度的 QRS 波增宽及变形。

四、治疗

根据发布的《心律失常紧急处理专家共识》内容,心房颤动急性发作期的治疗目的包括:评价血栓栓塞的风险,确定是否给予抗凝治疗;维持血流动力学稳定;减轻心房颤动所致的症状。对于初次发病的房颤患者,应积极寻找病因,对因治疗。

房颤的具体治疗包括:抗凝治疗、心室率控制及复律治疗3个方面。

(一)抗凝治疗

1.抗凝的指征

房颤持续时间超过48小时的患者易形成血栓,预防血栓栓塞是房颤急性发作时治疗的首要措施。急诊准备进行药物或电复律,或可自行转复的,合并瓣膜病、体循环栓塞、肺栓塞、机械瓣置换术后的患者均需抗凝治疗。对于非瓣膜病房颤的抗凝治疗应根据血栓栓塞危险因素评分系统决定抗凝措施,目前采用CHA2DS2-VASC评分系统,其中评分大于2分者需华法林抗凝治疗;评分等于1分者可选择华法林或阿司匹林,建议使用华法林;评分等于0分者可暂不抗凝治疗。在进行抗凝治疗评估的同时,也需考虑出血风险的评估,常用HAS-BLED出血评分系统进行评估,特别是对于老年患者或具有出血风险的患者。

2.抗凝措施

对于未服用抗凝药的患者急性期需使用肝素抗凝(普通肝素或低分子肝素均可),对已口服华法林的患者(INR达标2~3),需继续服用华法林。房颤发作持续时间小于48小时,有急诊复律指征的患者,在应用肝素抗凝基础上,可立即复律,复律后有栓塞危险因素的患者需长期抗凝,无危险因素者可不预防抗凝。房颤发作持续时间大于48小时的患者,需急诊复律的,复律前需肝素抗凝,后续华法林治疗至少4周,INR达标2~3,再根据血栓栓塞危险评分系统评估是否需长期抗凝治疗。房颤发作持续时间大于48小时,暂不需急诊复律的患者,应在复律前正规抗凝治疗3周,并行食管心脏超声,在明确左房或心耳无血栓情况下进行复律,复律后仍需正规抗凝治疗4周(心房顿抑,易形成血栓),再根据血栓栓塞危险评分系统评估是否需长期抗凝治疗。

对于不转复的高危患者,需长期服用抗凝药物,华法林不耐受者可选择新型抗凝药物替代治疗。

3.抗凝药物的选择

(1)华法林:多年来华法林一直用于房颤的抗凝治疗,其通过减少凝血因子Ⅱ、Ⅶ、Ⅸ、Ⅹ的合成等环节发挥抗凝作用,多项临床研究已论证华法林在预防房颤卒中的作用,其效果优于阿司匹林及阿司匹林联合氯吡格雷,在服用华法林治疗过程中需定期监测INR,用以指导调整华法林的剂量,通常控制在2~3。口服华法林一般2~7天才出现抗凝活性,停药后还可持续2~5天。

(2)达比加群酯:直接凝血酶抑制剂(Ⅱa因子)发挥抗凝作用,早期的RE-LY试验(入选18113名患者,平均2年的随访)提示:与华法林相比,达比加群酯对房颤患者卒中及系统性血栓预防更有效及安全,其中达比加群酯150 mg bid的抗凝作用优于华法林,出血风险与华法林相似,达比加群酯 110 mg bid 的抗凝作用与华法林相似,出血风险低于华法林;后续的 RE-LY-ABLE 试验(入选 5851 名患者,平均 2.3 年的随访)提示:达比加群酯 150 mg bid 的大出血概率大于 110 mg bid(3.74% vs 2.99%),卒中比率相近(0.13% vs 0.14%)。达比加群酯治疗过程中不需常规检测凝血功能,目前它已通过我国 FDA 认证,成为华法林不能耐受者的替代药物。

(3)利伐沙班:直接 Xa 因子抑制剂,特异性、直接抑制游离和结合的 Xa 因子,阻断凝血酶生成而抑制血栓形成,口服吸收迅速,2~4 小时达血浆峰浓度。ROCKET-AF 的Ⅲ期临床研究提示:与调整剂量的华法林组患者相比,利伐沙班组卒中及其他栓塞发生率降低 21%,出血事件的发生率与华法林组相当,在预防非瓣膜病房颤患者血栓栓塞方面的疗效不劣于华法林,有更好的安全性。

(4)阿哌沙班:另一种直接 Xa 因子抑制剂,AVERROES 研究提示:不适合华法林治疗的患者,应用阿哌沙班较阿司匹林能更有效地预防卒中及其他血栓事件的发生,不增加严重的出血风险。ARISTOTLE 研究表明阿哌沙班较华法林能更有效地降低卒中及其他血栓事件的发生率与出血风险,并降低全因病死率。

目前多项大型临床研究表明新型口服抗凝药物较华法林在非瓣膜病房颤患者预防血栓栓塞的疗效方面不劣于华法林,甚至取得了更好的疗效及良好的安全性。同时由于不需定期监测 INR,患者使用更方便,具有更好的依从性。

(二)心室率控制

急性期房颤伴快速心室率常常引起多种并发症,多数血流动力学稳定的房颤患者均应控制心室率,目标心室率应控制在 80~100 次/min,不伴有预激综合征者可给予 β 受体阻滞剂或非二氢吡啶类钙拮抗剂;预激伴房颤患者首选电复律;合并心力衰竭、低血压的患者,建议静脉注射胺碘酮或洋地黄类药物减慢心室率;伴有急性冠脉综合征的患者宜选用胺碘酮或 β 受体阻断剂。

(三)复律治疗

血流动力学不稳定的房颤患者需急诊复律,血流动力学稳定但症状不能耐受的初发及阵发性房颤者(<48 小时)和没有转复禁忌证的患者也可予以急诊复律。复律前均应遵循抗凝治疗。

1.电复律的治疗

(1)电复律的指征:血流动力学紊乱的患者应立刻直流电复律;另外有持续性心肌缺血、症状性低血压、心绞痛或心力衰竭的房颤患者;药物治疗不能有效控制快速心室率时,建议立即行电复律;合并预激综合征的房颤患者出现快速心室率或血流动力学不稳定时,建议立即行电复律;其他治疗效果不好且症状严重的患者可以考虑进行再次电复律;洋地黄中毒患者禁止电复律。

(2)电复律的方法:复律前应注意患者电解质情况,给予静脉镇静药物。电复律采用同步方式,起始电量为 100~200 J(双相波)或 200 J(单相波),一次无效可再次复律,最多 3 次。为增加电复律的成功率及预防房颤复发,可考虑使用胺碘酮、普罗帕酮、伊布利特或索他洛尔进行预治疗。

2.药物复律的治疗

(1)普罗帕酮(心律平):属Ⅰc类的抗心律失常药物,可降低收缩期的去极化作用,延长传导,动作电位的持续时间及有效不应期也稍有延长,可提高心肌细胞阈电位,明显减少心肌的自发兴奋性。普罗帕酮尚有微弱的钙拮抗作用和轻度的抑制心肌作用,轻度的降压和减慢心率作用。与华法林合用可时增加华法林血药浓度和凝血酶原时间。对于新发无器质性心脏病房颤患者,推荐静脉用普罗帕酮复律。

(2)胺碘酮:属Ⅲ类抗心律失常药物,用于临床已有30多年,对心脏多种离子通道均有抑制作用。药理作用主要表现在抑制窦房结和房室交界区的自律性,减慢心房、房室结和房室旁路传导,延长心房肌、心室肌的动作电位时程和有效不应期,对房室旁路前向传导的抑制大于逆向。口服和静脉注射胺碘酮表现出不同效应:静脉推注(急性作用)主要为Ⅰ类效应,但无Ⅰ类的促心律失常作用、不影响室内传导;口服(慢性作用)主要为Ⅲ类效应,延长QT间期;它虽有阻断L型钙离子通道和β受体作用,但基本不显示负性肌力作用。此外,它还有扩张冠状动脉的作用,可增加冠脉血供,有益于心肌电生理的稳定。胺碘酮含有碘元素,不良反应中肺毒性最为严重(肺纤维化及间质性肺病),多发生在长期大剂量治疗(>400 mg/d)的患者;甲状腺毒性反应最常见,甲状腺功能减退比甲状腺功能亢进多2~4倍,一旦出现甲状腺功能异常,应停用胺碘酮并积极治疗。

(3)决奈达隆:决奈达隆是胺碘酮侧链苯环碘原子被甲基磺酰胺基替代的去碘衍生物,避免了胺碘酮含碘所导致的器官毒性作用,其同样具有Ⅰ～Ⅳ类抗心律失常药物的作用,也是一种多通道阻滞剂。决奈达隆对房颤电复律后患者具有明确预防房颤复发作用,可明确延长阵发性房颤患者窦性心律的维持时间,在控制房颤的心室率治疗方面安全有效,能够显著降低房颤患者的发病率及病死率。但严重的心力衰竭及左心室功能障碍患者应避免应用决奈达隆。另研究显示决奈达隆可减少房颤患者卒中的发生,这在以往的心律失常药物中未观察到。

(4)伊布利特:伊布利特能延长心房和心室肌细胞的动作电位时程和不应期,发挥Ⅲ类抗心律失常药物的作用,但其主要通过激活缓慢内向电流(Na^+)使复极延迟,与其他Ⅲ类药物阻断外向钾电流的作用不同。伊布利特适用于近期发作的房颤复律,不伴有低血压、明显左室肥厚、血电解质及QTc间期正常者。长期房颤的患者对伊布利特不敏感。

(5)维纳卡兰:作为新型抗心律失常药物,维纳卡兰属多通道阻滞剂,主要电生理作用为降低心房的传导速度,延长恢复时间,不影响心室的除极。多项研究证实了维纳卡兰对新发房颤转复患者的有效性,可用于伴或不伴有结构性心脏病的患者。

除了以上治疗方法,经导管射频消融治疗、冷冻球囊治疗、经胸腔镜消融治疗、外科迷宫治疗、左心耳封堵等手术疗法已越来越多地被应用于临床。

第四章　泌尿系统常见急危重症

第一节　急性尿路感染

尿路感染（UTI）亦简称尿感，是指各种病原微生物在尿路（包括肾脏、肾盂、输尿管、膀胱、尿道及前列腺）中生长、繁殖而引起的尿路感染性疾病。多见于育龄期妇女、老年人、免疫力低下及尿路畸形者。UTI是最常见的感染性疾病，发病率为$1\%\sim2\%$，特别是女性，约$1/3$的女性在65岁前至少有过1次泌尿系统感染。

引起尿路感染的病原体主要为细菌，也可为真菌、病毒、支原体和寄生虫等。因此，根据引起尿路感染的病原体种类可分为细菌性UTI、真菌性UTI及病毒性UTI等。

根据感染部位可分为上尿路感染和下尿路感染。上尿路感染主要指肾盂肾炎、肾脓肿及肾周脓肿；下尿路感染主要指膀胱炎、尿道炎及前列腺炎。急性肾盂肾炎（APN）是指致病菌侵犯肾盂及肾实质，引起急性间质性肾炎及肾小管细胞坏死。当存在尿路结构或功能异常时，反复的尿路感染常可导致肾脏萎缩及肾小盏变形，发展为慢性肾盂肾炎（CPN）。肾脓肿及肾周脓肿是严重的急性泌尿系统感染，常发生于：①尿路梗阻；②免疫缺陷；③糖尿病；④败血症，尤其是金黄色葡萄球菌败血症。膀胱炎指感染局限于膀胱的浅表黏膜。

根据临床有无症状可分为有症状UTI和无症状UTI等。还可分为复杂性UTI和非复杂性UTI，这对于UTI的诊断和治疗十分重要，因为两者的治疗和预后有明显的不同。复杂性UTI是在下列情况下出现的UTI：①存在尿路结构异常（如梗阻、多囊肾、结石及保留尿管等）；②存在尿路功能异常（如脊髓损伤、糖尿病或多发性硬化引起的神经性膀胱）；③肾实质性损害；④系统性疾病导致患者免疫力低下（如糖尿病、艾滋病等）。而非复杂性UTI则无上述情况。

UTI还可分为初发感染和反复感染，后者又可分为复发和重新感染。复发指治疗后症状消失，尿菌转阴后在6周内再出现菌尿，菌种与上次相同（菌种相同且为同一血清型）。重新感染约占反复感染的80%，指治疗后症状消失，尿菌阴性，但在停药6周后再次出现真性细菌尿，菌株与上次不同。

菌尿指尿中有细菌生长。真性菌尿指清洁中段尿培养菌落计数$\geqslant10^5/mL$，表明为尿路感染而不是采集标本时造成的污染。急性尿道综合征指有尿频、尿急、尿痛但无真性菌尿。急性尿道综合征中有70%为尿路感染，常伴有脓尿，一般为沙眼衣原体（多见于生育期女性）、真菌、结核菌等感染，也可能是尿路周围邻近组织的感染；其余30%无明确的致病微生物，常不伴有脓尿，可能与局部刺激有关。

急性 UTI 可以是复杂性 UTI,也可以是非复杂性 UTI;可以是初发感染,也可以是反复感染。某些慢性 UTI 在其病程的某一阶段也可以急性发作。

一、病因与发病机制

(一)致病菌

UTI 最常见的致病菌是革兰氏阴性杆菌,其中以大肠埃希菌最常见,约占全部 UTI 的 85%,其次为肺炎克雷伯菌、变形杆菌、柠檬酸杆菌属等。近 5%～15% 的 UTI 由革兰氏阳性菌引起,主要为肠球菌和凝固酶阴性的葡萄球菌。大肠埃希菌最常见于无症状性菌尿、非复杂性 UTI 和初发 UTI。医院内感染、复杂性或复发性 UTI、尿路器械检查后发生的 UTI,则多为肠球菌、变形杆菌、肺炎克雷伯菌和铜绿假单胞菌属所致。其中变形杆菌常见于伴有尿路结石者,铜绿假单胞菌多见于尿路器械检查后,金黄色葡萄球菌则常见于血源性 UTI。真菌感染(主要为念珠菌属)多发生于留置尿管、糖尿病、使用广谱抗菌药物或免疫抑制剂的患者。多种病原体混合感染仅见于长期放置导尿管、尿道异物(结石或肿瘤)、尿潴留伴反复器械检查,以及尿道-阴道(肠道)瘘等患者。

(二)发病机制

1.感染途径

在生理情况下,尿道口附近可有少量细菌生长,尿道的远端可有少量的链球菌、乳酸菌、葡萄球菌和类白喉杆菌等,而泌尿系统的其他部分则应是无菌的。感染途径如下。①上行感染:95% 以上的 UTI 是上行感染(逆行感染),即寄生于肠道的致病菌首先附着于阴道、尿道口周围和远端尿道的黏膜,并沿尿道逆行至膀胱、输尿管、肾盂,并通过肾乳头的 Belini 管上行至集合管系统。肾脏的髓质是易感部位,因为这里的渗透压高,血供少,影响了抗体及吞噬细胞的活力。某些因素如性生活、尿路梗阻、医源性操作、生殖器感染等可导致上行感染的发生。②血行感染:指致病菌通过血运到达肾脏和尿路其他部位引起的感染。多发生于慢性疾病或接受免疫抑制剂治疗的患者。常见的病原菌有金黄色葡萄球菌、沙门菌属、假单胞菌属和白念珠菌等。③直接感染:泌尿系统周围器官、组织发生感染时,病原菌偶可直接侵入到泌尿系统导致感染。④淋巴道感染:盆腔和下腹部的器官感染时,病原菌可从淋巴道感染泌尿系统,但罕见。

2.机体的防御功能

人体对 UTI 有一定的防御能力。机体的防御机制包括:①排尿的冲刷作用;②尿道和膀胱黏膜的抗菌能力;③尿液中高浓度尿素、高渗透压和低 pH 等;④前列腺分泌物中含有的抗菌成分;⑤感染出现后,白细胞很快进入膀胱上皮组织和尿液中,起清除细菌的作用;⑥输尿管、膀胱连接处的活瓣,具有防止尿液、细菌进入输尿管的功能。

3.易感因素

以下情况为 UTI 的易感因素。①尿路梗阻:如结石、前列腺增生、尿道狭窄、肿瘤等均可导致尿液积聚,细菌不易被冲洗清除,而在局部大量繁殖引起感染。②膀胱输尿管反流:输尿管壁内段及膀胱开口处的黏膜形成阻止尿液从膀胱输尿管反流至输尿管的屏障,当其功能或结构异常时可使尿液从膀胱逆流到输尿管,甚至肾盂,导致细菌在局部定植,发生感染。③机体免疫力低下如长期使用免疫抑制剂,糖尿病,长期卧床、严重的慢性病患者等。④神经源性膀胱:支配膀胱的神经功能障碍,如脊髓损伤、糖尿病、多发性硬化等疾病,因长时间的尿液潴留和(或)应用导尿管引流尿液导致感染。⑤妊娠:2%～8%的妊娠妇女可发生 UTI,与孕期输尿管蠕动减弱、暂时性膀胱输尿管活瓣关闭不全及妊娠后期子宫增大致尿液引流不畅有关。⑥性别和性生活:女性尿道较短(约 4 cm)而宽,距离肛门较近,尿道口开口于阴唇下方是女性易发生 UTI 的重要因素。性生活时可将尿道口周围的细菌挤压于膀胱引起 UTI。包茎、包皮过长是男性 UTI 的诱因。⑦医源性因素:导尿或留置导尿管、膀胱镜或输尿管镜检查、逆行性尿路造影等可致尿路黏膜损伤,将细菌带入尿路致 UTI。⑧泌尿系统结构异常:如肾发育不良、肾盂及输尿管畸形、移植肾、多囊肾等。⑨遗传因素。

4.细菌的致病力

以大肠埃希菌属为例,并不是所有种类的大肠埃希菌均可引起 UTI,可以引起正常结构与功能的泌尿系统发生 UTI 的尿路致病大肠埃希菌的种类是有限的。但是,当存在尿路梗阻、输尿管反流、异物排斥反应时,非致尿路致病性大肠埃希菌也可以引起 UTI。人们发现从有症状的 UTI 的患者尿中培养出的大肠埃希菌比从无症状性菌尿的患者尿中培养的大肠埃希菌有较多的 K(荚膜)抗原和 P(菌毛)抗原,并有更强的黏附力。因此,不同的致病菌的毒性是不同的。变形杆菌、肺炎克雷伯菌因其有尿素酶,可以将尿素分解为氨,增加了尿液的碱性,因而不易被清除。

二、诊 断

(一)临床表现

典型的急性下尿路感染的症状为尿频、尿急、尿痛及排尿不适,尿镜检可以发现白细胞计数增多,血尿可以是镜下血尿,也可以是肉眼血尿。一般无发热及肾区疼痛。

典型的急性上尿路感染(主要为急性肾盂肾炎)的症状为寒战、高热、腰痛,可以伴尿频、尿急、尿痛及排尿不适等下尿路感染的症状。肾区叩击痛明显,血白细胞计数增高,有血尿及脓尿,尿中可以发现白细胞管型。急性肾盂肾炎起病急,除上述表现外,常有恶心、呕吐症状,部分患者可有夜尿增多。复杂性急性肾盂肾炎时常可发生脓毒症,如糖尿病患者可以出现急性肾乳头坏死,脱落的肾乳头阻塞输尿管,常导致严重脓毒症。

但是临床中遇到许多患者症状不典型,很难区分上、下尿路感染。急性肾盂肾炎可以没有发热及肾区疼痛,而下尿路感染可以没有尿频、尿痛及排尿不适等尿路刺激症状。在有下尿路刺激症状并有真性菌尿的患者中只有 50%～70%的感染局限于膀胱,其余 30%～50%存在隐匿性的上尿路感染。因此在急诊工作中对于单纯表现为下尿路感染的患者也应警惕隐匿性上尿路感染的存在。有时,UTI 不表现出任何尿路感染的症状,只有乏力、发热、全身不适等症状,易误诊和漏诊。

(二)实验室检查

1.尿常规检查

显示白细胞增多,常伴有红细胞增多;如发现白细胞管型,有助于肾盂肾炎的诊断。尿蛋白常为阴性或微量。

2.尿细菌学检查

UTI 诊断的确立,主要依靠尿细菌学检查。①尿沉渣镜检细菌:清洁中段尿没有染色的沉渣用高倍镜找细菌,检出率为 $80\%\sim90\%$,可初步确定是杆菌还是球菌、是革兰氏阴性菌还是革兰氏阳性细菌,对及时选择有效抗菌药物有重要参考价值。②尿细菌定量培养:可采用清洁中段尿、导尿及膀胱穿刺尿做细菌培养。其中膀胱穿刺尿培养结果最可靠。中段尿细菌定量培养菌落计数 $\geqslant10^5/mL$,如临床上无尿感症状,则要求做两次中段尿培养。菌落计数均 $\geqslant10^5/mL$,且为同一菌种,称为真性菌尿,可确诊尿路感染;菌落计数 $10^4\sim10^5/mL$ 为可疑阳性,需复查;如菌落计数 $<10^4/mL$,可能为污染。耻骨上膀胱穿刺采集标本培养有菌落生长,即为真性菌尿。

3.血常规检查

急性肾盂肾炎患者血白细胞数常升高,中性粒细胞增多,核左移。

4.超声检查

可以发现尿路的结构异常,如梗阻、肾盂积水、多囊肾等,应作为儿童和成人 UTI 的常规检查。

5.影像学检查

X 线尿路检查包括尿路平片、静脉肾盂造影(IVP)、逆行尿路造影、排尿性膀胱尿道造影等,其目的为了解尿路情况,及时发现有无尿路结石、梗阻、反流、畸形等导致 UTI 反复发作的因素。UTI 急性期不宜做 IVP。对于反复发作的 UTI 或急性 UTI 治疗 $7\sim10$ 天无效的女性应行 IVP。男性患者无论首发还是复发,在排除前列腺炎和前列腺肥大之后均应行尿路 X 线检查以排除尿路解剖和功能上的异常。对于较复杂的病可以考虑进一步做核素显影、CT 或 MRI 检查。

(三)诊断注意事项

1.UTI 的诊断

典型的 UTI 有尿路刺激征、感染中毒症状、腰部不适等,结合尿液改变和尿液细菌学检查,容易诊断。凡是有真性细菌尿者,均可诊断为 UTI。无症状性细菌尿的诊断主要依靠尿液细菌学检查,要求两次细菌培养均为同一菌种的真性菌尿。当女性有明显尿频、尿急、尿痛,尿白细胞增多,尿细菌定量培养菌落计数 $>10^2/mL$,并为常见致病菌时,可拟诊为 UTI。

2.UTI 的定位诊断

(1)根据临床表现特点定位:上尿路感染常有发热、寒战,甚至出现脓毒血症症状,伴明显腰痛,输尿管点和(或)肋脊点压痛、肾区叩击痛等。而下尿路感染,常以膀胱刺激征为突出表现,一般少有发热、腰痛等。

(2)根据实验室检查定位:出现下列情况提示上尿路感染。①膀胱冲洗后尿培养阳性;②尿沉渣镜检有白细胞管型,并排除间质性肾炎、狼疮性肾炎等疾病;③尿 N-乙酰-β-D-氨基葡萄糖苷酶(NAG)升高、β_2-微球蛋白(β_2-MG)升高;④尿渗透压降低。

三、治 疗

(一)一般治疗

急性期患者注意休息,多饮水,勤排尿。膀胱刺激征和血尿明显者,可口服碳酸氢钠片1 g,每日3次,以碱化尿液、缓解症状、抑制细菌生长、避免形成血凝块,对应用磺胺类药物者还可增强药物的抗菌活性并避免结晶形成。尿路感染反复发作者应积极寻找病因,及时祛除诱因。

(二)抗感染治疗

抗感染治疗的用药原则:①选用致病菌敏感的抗菌药物。在无病原学结果时,应选用对革兰氏阴性杆菌有效的抗菌药物,尤其是首发尿路感染。治疗3天症状无改善,应按药敏结果调整用药。②抗菌药物在尿和肾内的浓度要高。③选用肾毒性小、不良反应少的抗菌药物。④应根据UTI的部位和类型分别给予不同的治疗。⑤单一药物治疗失败、严重感染、混合感染、耐药菌株出现时应联合用药。

1.急性膀胱炎

(1)单剂量疗法:复方磺胺甲噁唑(SMZ-TMP,复方新诺明)4片,碳酸氢钠1.0 g,1次顿服(简称STS单剂);氧氟沙星0.4 g,1次顿服;阿莫西林3.0 g,1次顿服。

(2)短疗程疗法:目前更推荐此法,即口服抗菌药物3天。可选下述任一种药物:磺胺类(如SMZ-TMP 2片,2次/d)、喹诺酮类(如氧氟沙星0.2 g,2次/d,或环丙沙星0.25 g,2次/d)、半合成青霉素类(如阿莫西林0.5 g,3次/d)或头孢菌素类(如头孢呋辛0.25 g,2次/d)。用药3天,约90%UTI可治愈。用药前可不做尿细菌培养,但为了明确尿细菌是否被清除,应嘱患者于3天疗程结束后1周复查做尿细菌定量培养,如结果呈阴性表示急性细菌性膀胱炎已治愈,如仍为真性菌尿,应继续给予2周抗菌药物治疗。

对于妊娠期妇女、老年患者、糖尿病患者、男性患者、机体免疫力低下和其他复杂性UTI患者,均不宜用单剂量及短程疗法,应采用较长疗程。

2.急性肾盂肾炎

治疗前应按常规做清洁中段尿细菌定量培养和尿常规,首选对革兰氏阴性杆菌有效的抗菌药物。72小时显效者无须换药,否则应按药敏结果更换抗菌药物。

(1)病情较轻者:可在门诊口服药物治疗,疗程10~14天。常用药物有喹诺酮类、半合成青霉素类、头孢菌素类等。治疗14天后,通常90%患者可治愈。如尿菌仍阳性,应参考药敏试验选用有效抗菌药物继续治疗4~6周。

(2)严重感染全身中毒症状明显者:需住院治疗,静脉用药。常用药物有氨苄西林,1.0~2.0 g,每4小时1次;头孢噻肟钠,2.0 g,每8小时1次;头孢曲松钠1.0~2.0 g,每12小时1次;左氧氟沙星0.2 g,每12小时1次。必要时联合用药。经过上述治疗若好转,可于热退后继续用药3天再改为口服抗菌药物,完成2周(14天)的疗程。若治疗72小时无好转,应按药敏结果更换抗菌药物,疗程不少于2周。经此治疗仍有持续发热者,应注意肾盂肾炎并发症如肾盂积脓、肾周脓肿、感染中毒症等。慢性肾盂肾炎急性发作时治疗同急性肾盂肾炎。

3.再发性(反复性)UTI

再发性(反复性)UTI包括重新感染和复发。①重新感染:治疗方法与首次发作相同。对半年内发生 2 次以上者,可用长疗程低剂量抑菌疗法,即在每晚临睡前排尿后服用小剂量抗菌药物 1 次,如 SMZ-TMP 1~2 片或氧氟沙星 0.2 g 或呋喃妥因 50~100 mg,每 7~10 天更换药物 1 次,连用半年。②复发:复发且为肾盂肾炎者,尤其是复杂性肾盂肾炎,在去除诱因(如结石、尿路梗阻、尿路异常等)的基础上,应按药敏结果选用有效的强力的杀菌剂,疗程不少于 6 周。反复发作者,给予长程低剂量抑菌疗法。

4.孕期的急性 UTI

宜选用毒性较小的抗菌药物,如阿莫西林、呋喃妥因或头孢菌素类等。孕期的急性膀胱炎,可用阿莫西林 0.25 g,每 8 小时 1 次;或头孢拉定 0.25 g,每 6 小时 1 次,口服共 3~7 天。治疗后要复查以确定治愈。以后每个月行尿细菌培养,直至分娩。孕期的急性肾盂肾炎应静脉应用半合成广谱青霉素或第三代头孢菌素,疗程 2 周。孕期反复发生 UTI 者,可用呋喃妥因作长疗程低剂量抑菌疗法。

5.男性急性 UTI

年龄<50 岁的男性很少发生 UTI,但尿路结构或功能异常者患者同性恋、艾滋病患者($CD4^+$ 淋巴细胞<0.2×10^9/L 时)则 UTI 较为常见。50 岁以后,男性由于前列腺增生,易发生 UTI。男性 UTI 不适合 3 天疗法,一般采用喹诺酮类或 SMZ-TMP 治疗 2 周(14 天)。对于常规治疗后反复感染的病例,应高度警惕前列腺炎。急性前列腺炎患者多先静脉使用抗菌药物,1~2 周症状缓解后,可改为口服治疗 4~6 周,部分病例则需治疗 12 周以上。慢性细菌性前列腺炎患者常需口服治疗 12~18 周以上。治疗后仍有不少患者会再发,再发者给予上述同样的治疗;常再发者可用长疗程低剂量抑菌疗法。

6.复杂性 UTI

除了抗感染治疗,还可予外科手术解除梗阻,或去除异物。治疗前一定要做尿细菌培养和药敏试验。在结果出来前使用广谱抗菌药物静脉滴注,待培养结果出来后根据药敏试验结果调整抗菌药物,急性期过后改为口服治疗 2 周。若同时行手术治疗,疗程则延长至 4~6 周。对于反复发作的 UTI 可考虑长期口服小剂量抗菌药物作预防性治疗。

7.无症状性菌尿

一般认为有下述情况者应予治疗:①妊娠期无症状性菌尿;②学龄前儿童;③曾出现有症状感染者;④肾移植、尿路梗阻及其他尿路有复杂情况者。依药物药敏试验结果选择有效抗菌药物,主张短疗程用药,如治疗后复发,可选长疗程低剂量抑菌疗法。

第二节　急进性肾小球肾炎

急进性肾小球肾炎(RPGN),简称急进性肾炎,是指以急性肾炎综合征、肾功能急剧恶化、多在早期出现少尿性 ARF 为临床特征,病理学特征为新月体性肾小球肾炎的一组疾病。

一、病因与发病机制

（一）病因

本病有多种病因，一般将有明确病因的称为继发性 RPGN，病因不明者称为原发性（或特发性）RPGN。按病因及发病机制的不同，可将原发性急进性肾炎分为三型（表 4-2-1）。

1996 年 Glassok 等将免疫荧光病理、血清抗肾抗体和血清抗中性粒细胞胞质抗体（简称 ANCA）联合应用于新月体肾炎的分类，将原发性 RPGN 分为如下五型。Ⅰ型：抗肾小球基底膜抗体阳性；Ⅱ型：免疫复合物阳性；Ⅲ型：ANCA 阳性；Ⅳ型：抗肾小球基底膜抗体和 ANCA 均阳性；Ⅴ型：寡免疫复合物型，即各种免疫复合物均阴性或很少阳性，抗肾小球基底膜抗体和 ANCA 亦均阴性。

然而，目前国外权威肾脏病专著仍按表 4-2-1 所示分为 Ⅰ、Ⅱ、Ⅲ 型。必须指出 Ⅱ 型 RPGN 中有一部分 ANCA 阳性，提示为原发性血管炎造成的新月体肾炎。

表 4-2-1　RPGN 的病因及发病机制分类

原发性：

　Ⅰ型非免疫复合物型，即抗肾小球基底膜型，不伴肺出血（特发性新月体肾炎Ⅰ型）

　Ⅱ型非免疫复合物型，即免疫复合物型（特发性新月体肾炎Ⅱ型）

　Ⅲ型非免疫复合物型，即 ANCA 相关性肾小球肾炎（AGN）（特发性新月体肾炎Ⅲ型）

继发性：

　继发于其他原发性肾小球疾病

膜增殖性肾炎	膜性肾病
链球菌感染后肾炎	IgA 肾病

　继发于感染性疾病

　　感染性心内膜炎后肾炎

　　败血症及其他感染后肾炎

　继发于其他系统性疾病

　　系统性红斑狼疮

　　Goodpasture 综合征

　　过敏性紫癜性肾炎

　　弥漫性血管炎后肾炎（韦格纳肉芽肿、过敏性脉管炎等）

　　冷球蛋白血症肾炎（原发性、混合性）

　继发于药物

别嘌醇	利血平
青霉胺	肼屈嗪等

（二）发病机制

Ⅰ型 RPGN 的患者血清中可测得抗肾小球基底膜抗体，免疫荧光镜检查在肾小球基底膜上可见线条状均匀一致的 IgG 沉积,故认为是抗肾小球基底膜抗体介导的病变,又称抗肾抗体型肾炎。此型肾功能损害发展快而重,少尿或无尿的发生率高,预后最差,约占原发性急进性肾炎的 20%。此型患者如伴有肺出血,则称为 Goodpasture 综合征,属继发性急进性肾炎。

Ⅱ型 RPGN 患者的血清免疫复合物阳性,而血清抗肾小球基底膜抗体阴性。免疫荧光检查显示在肾小球基底膜及系膜区有 IgG 及 C3 呈不连续的颗粒状沉积,故认为是免疫复合物介导的疾病,又称为原发性急进性肾炎Ⅱ型。本型占原发性 RPGN 的 30%～50%,预后严重,但较Ⅰ型好。

Ⅲ型 RPGN 患者血清抗肾小球基底膜抗体及免疫复合物均阴性,免疫荧光检查显示无任何沉积物,而血清 ANCA 阳性,故认为它实际上是以肾脏为主要表现的"小血管炎"。因近年来发现Ⅲ型患者血清 ANCA 有 80% 以上阳性,而Ⅰ型及Ⅱ型则 ANCA 很少阳性,故Ⅲ型原发性新月体肾炎又称为 ANCA 相关性原发性新月体肾炎。现已证实 50%～80% 该型患者为原发性小血管炎肾损害,肾脏可为首发、甚至唯一受累器官或与其他系统损害并存。此型约占原发性 RPGN 的 40%,预后较Ⅰ、Ⅱ型好。

以上分型方法,对了解疾病的发病机制,制订治疗方案和判断预后都具有重要意义。

二、诊断

(一)病史与诱因

RPGN 患者约半数有上呼吸道感染的前驱病史,其中少数为典型的链球菌感染,其他多为病毒感染。接触某些有机化学溶剂、碳氢化合物如汽油,与 RPGN Ⅰ型发病有较密切的关系。RPGN 的诱因包括吸烟、吸毒、接触碳氢化合物等。

(二)临床表现

除Ⅰ型好发于青、中年外,Ⅱ型及Ⅲ型均以中、老年患者为主。该病起病较急,病情进展迅速。以急性肾炎综合征(起病急、血尿、蛋白尿、尿少、水肿、高血压),多在早期出现少尿或无尿,进行性肾功能恶化并发展成尿毒症,为其临床特征。患者常伴有中度贫血。恶心、呕吐是常见的消化道症状。部分患者(尤其是Ⅱ型)可因大量蛋白尿导致肾病综合征。Ⅲ型患者常有不明原因的发热、乏力、关节痛或咯血等系统性血管炎的表现。水、钠潴留严重者可发生肺水肿、心包炎、酸中毒、高钾血症及其他电解质紊乱,甚至心律失常、脑水肿等严重并发症。

(三)实验室检查

1.尿液检查

尿蛋白通常阳性,但含量不一,从微量到肾病综合征范围的大量尿蛋白,多为非选择性蛋白尿,变形的多形性红细胞、红细胞管型和白细胞是尿沉渣中常见的有形成分。

2.肾功能测定

患者发病数日或数周后即可发现肾小球滤过率呈进行性下降,内生肌酐清除率下降,血肌酐及尿素氮明显增加,尿比重低且固定。

3.免疫学检查

免疫学检查异常,主要有抗 GBM 抗体阳性(Ⅰ型)、ANCA 阳性(Ⅲ型)。Ⅱ型患者血循环免疫复合物及冷球蛋白可呈阳性,并伴有血清 C3 降低。

4.影像学检查

超声、X 线等影像学检查常显示双肾明显增大,有助于区别慢性肾功能不全。

5.肾活检

本病确诊需靠肾活检,肾活检光镜检查示＞50％肾小球有新月体病变,诊断可成立。

(四)诊断注意事项

凡急性肾炎综合征伴肾功能急剧恶化患者,无论是否已达到少尿型肾衰竭,应疑及本病并及时进行肾活检。若病理证实为新月体性肾小球肾炎,根据临床和实验室检查能排除系统性疾病,诊断可成立。

原发性急进性肾炎需与以下疾病鉴别。

1.引起少尿型肾衰竭的非肾小球病

①急性肾小管坏死:常有明显的肾缺血(如休克、脱水)或肾毒性药物或肾小管堵塞(如血管内溶血)等诱因,临床上以肾小管损害为主(尿钠增加、低比重尿及低渗透压尿),一般无急性肾炎综合征表现。②急性过敏性间质性肾炎:常有明确的用药史及部分患者有药物过敏反应(低热、皮疹等)、血和尿嗜酸性粒细胞增加等,必要时可依靠肾活检确诊。③梗阻性肾病:患者常突发或急骤出现无尿,但无急性肾炎综合征表现,B 超等影像学检查可证实尿路梗阻的存在。

2.肺出血-肾炎综合征(Goodpasture 综合征)

本病多见于青年人,临床表现是咯血、呼吸困难、血尿及蛋白尿,有时可出现水肿及高血压,迅速出现肾衰竭,部分患者在发病前有汽油接触史。多数患者在 6 个月内死于大咯血所致的窒息或尿毒症。胸部 X 线片可见散在性斑片状或粟粒状阴影。肺及肾组织活检免疫荧光检查均可证实基底膜上有线条状沉积物。

3.继发于全身性疾病的急进性肾炎

如系统性红斑狼疮、过敏性紫癜、结节性多动脉炎、韦格内肉芽肿、进行性系统性硬化症等均可引起继发性急进性肾炎,出现少尿、无尿及肾衰竭症状。如以肾脏起病者,全身症状可不明显或被掩盖,易被误诊。鉴别主要在于提高对原发病的认识,注意患者全身症状,及早进行有关化验检查以明确诊断。

4.慢性肾炎急性发作

慢性肾炎由于某些诱因可导致肾功能迅速恶化,如既往病史不明确、感染、劳累、水电解质平衡紊乱等均可导致肾功能迅速恶化,有时很难与急进性肾炎区别。肾脏影像学检查(超声、CT 等)发现双肾已缩小,有利于慢性肾炎的诊断。指甲肌酐数值有助于了解 3 个月前血肌酐水平。此类患者在诱因纠正后肾功能有部分恢复。

三、治疗

本病近年来治疗进展较大,效果明显提高。治疗关键是能否对本病做出及时的诊断,并给予正确的治疗。包括针对急进性肾衰竭的并发症(如水钠潴留、酸中毒、高血压、尿毒症及感染等)的对症治疗以及针对急性免疫介导性炎症病变的特殊治疗两方面。以下主要介绍以免疫病理分型为基础的特殊强化治疗。

(一)一般对症治疗

患者应卧床休息,酌情限制水、钠、钾和蛋白质的摄入。加强对高血压、水钠潴留、酸中毒、尿毒症、心功能不全、心包炎以及感染等并发症的治疗,具体措施与一般急性肾损伤类似。这些治疗对改善患者的一般状况和临床症状,保障其安全地接受强化治疗具有重要的意义。另外,对利尿药、降压药不敏感患者,或急性肾损伤已达透析指征者,应及时进行透析治疗。对强化治疗无效的晚期病例或肾功能已无法逆转者,则有赖于长期维持透析治疗。肾移植一般在病情静止半年后进行(Ⅰ型患者抗 GBM 抗体转阴、Ⅲ型 ANCA 转阴)。

(二)针对 RPGN 的特殊治疗

在早期作出病因诊断和免疫病理分型的基础上尽快进行强化治疗非常重要。

1.抗肾小球基底膜型(Ⅰ型)

(1)强化血浆置换疗法:于 1975 年首次应用于 Goodpasture 综合征的治疗。该疗法对Ⅰ型患者疗效较好,对伴有肺出血的患者作用较为肯定、迅速,应首选。具体方法为:应用血浆置换机分离患者的血浆和血细胞,一般每天抽取 2~4 L 患者血浆,补充等量含 4% 人血白蛋白的平衡盐溶液或健康人的新鲜血浆,直到血中抗 GBM 抗体不能检出为止,一般需置换约 10 次。对于肺出血患者,每次治疗结束时,应强调给予新鲜冰冻血浆以补充凝血因子。

(2)糖皮质激素与细胞毒药物联合免疫抑制治疗:该疗法应与血浆置换疗法联合应用,以防止血浆置换导致机体大量丢失免疫球蛋白后大量合成而造成反跳。泼尼松按 1 mg/(kg·d) 的剂量口服,至少 1 个月,以后逐渐减少药量,第 2、3 个月可以隔天口服治疗。环磷酰胺按 2 mg/(kg·d) 的量口服,也可以静脉用药,开始剂量按 0.5 g/m² 体表面积计算,累积总量不超过 6~8 g。应根据肾功能损害程度和白细胞数目来调整环磷酰胺的用量,当白细胞计数低于 3.0×10^9/L 时应减少剂量或停药。

关于环磷酰胺的最佳疗程目前尚无定论。用环磷酰胺通常治疗 6~12 个月,患有病情缓解才考虑停用。如果 6~12 个月后仍未缓解,则需要延长疗程。有些患者,采用每月环磷酰胺静脉用药不能起到免疫抑制作用,可改为每天口服治疗。目前推荐的替代治疗方案为,前 3 个月给予环磷酰胺治疗,继之予以硫唑嘌呤 2 mg/(kg·d),疗程 6~12 个月。根据肾功能、血管炎活动度及损害评分来看,这种方案与口服环磷酰胺 12 个月疗效相同。

联合应用强化血浆置换、糖皮质激素和环磷酰胺治疗,可以使患者存活率接近 85%,约 40% 进展至终末期肾衰竭。相反,未应用强化血浆置换治疗的患者存活率不到 50%,近 90% 的患者进展至终末期肾衰竭。最近英国一项研究表明,甚至对于严重肾功能障碍的患者,给予强化血浆置换治疗仍能改善病情,并有助于提高患者和肾脏长期存活率。

(3)甲泼尼龙冲击治疗:为强化治疗方法之一。对本型患者,大剂量静脉甲泼尼龙冲击治疗疗效未定。然而,因该型临床发展迅速,在无血浆置换的条件下,部分患者可应用甲泼尼龙进行诱导治疗。通常甲泼尼龙剂量为 7 mg/(kg·d),将其溶于 5% 葡萄糖注射液中静脉滴注,每天或隔天 1 次,3 次为 1 疗程。必要时间隔 3~5 天可进行下一疗程,一般不超过 3 个疗程。甲泼尼龙冲击疗法也需辅以泼尼松及环磷酰胺常规口服治疗,方法同前。

(4)治疗方案的选择:开始治疗时的血肌酐水平是判断能否进展至终末期肾衰竭的重要指

标。当患者血肌酐超过 7 mg/dL 时,肾功能很难恢复到脱离透析的水平。对于依赖透析的患者,免疫抑制剂治疗是否应该给予或维持多长时间,目前尚无定论。

①对于有肺出血的患者,已有充分的证据支持给予强化免疫抑制和血浆置换治疗。而对于那些病理证实肾小管和间质有广泛瘢痕形成、血肌酐超过 $618.8~\mu mol/L$ 的患者,不主张应用强化免疫抑制治疗。这部分患者治疗的弊大于利。对于血肌酐已升高而病理证实为急性新月体性肾炎的患者,强化治疗应该持续至少 4 周;如果治疗 4～8 周,肾功能并没恢复且未合并肺出血,应停止免疫抑制治疗。

②血循环中存在抗 GBM 抗体同时合并 ANCA 阳性的患者,其肾功能比单纯抗 GBM 抗体阳性患者易于恢复。对于这些合并 ANCA 阳性的患者,即使血肌酐超过 $618.8~\mu mol/L$,也主张给予免疫抑制治疗。

③部分患者在病理检查中发现肾小球损伤区存在纤维蛋白,治疗上除了应用皮质激素和细胞毒药物之外,还要考虑加用抗凝药。但当前没有充分的数据证明加用抗凝药是有利的。因为肝素或华法林的应用可能会增加肺出血的危险,导致发病率和病死率上升。

2.免疫复合物型(Ⅱ型)

本型新月体肾炎的治疗要根据免疫复合物的种类来定。例如,急性感染后肾炎与 IgA 肾病都伴有 50% 新月体形成时,两者的治疗方法可能并不相同。然而,目前没有充分的循证医学证据来明确该型新月体肾炎的治疗问题。

(1)甲泼尼龙冲击治疗:本型一般首选该疗法。即甲泼尼龙剂量按 7 mg/(kg·d) 计算,通常剂量为0.5～1.0 g,将其溶于 5% 葡萄糖注射液中静脉滴注,并辅以泼尼松及环磷酰胺治疗,具体方法同前。近年来,有人应用环磷酰胺冲击疗法替代常规口服,即取 1 g 环磷酰胺溶于 5% 葡萄糖注射液中,静脉滴注,每月 1 次,其确切疗效有待进一步总结。有证据表明,该型 RPGN 对免疫抑制剂治疗的反应较 ANCA 相关性 RPGN 更差。

(2)强化血浆置换疗法:对常规治疗无效的患者应考虑进行血浆置换治疗。临床可以用此疗法来治疗肾小球损伤较重的该型急进性肾炎,如严重的新月体型 IgA 肾病。外国学者 Cole 等在对 32 例特发性 RPGN 的患者随机采用血浆置换和免疫抑制剂治疗 1、3、6 和 12 个月后,发现血浆置换并不比免疫抑制剂优越。但 Pusey 等在进行大样本分析后表明,对于严重的病例(依赖透析的患者),血浆置换仍然有效。

3.非免疫复合物型(Ⅲ型)

本型新月体肾炎的治疗方法主要是应用皮质激素和环磷酰胺,具体治疗方案多样。由于本病具有潜在的病情突然加重等特性,因此应及时给予甲泼尼龙诱导治疗。

(1)激素及环磷酰胺联合治疗:甲泼尼龙冲击治疗 3 天后,口服足量激素,剂量按 1 mg/kg 计,联合环磷酰胺治疗,具体方法同前。

(2)强化血浆置换疗法:适用于此型伴有血肌酐快速进展的患者和伴有肺出血的患者。关于血浆置换在 ANCA 相关性小血管炎和肾炎治疗中的作用,有 3 个随机对照研究结果显示,对于仅肾脏受累的患者或已有轻中度肾衰竭的患者,血浆置换并不优于单独的免疫抑制治疗。欧洲血管炎研究小组在一项研究中发现,对于重度肾衰竭患者,血浆置换优于甲泼尼龙冲击治疗。

（3）维持期治疗：2012 年改善全球肾脏病预后组织（KDIGO）指南推荐：获得缓解的患者继续进行至少 18 个月的维持期治疗。推荐的方案为，硫唑嘌呤 1～2 mg/（kg·d）；不能耐受者可服用吗替麦考酚酯（MMF）1 g，每天 2 次；前两种药物都不能耐受者可选用甲氨蝶呤［起始剂量 0.3 mg/（kg·d），最大剂量为 25 mg/w］。但当 GFR 小于 60 mL/min 时，禁用甲氨蝶呤。

（4）伴有呼吸道感染的维持期患者推荐联合使用复方新诺明。需要肾脏替代治疗的患者肾功能恢复的概率较小（需要肾脏替代治疗的为 50%，而不需要替代治疗的为 70%），此时血浆置换联合免疫抑制剂治疗能够改善这些患者的病情。对治疗 12 周内可以脱离透析的患者尤其适用。而对于持续免疫抑制治疗超过 12 周仍不能脱离透析者，继续应用免疫抑制剂对患者并无益处。2012 年 KDIGO 指南推荐，患者若已经处于维持性透析治疗状态而且并无肾外系统疾病活动表现，应在环磷酰胺使用 3 个月后停用。

（三）其他治疗

（1）对于难治性 ANCA 相关性血管炎患者，利妥昔单抗和激素的联合治疗被 2012 年 KDIGO 指南推荐为环磷酰胺治疗无法耐受时的替代治疗方案。具体方案为 375 mg/（m²·w），共 4 次。

（2）对于免疫抑制剂治疗无效的系统性血管炎，可予以大剂量丙种球蛋白静脉用药。但对无系统性症状和体征的非免疫复合物型新月体肾炎患者的疗效，目前尚无文献报道。

四、预后

近年来随着诊断和治疗水平的不断提高，特别是甲泼尼龙冲击疗法及血浆置换等技术的应用，患者预后有显著改善。早期强化治疗可使部分患者病情得到缓解，甚至避免或脱离透析。若诊断和强化治疗不及时，患者多于半年内进展至慢性肾衰竭。

影响预后的因素如下。①血肌酐水平：一般认为当血肌酐超过 618.8 μmol/L 时，肾功能很难恢复到脱离透析的水平。②免疫病理类型：一般情况下Ⅲ型预后相对较好，Ⅰ型差，Ⅱ型居中，另外感染后急进性肾炎预后较好。③强化治疗的时机：如临床尚未发生少尿、血肌酐<530 μmol/L，病理尚未见广泛不可逆病变（纤维性新月体、肾小球硬化或间质纤维化）时，即开始治疗者预后较好。④年龄因素：老年患者预后相对较差。⑤有研究认为免疫病理染色肾小管有 IgG 沉积者预后不佳。⑥其他：抗 GBM 抗体滴度高者预后不佳，抗 GBM 抗体同时合并 ANCA 阳性的患者预后相对较好。

有关本病复发问题，Ⅰ型 RPGN 经免疫抑制治疗缓解后，复发率非常低；同样，肾移植后，特别是在血循环中抗 GBM 抗体消失或明显减少后再移植，极少复发。Ⅲ型 RPGN 和小血管炎可在肾移植后复发。一般来讲，ANCA 相关性小血管炎或 RPGN 的复发率大概为 20%。Ⅲ型 RPGN 如不伴有系统性血管炎，其复发率可能低于 20%。肾移植时 ANCA 是否阳性与移植后复发的风险并无相关性。

另外，当本病转为慢性病变并发展为慢性肾衰竭时，应特别注意保护残存肾功能，延缓疾病进展和慢性肾衰竭的发生。

第三节 急性肾损伤

急性肾损伤(AKI),是指突发而又持续的肾功能下降,引起氮质废物体内潴留,水、电解质和酸碱平衡紊乱,导致各系统并发症的临床综合征。AKI 可见于临床多个科室,发病率高,且有逐年上升趋势,是常见的危重病之一。由于 AKI 病因各异,预后也不尽相同。据报道,普通住院患者中 AKI 的发生率为 2.0%~20%,而 ICU 中为 22%~67%。随着社会老龄化程度的加课,AKI 发生率也随之上升。新近许多研究发现,AKI 患者快速进展为慢性肾脏病(CKD)及终末期肾病(ESRD)的风险明显增加。尽管 AKI 诊断及治疗取得了较大进展,但其诊治仍是一个严峻的课题。

一、病因

导致 AKI 发生的病因很多,可分为肾前性、肾性和肾后性三大类。

(一)肾前性因素

1.有效血容量减少

常见于各种原因导致的液体流失和出血患者,如腹泻、呕吐、利尿药应用、消化道出血、大面积烧伤及低蛋白血症患者等。

2.心排血量减少

见于急性心肌梗死、严重心律失常、心肌病、心脏瓣膜病及严重肺心病等导致的急性心功能下降患者。

3.全身血管扩张

多见于脓毒症、药物(如降压药)、过敏及麻醉意外患者等。

4.肾血管严重收缩

见于脓毒症、药物(如非甾体抗炎药)反应患者。

5.肾动脉机械性闭锁

见于手术、血栓、栓塞患者等。

(二)肾实质性因素

1.急性肾小管坏死

多见于急性肾缺血、肾毒性药物应用及重金属中毒患者等。

2.间质性肾炎

见于药物过敏、感染、肾移植急性排异反应及系统性疾病等;众多药物可引起急性间质性肾炎,其中抗菌药物占大多数,尤以 β-内酰胺类(青霉素族、头孢菌素族等)最为常见。

3.肾小管阻塞

见于结晶沉积(如尿酸、草酸)、蛋白沉积(轻链、肌红蛋白、血红蛋白)等。

4.肾血管性疾病

见于系统性血管炎、恶性高血压、硬皮病、血栓性微血管病、DIC、肾动脉机械闭塞(如手术,血栓栓塞)及肾静脉血栓形成等。

5.肾小球疾病

见于急进性肾炎、感染后肾炎、IgA 肾病及膜增殖性肾炎等。继发性肾病如狼疮性肾炎、紫癜性肾炎等。

6.感染

见于脓毒症、全身炎症反应综合征等。

7.浸润

见于结节病、淋巴瘤及白血病等。

8.其他

(三)肾后性因素

1.肾外

见于输尿管肿瘤、结石,腹膜后和盆腔恶性肿瘤、腹膜后纤维化及腹主动脉瘤等。

2.膀胱

见于前列腺增生、肿瘤及结石等。

3.尿道

见于尿道狭窄、包茎等。

二、诊断要点

AKI 的早期诊断有助于进行早期干预,及时地逆转肾脏损害,改善预后,尤其对重症患者更为重要。目前 AKI 的诊断多采用 2012 年 KDIGO 制定的 AKI 诊断及分期标准。

48 小时内血清肌酐增加$\geqslant$0.3 mg/dL(26.5 μmol/L),或 7 日内血清肌酐较基线增加 1.5 倍。或尿量少于 0.5 mL/(kg·h)超过 6 小时(排除梗阻性肾病或脱水状态)。血清肌酐基线值定义为患者入院时或出现临床表现 1 周内的血清肌酐值。

目前 AKI 的诊断仍以血清肌酐和尿量为依据。需注意,如果患者缺少基线血清肌酐值,可以参考 3 个月内(最长不超过 1 年)的血清肌酐值,或者 24 小时内重复检测血清肌酐以帮助 AKI 的诊断。尿量测量必须精确,否则无法用于 AKI 的诊断。在已使用利尿药、非少尿性 AKI、手术应激引起的短期(术后 12～24 小时)尿量减少等情况下,尿量不能用于 AKI 的诊断。

三、病情判断

应全面详细地询问 AKI 患者病史并做体检,尽可能早期识别,全面了解导致 AKI 的危险因素及其诱因,迅速判断 AKI 的病因,特别是注意患者是否存在可逆性因素。常见危险因素有高龄、既往有慢性肾脏病、糖尿病、心力衰竭及严重肝病史等。常见的 AKI 诱因有液体摄入量减少、体液丢失增加、脓毒血症、创伤、大型手术、造影剂应用、尿路梗阻及近期使用肾毒性药物等。建议及时监测患者血肌酐和尿量,根据 AKI 的严重程度进行分期诊断。

四、治疗

(一)治疗原则

消除诱因、促进肾脏恢复、防治并发症、降低病死率。

(二)治疗计划

1.内科治疗

(1)一般治疗:积极治疗原发病,消除导致或加重 AKI 的因素,是防治 AKI 的重要原则。在诸多防治措施中,快速准确地补充血容量,维持足够的有效循环血容量,防止和纠正低灌注状态,避免使用肾毒性药物显得十分重要。有透析指征者,应尽快予以透析治疗,对尚未达到指征者,可对症处理。

(2)维持水、电解质、酸碱平衡。

①严格控制水钠的摄入:入液量应为前一天的尿量加上其他显性失水量和非显性失水量(400 mL)。患者如有发热,则体温每增加 1℃,每天应增加入液量约 100 mL。由于患者处于分解代谢状态,病者体重允许减轻 0.2~0.3 kg;如果患者体重不减或增加,提示水钠潴留,体液量过多;如果患者体重减轻超过上述指标,则提示可能容量不足或处于高分解状态。轻度的水过多,只需要严格限制水的摄入,并给予 25% 的山梨醇导泻;严重者则需行透析治疗。

②高钾血症的治疗:轻度高钾血症(血清钾<6.0 mmol/L)患者,应严格限制富含钾的食物和药物的摄入,积极治疗原发病和纠正代谢性酸中毒,并密切观察患者病情。如血清钾>6.5 mmol/L,则应积极处理。其措施包括:a.10% 葡萄糖酸钙注射液 10~20 mL 稀释后静脉缓慢注射,以缓解高钾血症对心肌的毒性作用。b.5% 碳酸氢钠注射液 100~200 mL 静脉滴注,以纠正酸中毒,促使钾离子向细胞内转移。c.50% 葡萄糖注射液 50 mL 加普通胰岛素 10 U 缓慢静脉注射。d.口服钠型离子交换树脂 50 g/d,分 3~4 次口服,并加服 25% 山梨醇 20 mL 导泻。亦可用钠型离子交换树脂灌肠。严重的高钾血症应尽快行透析治疗予以纠正。

③代谢性酸中毒的治疗:轻度代谢性酸中毒可暂时密切观察和口服碳酸氢钠,急性肾损伤引起的轻度代谢性酸中毒一般可以不治疗;但如 HCO_3^- 小于 15 mmol/L 时,应积极治疗,予以 5% 碳酸氢钠注射液 100~250 mL 静脉滴注。严重的代谢性酸中毒补碱难以纠正者,应尽快行透析治疗。

④其他电解质紊乱的治疗:出现高磷血症时应予以氢氧化铝凝胶 30~60 mL 口服,每天 4 次;严重者宜行透析治疗。轻度低钙血症很少有症状,一般不需特殊处理。

(3)液体复苏:纠正容量不足,保持血流动力学稳定,有利于减少肾脏损伤的进一步发展,促进肾功能恢复。

KDIGO 指南建议对存在 AKI 风险或已经发生 AKI 的患者,在没有失血性休克的证据时,使用等张晶体液而不是胶体(白蛋白或淀粉类液体)作为扩张血管内容量的起始治疗。尤其是对于重病患者,应首选晶体扩容。

当使用 0.9% 氯化钠注射液(含氯 150 mmol/L)时,需要监测患者酸中毒以及肾功能情况。

对存在 AKI 风险或已经发生 AKI 的血管源性休克的患者,在补液的同时可以联合使用血管活性药物,如去甲肾上腺素,以恢复或维持灌注压。但是,低血容量纠正后应停用,不宜长期使用。以往认为多巴胺$[1\sim3\ \mu g/(kg \cdot min)]$可以解除血管痉挛,扩张血管,增加肾血浆流量、尿钠排泄量和尿量。但荟萃分析提示多巴胺对 AKI 的治疗没有明显益处。可能与多巴胺进一步恶化肾脏的血液灌注有关。此外,多巴胺还可能增加心律失常和心肌缺血风险。因此,目前不主张使用多巴胺预防或治疗急性肾损伤。

(4)利尿药的使用:目前临床上主要应用的利尿药为袢利尿药(呋塞米)。袢利尿药能降低髓襻升支的细胞能量代谢从而减轻肾小管的缺血性损伤;同时能使患者从少尿型 AKI 转变为非少尿型 AKI。但荟萃分析提示袢利尿药对 AKI 的治疗没有明显益处。相反,袢利尿药的使用使患者肾功能恢复的失败率和病死率增加,究其原因可能与使用袢利尿药导致延迟进行肾脏替代治疗有关。因此,KDIGO 指南推荐呋塞米用于减轻 AKI 时的容量负荷,但需慎用。

甘露醇作为渗透性利尿药,虽然能有效地预防和减轻术后及中毒性肾小管坏死,但短期内过大剂量$(100\sim1000\ g)$使用或连用 $3\sim6$ 天,有明显的肾毒性作用,尤其是对高龄和少尿患者。

(5)并发感染的预防和治疗:AKI 易并发感染,多见于呼吸道、泌尿道和皮肤等部位。因此,应加强感染的预防,如注意口腔、皮肤和外阴部的清洁,一般不用抗菌药物预防感染。但是,一旦出现感染迹象,应予以积极、有效的抗菌药物治疗。首选无肾毒性或肾毒性低的药物,并按肌酐清除率调整药物剂量。

(6)营养支持:营养不良是影响患者预后的独立相关因素。因此,对于 AKI 患者应该注意营养支持,积极纠正营养不良。英国肾脏病协会发布的 AKI 治疗指南中推荐:AKI 患者应尽可能采取胃肠内营养。尽可能地供给足够的热量和限制蛋白质的摄入,以保证机体代谢的需要,防止内源性和外源性蛋白质分解代谢的增强。AKI 患者摄入能量值为 $25\sim35\ kcal/(kg \cdot d)$,能量的供应应以碳水化合物和脂肪为主。即使存在高代谢状态或者接受 CRRT 治疗,每天蛋白摄入量应不超过 $1.7\ g/(kg \cdot d)$。同时补充微量元素和水溶性维生素。

2.肾脏替代治疗(RRT)

AKI 的肾脏替代治疗遵循以下原则:强调早期进行,尤其是伴有多器官衰竭时;根据患者病情选择不同类型的透析方式,如血液透析、腹膜透析、连续性血液净化等;治疗处方因人而异,根据患者具体情况选择不同的透析剂量、透析器和抗凝剂等。

(1)透析时机:AKI 进行肾脏替代治疗的适应证和最佳时机,至今国际上尚缺乏循证医学证据和统一的标准。尽管目前倾向于早期进行肾脏替代治疗,但是必须权衡肾脏替代治疗的利弊,如留置透析导管相关的感染、低血压、透析膜生物不相容性以及肝素过敏所致的血小板减少等。目前有关早期进行预防性透析治疗的疗效,尽管少数回顾性研究中显示其存活率较高,但至今尚无前瞻性对照研究报道。但是,对于脓毒血症、重症胰腺炎、MODS 和 ARDS 等危重患者应及早开始肾脏替代治疗。Lameire 等提出 AKI 患者进行肾脏替代治疗的指征包括:①少尿(尿量<200 mL/12 h);②无尿(尿量<50 mL/12 h);③高钾血症(血钾>6.5 mmol/L);④严重酸中毒(pH<7.0);⑤高钠血症(血钠>155 mmol/L)或低钠血症(血钠<120 mmol/L);⑥血尿素氮>30 mmol/L;⑦尿毒症性脑病、心包炎;⑧水负荷过重。但是,这一标准是否适用于不同病因和不同临床情况,尚需大量的临床研究证实。

(2)肾脏替代治疗方式的选择:急性肾损伤的肾脏替代治疗方式主要有间歇性血液透析(IHD)、持续缓慢低效血液透析(SLED)、延长的每日血液透析(EDD)连续性肾脏替代治疗(CRRT)和腹膜透析(PD)等。

间歇性血液透析和连续性肾脏替代治疗是目前临床应用于救治 AKI 患者主要的肾脏替代治疗方式。与间歇性血液透析相比,理论上连续性肾脏替代治疗具有血流动力学稳定、溶质清除率高、为重症患者的营养支持提供治疗"空间"和清除炎症介质等优势。然而,许多临床研究和荟萃分析的结果显示,连续性肾脏替代治疗和间歇性血液透析具有相似的临床疗效、生存率、病死率和并发症发生率。尽管目前的研究结果尚不能得出明确的结论,但能够肯定的是,连续性肾脏替代治疗更适用于脑水肿、肝衰竭、血流动力学不稳定和不能耐受间歇性血液透析治疗的患者;而间歇性血液透析对于有出血倾向和连续性肾脏替代治疗过程中容易出现血管通路栓塞的患者更有优势。此外,连续性肾脏替代治疗的治疗费用高。

持续低效每日透析(SLEDD)与间歇性血液透析的机制一样,但是时间相对较长,血流速度和透析液流速都相对较慢。近年许多研究者认为其综合了间歇性血液透析和连续性肾脏替代治疗的优点,且较连续性肾脏替代治疗效果更好、更安全,治疗成本也大幅减低。故对于确诊的患者,可以每天实施一次血液透析,治疗的持续时间不等(6~10 小时)。关于透析膜的选择,由于合成膜更少引起补体和单核细胞激活,英国肾脏病学会关于 AKI 的治疗指南中指出合成或变性纤维膜优于非变性纤维膜。在透析缓冲液方面,连续性肾脏替代治疗时,除非局部使用柠檬酸盐抗凝,碳酸氢盐是透析液和置换液最佳的缓冲液。此外,连续性肾脏替代治疗的急性血管通路应该首选静脉—静脉(V—V)血管通路而不是动脉—静脉(A—V)血管通路。

在发达国家,腹膜透析较少用于危重的成年 AKI 患者(这类患者通常伴发败血症)。但对于幼儿和在欠发达国家,腹膜透析在救治 AKI 患者中仍然发挥一定的作用。腹膜透析治疗具有设备和操作简单、不需要抗凝、血流动力学稳定等优点。但研究发现在重症 AKI 的治疗中连续性肾脏替代治疗可能优于间歇性腹膜透析(IPD),IPD 在抢救 AKI 患者中的作用有限。有学者提出应用持续流动腹膜透析(CFPD)的模式治疗 AKI 患者。持续流动腹膜透析时,患者腹腔内保留较大容量的透析液(2~3 L),腹透液持续再循环流量为 200~300 mL/min。因此,持续流动腹膜透析清除血尿素氮的效率是间歇性腹膜透析的 2~5 倍,可望提高腹膜透析抢救 AKI 患者的成功率。但是,这只是理论上的推测,尚需要临床研究进一步证实其有效性和可操作性。

因此,肾脏替代治疗方式的选择取决于患者的临床状况、医疗和护理人员的经验以及透析方式的可行性。

此外,荟萃分析发现不同的透析方式之间,患者的转归没有明显差异,也没有发现在重症患者中连续性肾脏替代治疗具有明显的益处。

(3)透析剂量:虽然,长期以来一直公认肾脏替代治疗的剂量与 AKI 患者的预后密切相关,但截至目前,肾脏替代治疗的最佳治疗剂量仍然是目前争论的焦点和研究的热点。ATN 研究和 RENAL 研究均发现,肾脏替代治疗 AKI 的剂量增加至 20~25 mL/(kg·h)未能带来益处。但是在临床实际中,AKI 患者行肾脏替代治疗的实际剂量经常会低于处方剂量。因此,为了达到 20 mL/(kg·h) 以上的有效治疗剂量,目前的指导方针建议肾脏替代治疗的处方剂量为 25 mL/(kg·h) 以上,并且应尽量减少各种原因导致的连续性肾脏替代治疗的治疗中断。

第四节　肾病综合征

肾病综合征(NS)是以大量蛋白尿(>3.5 g/d)、低白蛋白血症(血浆白蛋白<30 g/L)、水肿和高脂血症为典型表现的临床综合征,其中大量蛋白尿和低蛋白血症为诊断必需。NS 是由多种病因和多种病理类型引起的肾小球疾病中的一组临床综合征,其中,约 75% 患者为原发性肾小球疾病引起,约 25% 由继发性肾小球疾病引起。

一、病因与发病机制

(一)病因与临床特征

NS 可分为原发性和继发性两大类,可由多种不同病理类型的肾小球病所引起。引起原发性 NS 的肾小球病主要病理类型如下。

1.微小病变型肾病(MCD)

MCD 占儿童原发性 NS 的 80%～90%,成人原发性 NS 的 10%～20%。以男性多见。其典型临床表现为 NS,仅 15% 左右患者伴有镜下血尿,一般无持续性高血压及肾功能减退。30%～40% 病例可能在发病后数月内自发缓解,90% 病例对激素治疗敏感,治疗 2 周左右开始利尿,尿蛋白可在数周内迅速减少至阴性,血清白蛋白逐渐恢复至正常水平,最终可临床完全缓解。但本病复发率高达 60%。若其反复发作或长期大量蛋白尿未得到控制,本病可能转变为系膜增生性肾小球肾炎,进而转变为局灶性节段性肾小球硬化。

2.系膜增生性肾小球肾炎(MSPGN)

免疫病理检查可将本组疾病分为 IgA 肾病及非 IgA 系膜增生性肾小球肾炎。本病在原发性 NS 中约占 30%,好发于青少年,以男性多见。约 50% 患者有前驱感染,可于上呼吸道感染后急性起病,甚至表现为急性肾炎综合征。部分为隐匿起病。本病中,约 50% 非 IgA 系膜增生性肾小球肾炎患者表现为 NS,约 70% 伴有血尿。而 IgA 肾病者几乎均有血尿,约 15% 出现 NS。

3.系膜毛细血管性肾小球肾炎

又称为膜增生性肾小球肾炎(MPGN),占原发性 NS 的 10%～20%,好发于青壮年。1/4～1/3 患者常在上呼吸道感染后起病,表现为急性肾炎综合征,50%～60% 患者表现为 NS,几乎所有患者均伴有血尿,其中少数为发作性肉眼血尿;其余少数患者表现为无症状血尿和蛋白尿。肾功能损害、高血压及贫血症状出现早,病情多持续进展。50%～70% 病例的血清 C3 持续降低,对提示本病有重要意义。该病药物治疗效果较差,发病 10 年后约有 50% 的病例将进展为慢性肾衰竭。

4.膜性肾病(MN)

MN 约占原发性 NS 的 20%,好发于中老年人,以男性多见。通常该病起病隐匿,约 80% 患者表现为 NS,约 30% 伴有镜下血尿,一般无肉眼血尿。20%～35% 的患者的临床表现可自行缓解。常在发病 5～10 年后逐渐出现肾功能损害。60%～70% 的患者早期激素和细胞毒药物治疗后可临床缓解。本病极易发生血栓栓塞并发症,肾静脉血栓发生率可为 40%～50%。因此,本病患者如有突发性腰痛或胁腹痛,伴血尿、蛋白尿加重,肾功能损害,应怀疑肾静脉血栓形成。若有突发胸痛、呼吸困难,应怀疑肺栓塞。

5.局灶节段性肾小球硬化(FSGS)

FSGS 占原发性 NS 的 5%～10%,好发于青少年男性。多为隐匿起病。大量蛋白尿及 NS 为其主要临床特点。约 3/4 患者伴有血尿,部分可见肉眼血尿。约 50% 患者有高血压,约 30% 有肾功能减退。约 50% 患者对激素治疗有效,但需要较长时间的诱导治疗。

继发性 NS 的常见病因有过敏性紫癜肾炎(儿童多见)、系统性红斑狼疮肾炎(青少年多见)、糖尿病肾病(中老年人多见)、乙型肝炎病毒相关性肾炎、肾淀粉样变性、骨髓瘤性肾病等。

(二)病理生理

1.大量蛋白尿

大量蛋白尿是指每日从尿液中丢失蛋白质多达 $3.5 \text{ g}/1.73\text{m}^2$,儿童为 50 mg/kg。大量蛋白尿的产生是肾小球滤过膜通透性异常所致。在正常生理情况下,肾小球滤过膜具有分子屏障及电荷屏障作用,当这些屏障作用受损时,致使原尿中蛋白含量增多,当其增多明显超过近曲小管回吸收量时,形成大量蛋白尿。在此基础上,凡增加肾小球内压力及导致高灌注、高滤过的因素(如高血压、高蛋白饮食或大量输注血浆蛋白)均可加重尿蛋白的排出。

2.低白蛋白血症

NS 时大量白蛋白从尿中丢失,促进白蛋白肝脏代偿性合成增加。同时,近端肾小管摄取滤过蛋白增多也使肾小管分解蛋白增加。当肝脏白蛋白合成增加不足以补充丢失和分解的量时,患者则出现低白蛋白血症。此外,NS 患者因胃肠道黏膜水肿导致饮食减退,蛋白质摄入不足,吸收不良或丢失,也是加重低白蛋白血症的原因。

除血浆白蛋白减少外,血浆的某些免疫球蛋白(如 IgG)和补体、抗凝及纤溶因子、金属结合蛋白及内分泌激素结合蛋白也可减少,患者易产生感染、高凝、微量元素缺乏、内分泌紊乱及免疫功能低下等并发症。

3.水肿

NS 时,低白蛋白血症、血浆胶体渗透压下降,使水分从血管腔内进入组织间隙,是造成 NS 水肿的基本原因。此外,部分患者因有效血容量减少,刺激肾素-血管紧张素-醛固酮系统活性增加和抗利尿激素分泌增加等,可进一步加重水钠潴留,加重水肿。但近年的研究发现,部分患者血容量正常或增加,血浆肾素水平正常或下降,提示某些原发于肾内钠、水潴留因素在 NS 水肿发生机制中也起一定作用。

肾病性水肿患者组织间隙蛋白含量低,水肿多从下肢部位开始,与体位有关,严重者常见头枕部凹陷性水肿、全身水肿、胸腔和腹腔积液,甚至心包积液等。

4.高脂血症

高胆固醇和(或)高甘油三酯血症患者血清中 LDL、VLDL 和脂蛋白(a)浓度增加。其发生机制与肝脏合成脂蛋白增加和脂蛋白分解减弱有关,后者可能是高脂血症更为重要的原因。

二、诊断

NS 诊断包括以下 3 个方面。

1.确诊 NS

肾病综合征诊断标准:①尿蛋白含量大于 3.5 g/d;②血浆白蛋白浓度低于 30 g/L;③水肿;④血脂升高。其中①、②两项为诊断必需项。

2.确认病因

必须首先排除继发性的病因,才能诊断为原发性 NS,最好能进行肾活检,作出病理诊断。原发性 NS 常见病理类型与临床特征见上述。

3.判定有无并发症

①感染:是 NS 的常见并发症。常见感染部位顺序为呼吸道、泌尿道和皮肤。感染仍是导致 NS 复发和疗效不佳的主要原因之一。②血栓、栓塞并发症:以肾静脉血栓最为常见(发生率为 10%～50%,其中 3/4 病例因慢性血栓形成,临床并无症状),肺血管血栓,下肢静脉、下腔静脉、冠状血管血栓和脑血管血栓也不少见。③急性肾损伤:以微小病变型肾病者居多。④蛋白质及脂肪代谢紊乱。

需要进行鉴别诊断的继发性 NS 病因主要包括过敏性紫癜肾炎、系统性红斑狼疮肾炎、乙型肝炎病毒相关性肾炎、糖尿病肾病、肾淀粉样变性和骨髓瘤性肾病等。

三、治疗

(一)水肿

大多数患者的外周水肿和腹腔积液为原发性肾脏钠潴留所致。

1.利尿药和限制钠摄入

所有肾病性水肿患者的初始管理为利尿和限制膳食钠摄入(约 2 g/d),并监测其低血容量的临床征象。通常在治疗的初始阶段,患者每天能够耐受排出 2～3 L 的液体,且不会导致乏力、直立性低血压、四肢冰冷及不能用其他原因解释的血清肌酐升高等血浆容量不足的表现。治疗时需要密切监测患者体征,如果出现这些临床表现,应该暂时停止利尿治疗。应首选袢利尿药。由于存在利尿药免疫,常需增加利尿药的剂量,调整利尿药的使用间隔时间。连续测量体重是评估利尿药治疗效果的重要依据。

2.利尿药免疫

大多数患者对袢利尿药反应良好,但患者的尿钠排泄通常较非肾病患者少,甚至在其肾功能正常或接近正常时也是如此。利尿药免疫的相关因素如下。

(1)所有常用的利尿药都具有高蛋白结合率。低白蛋白血症患者的蛋白结合率下降,利尿药转运至肾脏的速率减慢。

（2）进入肾小管腔的部分利尿药与滤过的白蛋白相结合,使利尿药失去活性。

（3）亨利袢可能对袢利尿药有相对免疫性。

因此,NS患者的有效利尿药量通常更高,静脉使用呋塞米的最大剂量可至 $80\sim120$ mg;对于效应不足的患者,可能需要添加噻嗪类利尿药,以在肾小管的多个位点上阻断钠的重吸收;通过使用白蛋白联合袢利尿药的溶液,可增强对显著低白蛋白血症患者的利尿作用;ACEI可降低白蛋白尿,提高血浆白蛋白浓度,此外还可抑制近端小管钠的重吸收,增强对利尿药的反应。

（二）蛋白尿

在缺乏针对基础疾病的具体治疗时,应尽可能降低肾小球内压,减慢病情进展的速度。这通常需要通过应用 ACEI 或 ARB 来实现。这些药物的潜在不良反应包括 GFR 的急剧下降和高钾血症;在开始使用这些药物和逐渐调整剂量期间,应监测患者的血清肌酐和血清钾水平。

（三）高脂血症

NS 导致的脂质异常可随疾病的缓解而逆转。尚未确定持续性肾病患者高脂血症的最佳治疗方案时,除了治疗基础肾小球疾病外,可选择的治疗方案还包括:

（1）膳食调整。

（2）使用 ACEI 或 ARB 来减少蛋白质排泄可使血浆总胆固醇和低密度胆固醇及脂蛋白（a）水平下降 $10\%\sim20\%$ 。

（3）他汀类药物能够使血浆总胆固醇和低密度胆固醇浓度降低 $20\%\sim45\%$,同时降低甘油三酯的水平。但发生肌肉损伤的风险增加。使用普伐他汀和氟伐他汀产生肌肉毒性的可能性较小,但降低血清胆固醇的效果较差;同时使用吉非贝齐或环孢素的患者,使用他汀类药物产生肌肉毒性的风险明显增加。

（四）深静脉血栓

预防性抗凝必须同时权衡出血风险。当不清楚抗凝相关的出血风险时,可应用多种预测模型进行评估,包括心房颤动的抗凝及危险因素风险评分。对于没有抗凝禁忌证（活动性大出血、重度失代偿凝血病、血小板减少或重度血小板功能障碍、未控制的高血压、近期或计划行手术或侵入性操作）的 NS 患者,建议对以下情况给予预防性抗凝。

1.无论何种原因引起的 NS

存在抗凝的潜在适应证（心房颤动、遗传性易栓症、特定外科手术、重度心力衰竭、长期制动、病态肥胖和既往特发性血栓栓塞事件史且出血风险不高）;血清白蛋白浓度小于 20 g/L 同时有低至中度出血风险。

2.MN 患者

抗凝相关的出血风险低且血清白蛋白浓度小于 30 g/L;抗凝相关的出血风险中等且血清白蛋白浓度小于 20 g/L;有高出血风险的患者,不考虑给予预防性抗凝。

抗凝治疗适用于偶然发现的 RVT 患者;对已发生非肾性血栓栓塞事件或急性 RVT 的 NS 患者给予抗凝治疗。对急性 RVT 患者应用溶栓治疗（联合或不联合导管取栓术）。当给予抗凝治疗时,建议只要患者肾病未愈就持续使用华法林,疗程为 $6\sim12$ 个月,目标 INR 值为 $2.0\sim3.0$ 。

（五）免疫抑制

原则上根据肾活检病理结果选择治疗药物及疗程。

1.对治疗的反应

依据蛋白尿的相对减少量和白蛋白水平来分类，下列为常用定义。

（1）完全缓解是指尿蛋白减少至 300 mg/d 以下（尿蛋白肌酐比<200 mg/g）和血清白蛋白浓度<35 g/L。

（2）部分缓解是指尿蛋白减少 50%，绝对值为 0.3～3.5 g/d；血清白蛋白浓度正常。

（3）复发是指完全或部分缓解持续 1 月以上，再次出现尿蛋白 3.5 g/d 以上；每年复发 3 次或以上，则认为是频繁复发。

（4）糖皮质激素依赖是指正在治疗或完成治疗 2 周以内复发或需持续使用以维持缓解。

（5）糖皮质激素免疫是指使用足量泼尼松治疗 16 周后尿蛋白未达到部分缓解的标准。

2.糖皮质激素

原发性 NS 治疗的最基本药物仍为糖皮质激素。糖皮质激素使用的原则如下。

（1）起始剂量要足，成人泼尼松剂量为 1 mg/(kg·d)，最大剂量不超过 60～80 mg/d；儿童可用至 2 mg/(kg·d)，最大剂量不超过 80 mg/d。足量治疗维持 4～12 周，视病理类型而定。

（2）NS 缓解后逐渐递减药物。

（3）激素治疗的总疗程一般为 6～12 个月，对于常复发的 NS 患者，在激素用量减至 0.5 mg/(kg·d)或接近 NS 复发的剂量时，应先维持足够长的时间，然后再逐渐减量。激素剂量为 10 mg 左右时，不良反应明显减少。

目前常用的激素是泼尼松，有肝功能损害的患者可选用泼尼松龙或甲泼尼龙口服。糖皮质激素治疗 NS 时要注意个体化，应尽可能采用每天一次顿服。长程糖皮质激素治疗时应注意药物不良反应（如高血糖、高血压、股骨头无菌性坏死、消化道溃疡、感染等），定期进行相关检查。

3.环磷酰胺（CTX）

CTX 是临床应用最多的烷化剂。CTX 的一般剂量为 2 mg/(kg·d)，口服 2～3 个月；或每次 0.5～0.75 g/m²，静脉滴注，每月 1 次。病情稳定后减量，累积剂量一般不超过 10～12 g。CTX 的主要不良反应为骨髓抑制、肝功能损害、性腺抑制、脱发、出血性膀胱炎、感染加重及消化道反应。使用过程中应定期检查血常规和肝功能。

4.钙调磷酸酶抑制剂（CNI）

CNI 可通过选择性抑制钙调磷酸酶，降低 T 细胞中 IL-2 和其他细胞因子的转录。

（1）环孢素 A（CsA）：起始剂量为 3～4 mg/(kg·d)，血药浓度应维持在谷浓度 100～200 ng/mL。完全缓解后继续给药至少 6 个月；部分缓解后继续使用 1 年，维持剂量通常不超过 3 mg/(kg·d)。

（2）他克莫司（FK506）：起始剂量为 0.1 mg/(kg·d)（分两次给药），或一次给药 4 mg，一日 2 次。调整剂量至谷浓度 5～10 ng/mL。不良反应主要为齿龈增生、多毛、高血压、神经毒性及高血糖、高血脂等代谢异常,肾功能不全及小管间质病变严重的患者慎用。

5.吗替麦考酚酯(MMF)

MMF 的可逆性抑制作用,导致 B 细胞和 T 细胞增殖减少及抗体生成减少。口服生物利用度好,可与白蛋白高度结合,肝功能障碍或低蛋白血症患者其水平明显升高。目标剂量为 1.5～3 g/d,分两次使用。严重肾功能不全患者需调整剂量,GFR 低于 25 mL/min,最大剂量不超过 2 g/d。常见不良反应为胃肠道症状和白细胞减少,可增加发生感染、淋巴瘤的风险。用于治疗激素免疫和激素依赖的原发性 NS 时,有一定疗效。主要抑制 T、B 淋巴细胞增殖。能增加 NS 的缓解率,降低复发率,减少激素等的不良反应。具体剂量、疗程视个体而异。

6.单克隆抗体

(1)利妥昔单抗:是一种嵌合型的抗 CD20 单克隆抗体,可耗竭 B 淋巴细胞。该药或可有效延长激素依赖型或 CNI 依赖型患者的缓解期。使用方法:一次 375 mg/m^2,第 1、8 天静脉使用。使用过程中需监测 CD19$^+$ B 细胞。该药不良反应少,首次使用需注意如低血压、发热、皮疹、腹泻和支气管痉挛等不良反应,以及继发于中性粒细胞减少和(或)低丙种球蛋白血症的严重感染。

(2)依库珠单抗:是一种人源化单克隆抗体,与 C5 有高度亲和性,可阻止 C5 降解,影响 C5a 和膜攻击复合物(C5b-9)的形成。使用方案:每周静脉使用 900 mg,连续使用 4～5 周,之后每 2 周使用 1200 mg,持续 1 年。

(六)各种病理类型原发性 NS 的治疗

1.MCD

首选泼尼松,初始剂量为每日 1 mg/kg(最大剂量为 80 mg/d),持续使用 12～16 周,随后在 6 个月内逐渐减量至停药。较短的疗程往往伴有复发。通常患者的蛋白尿在治疗有反应后,于 2～3 周内转阴。90% 以上患者在 4 个月内完全缓解,50%～65% 的患者将会有 1 次复发,10%～25% 的患者会反复复发。部分缓解不是 MCD 的特征,如果出现则应怀疑误诊,常见于因采样误差而遗漏的 FSGS。

对于复发患者采取以下治疗方案。

(1)对不频繁复发且无明显不良反应的患者,可重复给予较短疗程治疗,即给予足量的口服泼尼松治疗 1 个月后,在第 2 个月逐渐减量至停药。

(2)对于频繁复发且无明显不良反应的患者,长期给予低剂量口服泼尼松(约为 1 次 15 mg,隔日 1 次)维持类固醇诱导的缓解;给予低剂量泼尼松后仍继续复发者,以每周 5 mg 的速度逐渐增加剂量至获得稳定缓解;如增加泼尼松的剂量产生不能耐受的不良反应,则应将患者视为糖皮质激素依赖。

(3)对于不能耐受长期应用糖皮质激素且频繁复发的患者,建议给予 CTX 而非 CsA,通常在泼尼松诱导或维持缓解后开始使用。

(4)对 CTX 治疗后继续复发的患者、糖皮质激素免疫型或依赖型患者,建议使用 CsA 或 FK506 联合低剂量泼尼松(0.15 mg/kg)进行治疗。

(5)对于频繁复发或糖皮质激素依赖型患者、CTX 和 CsA 治疗后持续复发的患者,建议尝试利妥昔单抗治疗。

2.MSPGN

病变轻者,系膜细胞增生较少,以 IgM 或 IgG 沉积为主,采取微小病变激素治疗方案,适当延长疗程;病情重者,系膜细胞增生显著,激素依赖或无效者,需加用细胞毒药物,可减少复发;合并高血压的患者常规使用 ACEI/ARB。部分患者的病理表现以系膜区 IgM 沉积为主,对糖皮质激素的反应不足 50%,预后较差。

3.FSGS

首选糖皮质激素,泼尼松每日 1 次,剂量为 1 mg/kg(最大剂量为 60～80 mg/d)。总疗程至少 6 个月。8～12 周内若完全缓解,继续使用初始剂量 1～2 周,之后 2～3 个月内逐渐减量停药,每 2～3 周减量 1/3;如 12 周时仅部分缓解,则在 3～9 个月内缓慢减量至停药,每 6 周左右减量 1/3;12～16 周时,若尿蛋白明显减轻,但未达到部分缓解,是否继续使用该药则取决于患者不良反应程度及尿蛋白是否继续下降。对于使用糖皮质激素风险高、复发(缓解后 2 个月以上)和激素依赖和激素免疫的患者,建议 CNI(CsA 或 FK506)联用小剂量糖皮质激素。患者对糖皮质激素反应低的因素包括小管间质病变严重且血肌酐浓度高、大量尿蛋白(>10 g/d)、有家族性病史等。对于肾脏病理中严重血管或间质病变的患者,或 eGFR 低于 30～40 mL/(min·1.72m²)的患者,不建议使用 CNI,建议使用 MMF,加或不加小剂量糖皮质激素。常规联用 ACEI/ARB。

4.MN

(1)特发性 MN 患者 5 年的自发缓解率为 25%～40%。因此,基于 24 小时尿蛋白定量和肌酐清除率,对疾病进展风险分类,以指导治疗决策。

①低风险:随访的 6 个月期间,患者蛋白定量低于 4 g/d 且肌酐清除率维持正常。对于 6 个月期间保持低风险的患者,推荐继续观察,而非给予免疫抑制治疗。监测频率为每 3 个月监测 1 次,为期 2 年,之后一年监测 2 次以评估可能需要治疗的疾病进展情况。

②中等风险:患者尿蛋白定量为 4～8 g/d 且持续 6 个月以上,eGFR 正常或接近正常且在 6～12 个月的观察期间维持稳定。对于中等风险且尿蛋白在观察 6 个月后没有继续下降的患者,推荐启用免疫抑制治疗,使用以细胞毒药物(CTX)或 CNI(CsA 或 FK506)为基础的方案,并且均联合使用糖皮质激素。如果治疗 4～6 个月后没有观察到蛋白尿大量减少(较峰值水平下降 30%～50%),则考虑为治疗无效。如初始治疗无效,建议使用另一种方案进行治疗,给药方案与进行初始治疗所介绍的方案一样。对于使用细胞毒药物进行初始治疗的患者,在开始使用 CNI 治疗前,通常要在停止细胞毒药物治疗后先等待 3～6 个月,除非患者具有严重症状或继发于活动性 MN 的血清肌酐升高。

③高风险:尿蛋白定量>8 g/d 并持续 3 个月和(或)GFR 低于正常或在 3 个月内下降。对于高风险的患者,推荐以细胞毒药物或以 CNI 为基础的方案,并且均需联合使用糖皮质激素。肾功能下降者建议使用 CTX。

(2)复发患者:25%～30%接受 CTX 治疗的患者可出现蛋白尿复发,在使用 CNI 治疗的患者中复发率更高。

①对于使用 CNI 作为初始治疗的患者,建议使用与初始方案相同的给药方式再进行一个

疗程的治疗,或者选用以 CTX 为基础的方案,尤其是对于不能耐受初始方案的患者;②对于采用以 CTX 为基础的方案进行初始治疗的患者,可选择重复原治疗方案,或者换成以 CNI 为基础的治疗方案。

(3)耐药患者:耐药患者是指处于中度或高度风险且采用以 CTX 和以 CNI 为基础的方案治疗均失败的患者。在仔细评估进一步免疫抑制治疗的潜在风险和获益后,可考虑试用利妥昔单抗。

5.MPGN

(1)治疗基础病:如考虑为丙型、乙型肝炎病毒感染所致的 MPGN,抗病毒治疗后病情通常可缓解;对细菌性心内膜炎早期抗菌药物治疗、多发性骨髓瘤的治疗可使 MPGN 部分缓解。

(2)特发性免疫复合物介导的 MPCN 治疗取决于肾功能障碍的严重程度。

①血肌酐正常的患者,建议在 ACEI/ARB 的基础上加用泼尼松,剂量为 1 mg/(kg·d),持续 12~16 周。若治疗有效,则应在 6~8 个月的时间里逐渐减量至隔日用药;治疗 12~16 周后,蛋白尿降低少于 30% 者,则建议逐渐减量并停用,加用 CNI。②血清肌酐升高伴或不伴有高血压且无新月体的患者,给予泼尼松进行初始治疗。如对治疗没有反应或血清肌酐和(或)尿蛋白升高,加用 CTX;CTX 无效可用利妥昔单抗治疗。③对于伴或不伴有新月体的快速进展性疾病患者,推荐使用糖皮质激素和 CTX 进行治疗。

(3)C3GN 和 DDD 都不常见,尚无高质量的证据,治疗应基于基础病因。自身抗体引起的疾病,如 C3 致炎因子(C3NeF)或抗 H 因子抗体等,建议使用血浆置换、利妥昔单抗或依库珠单抗;由基因缺陷引起的疾病,建议输新鲜冷冻血浆治疗;由 C3 基因突变引起的疾病,行血浆置换治疗。

第五章 神经系统常见急危重症

第一节 急性颅内高压症

颅内压(ICP)系指颅腔内容物对颅腔内壁的压力。成人的正常 ICP 为 80~180 mmH$_2$O；儿童为 40~100 mmH$_2$O。颅内压增高是指在病理状态下，ICP>200 mmH$_2$O。颅高压危象系指因各种病因引起的患者急性或慢性颅内压增高，病情急剧加重出现脑疝症状而达到危及生命的状态。如不能及时诊断和解除颅内压增高的病因，或采取措施缓解颅内压力，则患者常因脑疝而致死。

一、病因及发病机制

颅内容积主要由 3 种成分构成：脑组织容积(约 1400 mL)、血液容积(约 150 mL)和脑脊液容积(约 150 mL)。其中任何一种成分的增多均将引起颅内压增高。

(一)脑组织容积增加

脑组织容积占颅腔总容积的绝大部分(80%~90%)，任何原因引起的脑组织容积增加均会导致颅内压增高。脑组织水肿是最常见的脑容积增加因素，当细胞内外渗透压改变时，水分向细胞内移动引起脑细胞内水肿。当脑血管内压或脑室内压增高超过脑间质压时，水分向血管外或室管膜外移动，引起脑组织间质水肿。当血管通透性增加时，水电解质和蛋白质等大分子物质渗出血管外，引起脑组织间质水肿。当各种有害物质破坏脑细胞膜结构时，既可引起脑细胞内水肿，又可引起细胞间质水肿。脑组织水肿的机制有时很简单，有时又很复杂，必须认真分析判断，以加强治疗的针对性。

此外，脑组织容积增加的另一常见因素是颅内占位性病变，如脑出血、脑脓肿、脑寄生虫病、脑肿瘤、硬膜下或硬膜外血肿等非正常的颅内容物占据了颅内空间。颅骨异常增生或颅骨大面积凹陷性骨折将使颅腔变小，脑体积相对增加。

(二)脑血液容积增加

脑血液容积约占颅腔总容积的 10%，其大部分存在于压力低、容积大的脑静脉系统内。当脑静脉系统循环障碍(血栓形成)，脑血管自动调节机制障碍基础上的动脉血压突然增高，脑血管扩张(缺氧、高碳酸血症、血管运动中枢受刺激、使用扩张血管药物)时，脑血液容积急剧增加。

(三)脑脊液容积增加

脑脊液容积约占颅腔总容积的 10%。脑脊液主要由脑室脉络丛产生，每小时 20 mL，每天约 500 mL;脑脊液的回收主要由蛛网膜颗粒完成,从而保持脑脊液总量(正常成人脑脊液为 150 mL)恒定。当血浆渗透压下降或脉络丛病变(炎症、肿瘤)时,脑脊液分泌过多,当蛛网膜颗粒阻塞、脑静脉窦血栓形成、脑脊液蛋白含量增高时,脑脊液回吸收障碍;当脑室系统(如中脑导水管)受压或粘连时,脑脊液循环受阻。脑脊液分泌过多、回吸收障碍、循环受阻,是造成脑脊液容积异常增加的 3 个最基本因素。

如果颅内高压的发生和发展较为缓和,为一个逐步升高的过程,那么颅腔容积的代偿力就能充分发挥,可在颅内压监测所示容积/压力曲线上清楚看到代偿期,并有较好的顺应性。若颅内高压发生与发展急骤,迅即超出容积代偿能力,越过容积—压力曲线的临界点,直线上升,则很快进入失代偿期。此时,颅腔容积的顺应性极差,即使从脑室放出 1 mL 脑脊液,亦可使压力下降 0.4 kPa(40 mmH$_2$O)以上,说明患者已至衰竭阶段。若颅内高压达到平均体动脉压水平,脑灌注压已少于2.6 kPa(20 mmHg),则脑血管趋于闭塞,中枢血液供应濒临中断,则患者将陷入死亡状态。

二、诊断

(一)临床表现

头痛、呕吐与视神经乳头水肿为颅内压增高"三主征"。但急性颅内压增高仅有头痛与呕吐表现。视神经乳头水肿一般要在颅内压增高 48 小时后才出现。急性病例随颅内压迅速增高很快出现昏迷。

1.头痛

发生率约为 60%,皆因脑膜、脑血管或神经受牵扯或挤压所致。常表现为持续性头痛,阵发性加剧,常因咳嗽或排便等用力动作而加重,颅内某一部位的病变可产生远离部位的头痛。但若肿瘤或炎症直接侵犯脑膜或血管,则头痛的部位有一定的定位。小儿因颅缝未闭,颅压增高时颅缝分开,故无头痛,只觉头昏。急性 ICP 增高多为外伤所致的颅内血肿、脑挫伤、严重脑水肿等引起脑室系统的急性梗阻,因此患者其头痛剧烈,而且不能被缓解,常很快发生意识障碍,甚至脑出血。

2.呕吐

恶心和呕吐常是 ICP 增高的征兆,伴剧烈头痛的喷射状呕吐则是急性 ICP 增高的佐证。若呕吐后头痛缓解可能是高颅压性头痛的表现。严重者不能进食,食后即吐。患者常因此而严重失水、体重锐减。呕吐是迷走神经核团或其神经根受刺激所致。

3.视神经乳头水肿

系 ICP 增高致眼底静脉回流受阻之故。时间较长的视神经乳头水肿可致视神经萎缩,最后导致失明。视神经乳头水肿是诊断 ICP 增高的准确依据,但视神经乳头无水肿却不能否定 ICP 增高的诊断。由于急性 ICP 增高病情进展迅速,一般很少发生此种情况。

4.意识障碍

它是急性 ICP 增高重要的症状之一,系中脑与脑桥上部的被盖部受压缺氧或出血,使脑干网状上行激活系统受损所致。慢性 ICP 增高不一定有意识障碍,但随着病情进展,可出现情感障碍、兴奋、躁动、失眠、嗜睡等症状。

5.脑疝

由于 ICP 增高,脑组织在向阻力最小的地方移位时,被挤压入硬膜间隙或颅骨生理孔道中,发生嵌顿,称为脑疝。实验证明:颅内压为 2.9~4.0 kPa(290~400 mmH$_2$O)持续 30 分钟就可发生脑疝。脑疝发生后,一方面是被嵌入的脑组织发生继发性病理损害(瘀血、水肿、出血、软化等);另一方面是损害邻近神经组织,阻碍和破坏脑脊液和血液的循环通路和生理调节,加剧颅内压增高,形成恶性循环,以致危及生命。

临床常见的脑疝有小脑幕裂孔疝和枕骨大孔疝。前者多发生于小脑幕上大脑半球的病变,临床表现为病灶侧瞳孔先缩小后散大,意识障碍,对侧偏瘫和生命体征变化,如心率慢、血压高、呼吸深慢和不规则等;后者主要由于增高的颅内压传导至后颅凹或因后颅凹本身病变而引起。早期临床表现为后枕部疼痛,颈项强直。急性的枕骨大孔疝常表现为突然昏迷,明显的呼吸障碍(呼吸慢、不规则或呼吸骤停),心率加快是其特征,也有心搏随呼吸而停者,而血压增高则不如前者明显。

(二)临床分期

ICP 增高的临床表现分为四期:代偿期、早期、高峰期和晚期(衰竭期)。

1.代偿期

一般情况下,颅内有 8%~11% 的代偿容积(颅腔容积与脑容积之差),从而使颅内具有一定的顺应性。颅内顺应性是颅内容积变化与压力变化的比值。当颅内容积开始增加时,脑脊液从颅腔内挤入硬脊膜下腔,血液从扩张的脑静脉挤出颅腔,此时颅内顺应性良好,ICP 波动在正常范围内,临床上不出现症状和体征。然而一旦这一机制被打破,颅内容积的轻微增加便可导致明显的颅内压增高。老年人因脑萎缩(脑容积减小)而代偿容积增大,即便颅内容物增多较明显,亦不会出现显著的颅内压增高表现。因此,对于老年人需特别警惕潜在的危险,并注意疾病的发展。其持续时间,取决于病变的性质、部位和发展速度。严重缺氧、缺血、急性颅内血肿等多在数分钟到数小时内发生。

2.早期

颅内代偿容积失代偿时,ICP 增高,脑血流量减少,脑组织缺血缺氧,临床上出现 3 个典型症状:头痛、呕吐、视神经乳头水肿。此时如及时去除病因,脑功能容易恢复。

3.高峰期

病情发展到较严重阶段,ICP 几乎与动脉舒张压相等,脑灌注压和脑血流量仅为平均动脉压和正常脑血流量的 1/2,脑组织有较重的缺血和缺氧表现,并明显地急剧发展。此期如不及时采取有效治疗措施,患者往往出现脑干功能衰竭。

4.晚期

此时 ICP 几近平均动脉压,脑组织几乎无血液灌流,脑细胞活动停止,脑细胞生物电停放。临床表现为深昏迷,一切反射均消失,双瞳孔散大,去大脑强直,血压下降,心跳微弱,呼吸不规则甚至停止。此期虽经努力抢救,但预后恶劣。

(三)ICP 的监测

1.有创 ICP 监测

虽然临床症状和体征可为 ICP 变化提供重要信息,但对于危重患者,ICP 升高的一些典型症状和体征,有可能被其他症状所掩盖,而且对体征的判断也受检测者经验和水平的影响,因此是不够准确的。判断 ICP 变化最准确的方法是进行有创的 ICP 监测,实施的指征为:①所有开颅术后的患者。②CT 显示有可以暂不必手术的损伤,但 GCS<7 分,该类患者有 50% 可发展为颅内高压。③虽然 CT 正常,但 GCS<7 分,并且有下列情况 2 项以上者:年龄>40 岁;收缩压<11.0 kPa;有异常的肢体姿态,则患者发展为颅内高压的可能性为 60%。实施有创 ICP 监测的方法有以下 4 种。

(1)脑室内测压:在颅缝与瞳孔中线交点处行颅骨钻孔并行脑室穿刺,或在手术中置入细硅胶管,导管可与任何测压装置相连接。通过塑胶盖与血流动力学监测仪的测压系统相连接,监测结果非常满意。为便于引流脑脊液,可在塑胶盖前端连接一个三通。如果没有电子测压装置,则改用玻璃测压管测压。

脑室内测压最准确,且可通过引流脑脊液控制颅内压,但有损伤脑组织的风险,在脑严重受压而使脑室移位或压扁时也不易插管成功。此外,导管也容易因受压或梗阻而影响测压的准确性。脑室内测压最严重的并发症是感染,因此管道内必须保持绝对无菌并防止液体反流。

(2)硬膜下测压:即将带有压力传感器的测压装置置于硬脑膜下、软脑膜表面,可以避免脑穿刺而损伤脑组织,但准确性较脑室内测压差,感染仍是主要风险。

(3)硬膜外测压:将测压装置放在内板与硬膜之间,此法无感染风险,但准确性最差。

(4)腰穿测压:急性 ICP 升高,特别是未做减压术的患者不宜采用,因有诱发脑疝形成的可能。一旦脑疝形成后,脊髓腔内压力将不能准确反映 ICP。

ICP 的正常范围为 80～180 mmH$_2$O,超过 200 mmH$_2$O 即被认为 ICP 增高,达到 260 mmH$_2$O 是临床必须采取降压措施的最高临界值,这时脑容量极少的增加即可造成 ICP 急剧上升。对患者来说,容积-压力关系可以有所不同,并取决于脑容量增加的速度和颅内缓冲代偿能力。作为测试这种脑顺应性的一种方法,可以向蜘蛛膜下腔内注入或抽出 1 mL 液体,如 ICP 变化>40 mmH$_2$O,即表示颅内压缓冲机制已经衰竭而必须给予处理。正常的颅内压波形平直,在 ICP 升高的基础上可以观察到两种较典型的高 ICP 波形。一种为突然急剧升高的波,压力为 667～1333 mmH$_2$O 并持续 5～20 分钟,然后突然下降,此称 A 型波。A 型波可能与脑血管突然扩张,导致脑容量急剧增加有关。A 型波具有重要的临床意义,患者常伴有明显的临床症状和体征变化。另一种为每分钟急剧上升到 267 mmH$_2$O 的波形,称为 B 型波。B 型波的确切意义还不十分清楚,可能为 A 型波的前奏,提示脑顺应性降低。但也有人认为 B 型波可能与呼吸有关,而无特殊重要意义。

2.无创 ICP 监测

颅内压监测方法最初多为有创的,其技术条件要求高、价格较高,且引起并发症多,近 30 余年无创性颅内压监测有了很大发展。无创颅内压监测方法包括经颅多普勒、脑电图、诱发电位、前囟测压等,下面简介其中 3 种。

(1)经颅多普勒(TCD):自 1982 年 TCD 与 ICP 之间的关系被阐述之后,这方面的研究取得了重大进展。临床上可用 TCD 观察脑血流动力学变化,从而间接监测 ICP。

TCD 监测颅内压的局限性在于通过所测参数计算出的 ICP,因受动脉血压、血管张力、血管外压力和脑内顺应性等多种因素的影响,其准确度不够高。TCD 表现血流速度增加时,需鉴别是脑血管痉挛还是脑功能损伤后过度灌注。

（2）脑电图：脑电图与 ICP 之间的确切关系目前并不是很清楚，但有研究发现 ICP 变化会引起 EEG 的变化。脑水肿可造成局部脑组织 CBF 减少，由于代偿机制的作用，此时 ICP 尚未高于正常，EEG 可有局限性变化，此时患者临床可无明显的症状、体征。持续颅高压超过 28 mmHg 时，EEG 可表现为爆发-抑制模式，反映大脑半球存在明显缺氧。国内学者的动物实验研究证实，随着 ICP 增高 EEG 呈如下变化过程：出现慢波—阵发性抑制—波幅降低—脑电消失。

EEG 用于颅压监测的局限性在于易受到镇静药物的影响，目前尚缺乏 EEG 准确评价 ICP 的研究结论，只能通过观察 EEG 变化大概推测 ICP。

（3）前囟测压：仅适用于前囟未闭的新生儿和婴儿。根据"扁平原理"，即一拱圆形弹性薄膜被压成扁平时，该膜承受的压力与来自其内部的压力相等。将颅内压测定仪的传感器置于患儿未闭的前囟上，可无创、连续地监测 ICP。

（四）诊断

ICP 增高综合征根据头痛、呕吐、视神经乳头水肿等症状诊断不难，必要时可借助腰穿测压以确定诊断，颅骨平片对婴幼儿及儿童患者的诊断有较大价值。诊断 ICP 增高主要解决 3 个问题：①有没有 ICP 增高；②增高的程度如何；③是什么原因引起的。

1.临床表现

患者常有颅内高压三联征：头痛、呕吐、视神经乳头水肿。急性或病情急剧加重的颅内高压常出现库欣反应：呼吸和脉搏减慢、血压增高、呼吸深而慢，随病情进展转为血压降低、脉搏加快、呼吸不规则或停止，以及体温调节障碍，如呈持续性中枢性高热，病情后期可出现低温状态。检查可发现患者不同程度的神经系统体征，如意识障碍、精神行为异常、肢体瘫痪、颅神经损害等，严重者可出现脑疝（扣带回疝、小脑幕裂孔疝或枕骨大孔疝）而致死亡。严重颅内高压可出现内脏合并症，常见为上消化道出血、应激性溃疡、神经源性肺水肿、急性神经功能衰竭、中枢性尿崩症等。

2.头颅 X 线、CT 和 MRI 检查

可发现脑组织移位、受压等颅内压增高的表现，对查找病因有重要价值。

3.腰穿脑脊液检查

脑脊液压力超过 $200~\text{mmH}_2\text{O}$ 时，脑脊液的常规、生化、细菌学、细胞学以及免疫学检查对明确病因有帮助，严重颅内高压或后颅窝病变引起的颅内高压者慎行腰穿。

4.高渗性脱水药物试验性治疗

如甘露醇快速静脉滴注后患者头痛、呕吐症状可明显缓解。

（五）鉴别诊断

需与下列疾病进行鉴别。

1.偏头痛

该病患者头痛呈周期性，常为跳痛，偶有闪光暗点、飞蝇幻视或眼花等的先兆，剧烈时可出现呕吐，吐后头痛缓解，偶有脑神经麻痹体征。本病病程长者，头痛每次持续数小时至数日，不发作时无头痛，检查无眼底视神经乳头水肿，腰穿压力正常，不难鉴别。

2.视神经炎

患者可有头痛,视神经乳头充血、水肿症状,类似颅内高压综合征,但早期即有显著视力下降,腰穿压力不高,故亦可以此鉴别。

3.神经官能症

患者常诉头痛,有时有恶心、呕吐,但一般病史较长,而且尚有头昏、失眠、记忆力下降、注意力不集中等官能性症状,且无视神经乳头水肿,一般鉴别不难,必要时宜跟踪观察。

三、治疗

应迅速降低患者颅内压、减轻脑损害,避免脑疝形成,同时针对病因治疗。

1.一般对症支持治疗

患者应卧床休息,取脚低头高位,头抬高 15°～30°。保持大小便通畅,避免用力因素;保持呼吸道通畅,吸氧,必要时行气管切开,呼吸机辅助呼吸;密切观察患者血压、呼吸、脉搏、体温和瞳孔的变化,必要时可行颅内压监护,发现脑疝表现须及时处理;防治感染和内脏功能衰竭,维持体液和电解质、酸碱平衡等。患者抽搐或烦躁不安,可使其颅内压增高,可以用镇静药物控制,不能用捆绑、按压等对抗的办法来制止。

2.脱水降颅内压

(1)甘露醇:为渗透性脱水剂,在体内不参与代谢,通过血-脑及血-脑脊液间渗透压差而发挥作用,为临床最常用的脱水剂。常用剂量为每次 1～2 g/kg,多配制成 20%～25% 的溶液静脉注射或快速静脉滴注(30 分钟内滴完),可每 4～8 小时重复应用。反跳作用较轻,一次剂量过大可致惊厥,长期大量使用可引起低钠、低钾、肾功能不全等并发症。

(2)呋塞米:为强效利尿药,通过抑制肾小管对钠、钾、氯的重吸收而发挥作用。常用剂量为每次 20～40 mg,静脉注射,每天 2～3 次,也可与甘露醇交替使用,以减少各自的不良反应。主要不良反应有电解质紊乱、尿酸增高、低血容量性休克等。

(3)甘油:主要用于提高血浆渗透压,使细胞和组织间水分进入血液中,使组织发生脱水,对慢性颅内高压或不能手术切除的脑肿瘤患者尤为适合。常用剂量为 0.8～1.0 g/(kg·d),多配成 10%甘油溶液静脉滴注。滴注速度过快或浓度过高时,可引起溶血、血红蛋白尿,甚至急性肾功能衰竭。

(4)血清白蛋白或浓缩血浆:主要通过提高血浆胶体渗透压而达到脱水降颅压的目的,作用较缓慢而持久,尤其适合有血容量不足、低蛋白血症的颅内高压患者。常用剂量为 20%～25%人血白蛋白 50～100 mL,或浓缩血浆 100～200 mL,静脉滴注,每天 1～2 次。心功能不全者慎用,白蛋白渗漏出血脑屏障外可加重颅内高压。

(5)乙酰唑胺(醋氮酰胺):可抑制肾小管和脑室脉络丛的碳酸酐酶,起到利尿和减少脑脊液分泌的作用,从而降低颅内压。常用剂量为 0.25～0.5 g,口服,每天 2～3 次。长期使用可引发低血钾、酸中毒等不良反应,肾功能不全、肾上腺皮质功能减退或肝昏迷患者慎用。

(6)肾上腺糖皮质激素:有稳定的血脑屏障和细胞膜结构,可抗自由基,降低毛细血管通透性,尤适合明显脑水肿引起的颅内高压患者,具有减少脑脊液生成的作用。常用地塞米松10～

20 mg 或氢化可的松 100～300 mg,静脉滴注,每天 1 次。主要不良反应有骨质疏松、上消化道出血、应激性溃疡、股骨头坏死等。

(7)冬眠低温疗法:应用药物和物理降温的方法使患者体温降低,可降低脑血流量和减少脑耗氧量,减轻脑水肿症状,达到降低颅内压的目的,尤适用于伴有躁动不安、抽搐、高热的颅内高压患者。常用冰帽、冰毯等物理方法,以及使用异丙嗪 25～50 mg 与氯丙嗪 25～50 mg 或加哌替啶(杜冷丁)25～50 mg,肌内注射。一般控制体温在 32～34℃,维持 3～5 天,体温过低可能产生心室颤动,同时须防止寒战引起颅内压增高。适用于严重脑挫裂伤、脑干和(或)丘脑下部损伤伴发高热和去脑强直的患者。

3.其他治疗

神经保护剂,如三磷酸腺苷、细胞色素 C、辅酶 A、维生素 C、维生素 E、超氧化物歧化酶等,或能减轻脑细胞的损伤;过度换气和高压氧治疗也有一定的降低颅内压作用。

采用过度通气和高压氧吸入疗法可提高血液中氧的含量,降低二氧化碳分压,使细胞外液的 pH 增加,脑血管收缩、脑血容量减少,加快颅内静脉回流,降低颅内压。借辅助呼吸、间断性正压呼吸或正负压通气等方法,将 $PaCO_2$ 降至 25～30 mmHg,气管内压不超过 20 mmHg,可以获得持续 5 小时的降压效果,尤其是颅脑外伤早期,因脑血容量增加而致颅内高压时,更为有效,是首选的降压措施。但须注意 $PaCO_2$ 不能低于 25 mmHg,以免加重脑损害。在高压氧舱中呼吸,因肺泡与肺静脉氧分压差的增大,血氧弥散量可增加近 20 倍,从而大大提高组织氧含量,中止因脑缺血、缺氧所致脑水肿的恶性循环,对防治颅脑外伤后脑水肿的发展和减轻颅脑外伤后遗症有重要作用。但对疑有颅内活动性出血的患者,不宜采用高压氧治疗。

4.手术治疗

对于颅内占位病变,作为病因治疗必须尽早手术治疗;对严重颅内高压药物治疗无效者,可采用脑室穿刺引流术、去骨瓣减压术、脑脊液分流术或腰穿引流术等。大面积脑梗死患者并发脑水肿和颅内压增高的风险大。建议在卒中后第一天,采取措施减少水肿风险、密切监护患者神经功能恶化征象(Ⅰ期推荐,B 类证据)。应当考虑将存在恶性脑水肿风险的患者早期转运到有神经外科专家的医院。小脑梗死有占位效应时,减压手术能够有效预防和治疗脑疝和脑干压迫(Ⅰ期推荐,B 类证据)。用减压术治疗恶性大脑半球水肿有效,可能因此挽救生命(Ⅰ期推荐,B 类证据)。高龄和年龄/家庭预期可获得的功能状态可能影响手术决策。

5.病因治疗

去除病因,控制病变继续发展是治疗颅内高压的根本措施。

第二节　癫痫持续状态

当一次癫痫发作持续 30 分钟以上,或者多次癫痫发作,发作间期意识状态不能恢复,称癫痫持续状态(SE)。由于全面性强直-阵挛发作一般在数分钟内自行缓解,也有学者提出患者持续的全面性强直—阵挛发作超过 5 分钟,或者两次或更多这样的发作之间意识不清,就应该考虑 SE。SE 是神经内科常见急症之一,持续时间越长,神经元损害越严重,脑组织缺氧、机体代谢活动增强,可能引起多器官功能的衰竭,造成永久性脑损害或危及生命,其病死率为10%~38.2%。早期诊断和适当干预可尽早终止发作,减轻神经元损害,并挽救患者生命。

一、病因

癫痫持续状态这一常见的神经科急症不仅见于癫痫患者,还可见于神经系统其他疾病和系统性疾病,少数患者未能查出任何明确的原因。

1.不适当的抗癫痫药物治疗

不适当的抗癫痫药物治疗是引起 SE 的最常见原因,包括突然停药、快速减量、快速换药以及不适当地选药,如有脑病基础的肌阵挛发作选用卡马西平或者拉莫三嗪可能导致 SE 出现。

2.脑器质性疾病

包括脑血管病、颅脑外伤、中枢神经系统感染、缺血缺氧性脑病、癌性脑膜病、线粒体脑病等。

3.全身性代谢性疾病

包括高或低血糖、高或低血钠、低氧血症、酗酒或戒酒、尿毒症、慢性透析所致脑病等。发热是儿童 SE 的常见原因。

4.某些药物

某些药物常规用量可引起 SE,如可卡因、氨茶碱、丙咪嗪、丁酰苯、戊四氮、美解眠等;某些药物过量可引起 SE,如洋地黄中毒、异烟肼中毒等;某些药物反应,如青霉素治疗钩端螺旋体感染所致赫氏反应也可引起 SE。

5.中毒性疾病

如一氧化碳、铅、樟脑、有机磷中毒也可引起 SE。

6.其他

精神因素、劳累、妊娠、月经等也可诱发 SE 的发生,其中妊娠期子痫疾病本身可引发 SE。

二、发病机制

SE 的产生主要与神经元及神经网络无法自行终止痫性放电相关,可能的机制包括致痫灶神经元的持续过度兴奋、海马与内嗅区间神经回路震荡、抑制性神经递质的 γ-氨基丁酸介导的抑制作用丧失等。在癫痫持续状态过程中,大脑消耗的氧和葡萄糖增加,但是供血、供氧降低释放,大量兴奋性氨基酸,而且大量钙离子进入神经元,神经元及轴索水肿,诱导细胞损伤和凋亡。SE 对全身其他系统也产生影响,患者可出现代谢性酸中毒、低氧血症、肺水肿、心动过速或其他更严重的心律失常等症状。

三、诊断

(一)临床表现

所有癫痫发作类型持续或反复出现均可构成 SE。参考癫痫发作的分类,SE 可以分为全面性和局灶性。前者最常见的类型是全面性强直阵挛性 SE，其次是失神性 SE 和肌阵挛 SE；后者常见类型为复杂局灶性 SE。在临床上，一般把全面性强直阵挛性 SE 以外的类型统称为非惊厥性 SE。上述类型均可发展为难治性 SE。

1.全面性强直阵挛性 SE

(1)表现为反复出现的强直-阵挛交替发作：强直期患者全身肌肉强直，呼吸暂停，面色苍白或皮肤发绀，瞳孔散大，光反应消失；继之为阵挛期，肢体肌肉呈一张一弛的阵挛性抽搐，口角流涎，可因舌咬伤而流出血性唾液；阵挛末期在一次深呼吸后全身肌肉突然松弛，进入昏睡状态。在交替发作过程中，发作程度一般愈来愈轻，强直期持续时间愈来愈短，甚至没有强直期。阵挛期持续时间的变化与预后有关，如果愈来愈长或者没有变化提示难以控制，预后不良。值得注意的是，SE 后期尽管患者没有或者仅有轻微的阵挛，但是双侧大脑皮层可能仍反复痫性放电，此时需与抗惊厥药物的镇静作用相鉴别，因为前者需要更积极的治疗。主要的鉴别点有二：①观察患者瞳孔的大小和对光和反射，前者瞳孔较大，对光反射迟钝或消失，后者瞳孔缩小，存在对光反射，但如果大量苯二氮䓬类药物导致针尖样瞳孔出现，则对光反射可减弱至消失。②同步脑电图有无痫性放电。

(2)SE 患者全程意识不清，发作时意识丧失，发作间期可呈昏迷、昏睡或意识模糊状。

(3)SE 患者早期血压增高，大汗、腺体分泌物增加，可出现心动过缓和呼吸不规则，血糖、血钾、血乳酸增高症状；晚期血压降低，血糖正常或降低，血钾增高，可出现高热。

(4)同步脑电图见反复出现爆发棘活动-棘慢复合活动或尖慢复合活动，间期脑电活动低平，波幅逐渐增高，出现连续长程的慢活动，以 δ 活动多见。

2.失神性 SE

(1)患者存在持续数小时甚至数天的、程度较轻的意识障碍，无周期性变化，一般无昏迷，对疼痛刺激有回避反应，可执行简单指令，语言功能相对保留。持续状态缓解后无精神异常，可存在部分记忆。

(2)患者可伴有眼睑肌阵挛、下颌肌阵挛、精神症状，如攻击行为、梦样状态。

(3)同步脑电图可见持续的典型的 3 Hz 棘-慢复合活动，或者以额区占优的节律性 δ 或 θ 活动，明显不同于脑电背景活动。

3.肌阵挛性 SE

(1)患者双侧或单侧的反复肌阵挛发作伴不同程度的意识障碍。

(2)患者同步脑电图见节律性棘慢复合活动或多棘慢复合活动。

(3)常见于癫痫，也见于缺血缺氧性脑病、病毒性脑炎和朊蛋白病，前者预后较好，若继发于后三者则预后不良。

4.复杂局灶性 SE

(1)患者持续出现程度较轻的意识障碍，可无反应，或不适当的反应，对语言无反应。可有发作缓解期，但仍存精神异常，对发作情况完全不能忆起。下列伴随症状可呈周期性出现。

①可伴随自动症，表现为凝视、咂嘴、咀嚼、摸索。

②可伴一侧肢体的强直性姿势或阵挛样抽搐。

③可伴精神症状。

（2）同步脑电图可见持续的尖慢复合活动、棘慢复合活动或者高幅慢活动，或周期性出现低幅快活动逐渐转为高幅慢活动，明显不同于脑电背景活动，且循环出现。痫性放电多为双侧出现，少数见于单侧。笔者曾见一例反常性α抑制，即睁眼见连续长程出现的α活动，闭目见双侧对称的、连续长程出现的θ活动。

5.难治性 SE

当依次给予足量的苯二氮䓬类药物和苯妥英钠后，癫痫持续状态仍无改变，持续 60 分钟以上，称为难治性癫痫持续状态。持续时间越长，药物有效性越低，患者预后越差。通常，中枢神经系统感染、代谢性脑病、缺氧所致癫痫持续状态、非惊厥性癫痫持续状态和发病 24 小时内出现的低钠血症是难治性持续状态的独立危险因素。

（二）诊断要点

SE 的诊断主要依据临床表现，只要癫痫发作持续出现或者两次发作之间患者意识不清，就可以确诊。全面性强直-阵挛性 SE，需要与去脑强直、破伤风、恶性高热、发作性运动障碍、急性舞蹈病、肌张力障碍鉴别。失神性 SE 和局灶性发作 SE 需要与器质性脑病所致意识模糊、谵妄、痴呆鉴别。这些鉴别除了依据临床表现上的差异，还可以通过同步脑电监测加以区分。

四、治疗

（一）治疗原则

（1）尽早治疗，遵循 SE 处理流程，尽快终止癫痫发作。

（2）查找 SE 病因，如有可能进行对因治疗。

（3）支持治疗，维持患者呼吸、循环及水、电解质平衡。

（二）非惊厥性癫痫持续状态（NCSE）的治疗

由于 NCSE 患者可见于多种病因及多种临床情况，目前缺乏 NCSE 处理的统一流程，需进行个体化治疗方案的选择。主要处理原则如下。

（1）积极寻找病因，进行病因治疗（例如病毒性脑炎、代谢性或中毒性脑病）。

（2）对于癫痫患者的 NCSE，例如不典型失神持续状态、失张力持续状态等可临时应用苯二氮䓬类药物，并进行口服抗癫痫药的调整。

（3）对于危重患者 CSE 后的 NCSE，治疗原则同 CSE，应使用 CSE 三线药物（麻醉药），并在 EEG 监测下进行治疗。

（4）对于缺氧后脑损伤患者 NCSE，尤其伴有低血压者，治疗可相对保守。

（三）惊厥性癫痫持续状态（CSE）的治疗

1.院前治疗

早期 SE 多数发生在院外，有效的院前治疗可以明显缩短 SE 的持续时间。院前治疗药物的选择：咪达唑仑（鼻腔/口腔/肌内注射）或地西泮（直肠给药）。

2.院内治疗

根据 2014 年由中华医学会神经病学分会神经重症协作组撰写的《惊厥性癫痫持续状态监护与治疗(成人)中国专家共识》,对 CSE 的处理意见如下。

(1)初始治疗首选劳拉西泮 0.1 mg/kg(1～2 mg/min)静脉注射。若无劳拉西泮,可选地西泮 10 mg(2～5 mg/min)后续苯妥英钠 18 mg/kg(<50 mg/min)静脉输注。若无苯妥英钠,可选地西泮 10 mg(2～5 mg/min)静脉注射后继续以 4 mg/h 静脉泵注,或丙戊酸 15～45 mg/kg[<6 mg/(kg·mm)]静脉推注后继续以 1～2 mg/(kg·h)静脉泵注,或苯巴比妥 15～20 mg/kg(50～100 mg/min)静脉注射,或左乙拉西坦 1000～3000 mg 静脉注射,或咪达唑仑 10 mg 肌内注射(静脉通路无法建立时;B 级推荐)。

(2)首选药物失败,可后续其他 AEDs(D 级推荐)。

(3)CSE 终止标准为临床发作终止,脑电图痫性放电消失,患者意识恢复。CSE 终止后,即刻予以同种或同类肌内注射或口服药物过渡治疗,如苯巴比妥、丙戊酸、左乙拉西坦、氯硝西泮等;注意口服药物的替换量需达到稳态血药浓度(5～7 个半衰期),此期间静脉药物至少持续 24 小时,并根据替换药物的血药浓度监测结果逐渐减量(A 级推荐)。

(4)另外,CSE 治疗期间推荐脑电图监测,以指导药物治疗(A 级推荐)。

(四)难治性癫痫持续状态(RSE)的治疗

一旦初始治疗失败,31%～43%的患者将进入 RSE,其中 50%的患者可能进展为超难治性 SE(super-RSE)。此时,紧急处理除了即刻静脉输注麻醉药物外,还须予以必要的生命支持与器官保护,以防惊厥时间过长导致不可逆的脑损伤和重要脏器功能损伤。应按以下原则处理 RSE。

(1)推荐选择咪达唑仑[0.2 mg/kg 静脉注射,后续持续静脉泵注 0.05～0.40 mg/(kg·h)],或丙泊酚[2～3 mg/kg 静脉注射,可追加 1～2 mg/kg 直至发作控制,后续持续静脉泵注 4～10 mg/(kg·h);B 级推荐]。

(2)尽管有证据显示戊巴比妥疗效确切,但考虑到药物不良反应,故不作为常规推荐(A 级推荐)。

(3)推荐的脑电图监测目标为脑电图痫样放电停止,并维持 24～48 小时(A 级推荐)。

(4)RSE 终止后,即刻予以口服 AEDs,如左乙拉西坦、卡马西平(或奥卡西平)、丙戊酸等,单药或联合药物治疗。口服药物的替换需达到稳态血药浓度(5～7 个半衰期),静脉用药至少持续 24～48 小时,方可依据替换药物血药浓度逐渐减少静脉输注麻醉药物量(A 级推荐)。

(五)超难治性 SE(super-RSE)的治疗

super-RSE 因常用麻醉药物不能终止抽搐发作而正处于积极探索与研究阶段。目前常采用以下原则进行治疗。

(1)推荐联合多种治疗方法控制 super-RSE:如使用氯胺酮麻醉和吸入性药物麻醉(请麻醉科协助)、轻度低温、免疫调节、外科手术和生酮饮食等,但须权衡利弊(C 级推荐)。

(2)联合治疗和手术治疗患者须在神经重症监护病房(NICU)严密监护(A 级推荐)。

第三节 急性脑血管疾病

一、短暂性脑缺血发作

短暂性脑缺血发作(TIA)是指局部脑或视网膜缺血引起的短暂性神经功能缺损,临床症状一般不超过 1 小时,最长不超过 24 小时,且结构性影像学(CT、MRI)检查无责任病灶的证据。凡神经影像学检查有神经功能缺损对应的明确病灶者不宜称为 TIA。

传统的 TIA 定义是指临床症状在 24 小时内消失,不遗留神经系统体征,而不管是否存在责任病灶。对于传统 TIA 患者,近年研究证实,若神经功能缺损症状超过 1 小时,绝大部分神经影像学检查均可发现对应的脑部梗死小病灶,因此传统的 TIA 许多病例实质上是小卒中。

TIA 是神经科的急症,TIA 的定义自提出到现在已经半个多世纪,随着研究的深入,TIA 的理念在不断更新之中。1965 年美国第四届普林斯顿会议将 TIA 定义为突然出现的局灶性或全脑神经功能障碍,持续时间不超过 24 小时,且排除非血管源性原因。1975 年美国国立卫生研究院(NIH)在脑血管病分类中采用此定义,一直沿用至 21 世纪初。2002 年提出了 TIA 的新概念:由于局部脑或视网膜缺血引起的短暂性神经功能缺损发作,典型临床症状持续不超过 1 小时,且在影像学上无急性脑梗死的证据;而多数研究者认为,梗死的证据是指磁共振弥散加权成像(DWI)上的异常信号。随着研究的不断深入,美国心脏协会(AHA)/美国脑卒中协会(ASA)2009 年在新的指南中建议将 TIA 的临床定义修订为:脑、脊髓或视网膜局灶性缺血引起的、未伴发急性梗死的短暂性神经功能障碍。新定义主要有两个方面的改动:一是 TIA 包含的缺血损害部位,除了原有的脑和视网膜之外,新增加了脊髓;二是忽略了 TIA 症状持续的具体时间,只是描述为"短暂性"神经功能障碍。以往的大规模队列和人群研究均显示,10%~15% 的 TIA 患者在 3 个月内发生脑卒中,其中有 50% 发生在 TIA 后 48 小时内;MRI 资料显示 TIA 患者中约有 50% 实际上已经发生了梗死。因此传统的诊断标准过于宽泛,应该更加注重组织学损害,并对 TIA 患者进行紧急干预;从 3 次对 TIA 概念的修改可看出,对 TIA 的关注内容已经由症状持续时间转变至 TIA 引起组织学损害过程。

TIA 是脑卒中的高危因子,一次 TIA 发作后,1 个月内脑卒中发生率为 4%~8%,1 年内为 12%~13%,5 年内为 24%~29%,TIA 频繁发作者 48 小时内发生缺血性脑卒中的概率可达 50%。及早确诊并积极治疗 TIA 是预防脑梗死、降低病死率和致残率的关键。

(一)病因与发病机制

TIA 的发病与动脉粥样硬化、动脉狭窄(如锁骨下动脉盗血综合征)、心脏病、血液成分改变(如真性红细胞增多症)及血流动力学改变等多种病因及多种途径有关。一般认为,TIA 是指在动脉粥样硬化基础上,由于某种原因使颅内小动脉管腔缩小,血流量降低,局部脑组织发生缺血,出现临床症状;后因脑血管自动调节及侧支循环建立等原因,短期内脑组织缺血得到纠正,24 小时内临床症状完全恢复。其发病机制主要如下。①血流动力学异常学说:基本病因可能是由各种原因所致的颈内动脉系统或椎-基底动脉系统的动脉严重狭窄,平时靠侧支循环等代偿尚能勉强维持该局部脑组织的血供。当这种代偿因血压、心排血量、脑灌注压、血黏度、血管壁顺应性等因素的变化而突然丧失时,该处脑组织发生缺血症状。此型 TIA 的临床症状比较刻板,发作频度较高,每天或每周可有数次发作,每次发作持续时间多不超过 10 分钟。②微栓子形成学说:微栓子主要来自颅外动脉,尤其是颈内动脉起始部的动脉粥样硬化斑块,其表面常有血小板、纤维蛋白、胆固醇等沉积而形成血栓,破碎脱落而成栓子,流向远端引起动脉管腔阻塞,导致供应区脑组织缺血而发生功能障碍。但因栓子很小,又易破裂而前移至更细的动脉,甚至完全消失,故脑组织的血流及功能又重新恢复。此外,心脏瓣膜病(如二尖瓣狭窄)、冠心病、心脏黏液瘤、二尖瓣脱垂、心肌梗死、心律失常(如心房颤动)、心内膜炎(SBE 或无菌性心内膜炎),均可形成凝血块、壁栓,或菌性、无菌性赘生物,脱落后随血流进入脑血管导致 TIA。但心源性栓子大多数造成脑栓塞而不是 TIA,故 TIA 栓子来源主要是血管源性。此型 TIA 的临床症状多变,发作频度不高,数周或数月发作 1 次,每次发作持续时间为数 10 分钟至 2 小时。③其他因素:如锁骨下动脉盗血综合征,某些血液系统疾病,如真性红细胞增多症、血小板增多、各种原因所致的严重贫血和高凝状态等,也可参与 TIA 的发病。

(二)诊断

1.临床表现

TIA 好发生于中、老年人(50～70 岁),男性多于女性。患者多伴有高血压、动脉粥样硬化、糖尿病或高脂血症等脑血管病危险因素。其临床表现根据缺血的局灶部位与范围不同而多种多样,其发作的频度与形式个体差异亦很大,但有其共同特征。

(1)共同特征:①起病的急剧性,常突然发病,在数秒或数分钟内症状达高峰(从无症状到出现全部症状不到 5 分钟,通常在 2 分钟内)。②病程的一过性。③发作的反复性,少者2～3次,多者为数十次或数百次。④症状的刻板性和可逆性,每次发作,症状、体征基本相同,且在 24 小时内完全恢复。临床上常将 TIA 分为颈内动脉系统和椎-基底动脉系统两类,前者较后者多见,约 10% 患者有此两个系统表现。

(2)局灶性症状:

①颈内动脉系统 TIA:临床表现与受累血管分布有关。大脑中动脉(MCA)供血区的 TIA 可出现对侧肢体的单瘫、轻偏瘫、面瘫和舌瘫,可伴有偏身感觉障碍和对侧同向偏盲,优势半球受累时常出现失语和失用。大脑前动脉(ACA)供血区的 TIA 可出现人格和情感障碍、对侧下肢无力等。颈内动脉(ICA)主干 TIA 主要表现为眼动脉交叉瘫——由于病变侧眼动脉缺血出现同侧单眼一过性黑矇、失明(患者表现为突然出现一个眼睛的视物模糊或完全失明,几秒钟内达到高峰,几分钟后恢复正常,为颈内动脉系统 TIA 所特有)和(或)对侧偏瘫及感觉障碍,Horner 交叉瘫(病侧 Horner 征,对侧偏瘫)。

②椎-基底动脉系统 TIA:最常见的表现为眩晕、平衡障碍、眼球运动异常和复视。可有单侧或双侧面部、口周麻木,单独出现或伴有对侧肢体瘫痪、感觉障碍,呈现典型或不典型的脑干缺血综合征。此外,还可出现下列 3 种特殊表现的临床综合征。a.跌倒发作:表现为患者转头或仰头时,下肢突然失去张力而跌倒,但无意识障碍,常可很快自行站起,系下部脑干网状结构缺血所致。b.短暂性全面遗忘症(TGA):发作时出现短时间记忆丧失,患者对此有自知力,持续数分钟至数十分钟,发作时有时间、地点定向障碍,但谈话、书写和计算能力正常。是大脑后

动脉颞支缺血累及边缘系统的颞叶海马、海马旁回和穹窿所致。c.双眼视力障碍发作：双侧大脑后动脉距状支缺血导致枕叶视皮质受累，引起暂时性皮质盲。

值得注意的是，椎-基底动脉系统 TIA 患者很少出现孤立的眩晕、耳鸣、恶心、晕厥、头痛、尿便失禁、嗜睡或癫痫等症状，往往合并有其他脑干或大脑后动脉供血区缺血的症状与体征。

2.诊断注意事项

诊断 TIA 最重要的依据是病史典型而神经系统检查正常（因多数患者就诊时临床症状已消失）。中老年患者突然出现局灶性脑功能损害症状，符合颈内动脉或椎-基底动脉系统及其分支缺血表现，并在短时间内症状完全恢复（多不超过 1 小时）时，应高度怀疑为 TIA。MRI 灌注成像（PWI）/MRI 弥散成像（DWI）、CT 灌注成像（CTP）和单光子发射计算机断层扫描（SPECT）有助于 TIA 的诊断。

TIA 在临床上的重要性在于预防以后 TIA 的再发和发生脑梗死，因此需找出病因，但进一步的病因诊断较复杂。检查时须注意有无一侧颈、颞浅、桡等动脉搏动减弱表现，颈动脉或锁骨上窝处是否有杂音。心脏病变的检查可以发现是否有动脉硬化、心瓣膜病及心肌疾病。血流动力学测定可以确定有无血液黏稠度及血小板聚集性增加。颈椎 X 线平片可以排除外颈椎骨质增生对椎动脉的压迫。超声多普勒、脑血管造影（DSA）、CTA、MRA 等可发现颅内动脉狭窄或闭塞等情况。EEG、CT 或 MRI 检查大多显示正常，部分病例（发作时间＞20 分钟）MRI 弥散加权（DWI）可显示片状缺血灶。SPECT 可发现局部脑灌注量减少程度及缺血部位；正电子发射断层扫描（PET）可显示局灶性代谢障碍。TIA 应与以下情况鉴别。

（1）可逆性脑缺血发作：它是一个临床诊断范畴，包括以下 3 个概念。一是 TIA；二是可逆性缺血性神经功能缺损（RIND）：是指缺血性局灶性神经精神障碍在 3 周之内完全恢复者；三是完全恢复性脑缺血发作（SFR）：是指局灶性神经障碍持续 24 小时以上，但在 4 周内完全恢复者。三者的区别仅在于发作的持续时间不同。可逆性脑缺血发作包括局灶性神经症状在 4 周之内完全恢复的各种脑缺血发作，即 TIA、RIND 和 SFR。

（2）癫痫：患者有意识障碍，而 TIA 无；系兴奋发作，表现为抽搐、感觉异常，而 TIA 为功能抑制，表现为瘫痪、感觉缺失，且脑电图有局部脑波异常。

（3）偏头痛：其先兆期易与 TIA 混淆，而偏瘫性偏头痛难以与 TIA 鉴别。偏头痛多见于青春期，发作时常有视觉先兆，然后偏侧头痛，伴恶心、呕吐等自主神经功能紊乱症状。其发作时间可为数日，常有家族史，无局灶性神经症状。

（4）梅尼埃病：老年人少见。除眩晕、耳鸣、眼震颤、渐进性耳聋外，无其他脑神经病损，从无运动或感觉障碍，且每次发作持续时间常超过 24 小时。而椎-基底动脉系统 TIA 除眩晕外，总伴有其他脑神经及脑干缺血征象，发作时伴运动或感觉障碍及共济失调。

（5）癔症：癔症性黑矇、瘫痪、耳聋等有时需与 TIA 鉴别，但前者发作常有精神刺激，持续时间较久，症状多变，有明显的精神色彩。但不要轻易将体征消失的 TIA 误诊为神经症。

3.TIA 短期卒中风险评估

TIA 发病后 2～7 天内为卒中的高风险期，对患者进行紧急评估与干预可以减少卒中的发生。常用的 TIA 危险分层工具为 ABCD2 评分，评估项目与计分标准为：①年龄（A）＞60 岁，1 分；②血压（B）SBP＞140 mmHg 或 DBP＞90 mmHg，1 分；③临床症状（C），单侧无力

2分,不伴无力的言语障碍1分;④症状持续时间(D)≥60分钟2分,10~59分钟1分;⑤糖尿病(D)1分。症状发作在72小时内并存在以下情况之一者,建议入院治疗:①ABCD2评分>3分;②ABCD2评分为0~2分,但门诊不能在2天之内完成TIA系统检查;③ABCD2评分为0~2分,并有其他证据提示症状由局部缺血造成,如DWI已显示对应小片状缺血灶。

(三)治疗

TIA是卒中的高危因素,应给予足够重视,积极筛查病因及危险因素,全面评估,积极给予相应治疗,同时应遵循个体化原则。

1.病因治疗

(1)高血压:对于发病前未经降压治疗的TIA患者,若发病后数日收缩压≥140 mmHg或舒张压≥90 mmHg,应给予降压药物治疗。若有高血压病史并曾经接受降压治疗者,为了预防脑卒中复发或其他血管事件,应在发病初期的数天内恢复降压治疗。

(2)血脂异常:对于有动脉粥样硬化病因、低密度脂蛋白胆固醇≥100 mg/dL的TIA患者,无论其有无其他动脉粥样硬化性心血管疾病,均应使用他汀类药物强化降脂治疗以降低脑卒中和心血管事件的风险;对于假定有动脉粥样硬化病因、低密度脂蛋白胆固醇<100 mg/dL的TIA患者,若无其他动脉粥样硬化性心血管疾病的证据,仍推荐使用他汀类药物强化降脂治疗以降低脑卒中和心血管事件的风险。

(3)糖代谢紊乱:TIA患者应通过空腹血糖、糖化血红蛋白或口服葡萄糖耐量试验筛查糖尿病。并通过综合评估临床情况确定筛查的项目和时机,认识到疾病在急性期可能引起暂时的血糖紊乱。一般来说,在发病后短期内糖化血红蛋白的结果可能较其他筛查试验结果更为准确。

(4)肥胖:TIA患者应测量体重指数筛查肥胖症,尽管控制体重有助于降低心血管事件的风险,但其对TIA患者的获益尚不明确。

(5)缺乏体育运动:对于有能力并愿意增加运动量的缺血性脑卒中患者,推荐采取综合的、行为导向的运动方案。

(6)营养:对于有TIA病史的患者,应给予营养评估,以判断是否有营养过剩或营养不良;对于有TIA病史的患者,若合并有营养不良,应接受个体化的营养辅导,不应常规补充单一维生素或复合维生素;对于有TIA病史的患者,需要减少钠盐的摄入(<2.4 g/d),若进一步减少钠盐摄入(<1.5 g/d)则可产生更明显的降压效果;对于有TIA病史的患者,需要指导他们以地中海式饮食(强调多吃蔬菜、水果、全麦食品、低脂乳制品、家禽、鱼类、豆类、橄榄油和坚果,并限制糖和红肉的摄入)取代高脂饮食。

(7)睡眠呼吸暂停:在TIA患者中睡眠呼吸暂停的发生率非常高,并且已证明对普通人群进行睡眠呼吸暂停的相关治疗将改善他们的预后。因此对于缺血性脑卒中患者,可以给予睡眠监测。对合并睡眠呼吸暂停的TIA患者可考虑进行持续气道正压通气治疗以改善预后。

(8)心房颤动:对于TIA患者,若没有其他明显病因,应在事件发生后6个月内进行约30天的心率监测,明确是否有房颤的发生。对阵发性或永久性房颤患者,可应用维生素K拮抗剂、阿哌沙班、达比加群预防脑卒中复发。对于合并房颤的TIA患者,不能口服抗凝药时,推荐单用阿司匹林治疗。

(9)高同型半胱氨酸血症:对近期发生缺血性脑卒中或 TIA 且血同型半胱氨酸轻度到中度增高的患者,补充叶酸、维生素 B_6 以及维生素 B_{12} 可降低同型半胱氨酸水平。但目前尚无足够证据支持降低同型半胱氨酸水平能够减少脑卒中复发风险。

(10)高凝状态:对于刚发病的缺血性脑卒中患者,若存在凝血功能检测异常,且患者没有进行抗凝治疗则推荐进行抗血小板治疗。

(11)吸烟、饮酒:医护人员强烈建议每个有吸烟史的 TIA 患者进行戒烟并建议 TIA 患者避免接触烟雾环境(被动吸烟)。咨询辅导、使用尼古丁替代制品和口服戒烟药物有助于患者戒烟。有缺血性脑卒中、TIA 或出血性脑卒中的大量饮酒者,应戒酒或减少乙醇摄入量。

2.药物治疗

(1)抗血小板药物:使用抗血小板制剂能预防动脉粥样硬化所致的血栓性 TIA 进一步发展为卒中。首选阿司匹林,其开始剂量为 300 mg/d,2 周后改为 80 mg/d。阿司匹林对血小板的作用取决于药物的吸收率。在服用阿司匹林过程中仍有发作或有消化道不良反应,患者不能耐受治疗时改为氯吡格雷 75 mg/d。盐酸噻氯匹啶能阻止二磷酸腺苷(ADP)凝聚血小板,腹泻、中性粒细胞减少是噻氯匹啶常见的不良反应,但均为可逆性,故建议每 2 周检查全血细胞计数,以便早期发现不良反应。氯吡格雷抑制 ADP 凝聚血小板,不良反应较噻氯匹啶少,因此其应用较为广泛。对于发病在 24 小时内且 ABCD2 评分≥4 分的非心源性 TIA 患者可给予阿司匹林联合氯吡格雷的双重抗血小板治疗,双抗治疗持续时间不超过 3 周。对存在颅内大动脉粥样硬化性严重狭窄的急性非心源性 TIA 患者,可考虑给予阿司匹林联合氯吡格雷的双重抗血小板治疗,双抗治疗持续时间不超过 3 个月。

(2)抗凝药:不主张常规抗凝治疗 TIA。当怀疑为心源性栓子引起,既往大血管狭窄,症状频繁发作或症状持续时间前组血管超过 8 分钟,后组血管超过 12 分钟时,可实行抗凝治疗。此时在全部检查过程完成前应使用抗凝治疗。慢性心房纤颤者可使用华法林,其对老年人群更有效。存在机械性心瓣膜是抗凝治疗的适应证。颅外颈内动脉内膜剥脱、严重的颈内动脉狭窄者需行内膜剥脱术,抗磷脂抗体综合征、脑静脉窦血栓形成等所致 TIA 对抗凝治疗反应良好。

(3)钙通道阻滞药:使用钙通道阻滞药能阻止细胞内钙超载,防止血管痉挛,增加血流量,改善微循环。口服尼莫地平 20～40 mg,3 次/日;盐酸氟桂利嗪 5～10 mg,每日睡前口服 1 次。

(4)其他:可应用中医中药,也可用改善循环药物。如患者血纤蛋白原明显升高,可以考虑应用降纤药物如巴曲酶、降纤酶、蚓激酶等。

3.手术和介入治疗

常用方法包括颈动脉内膜切除术和动脉血管成形术。对 2～4 周内发生的有症状的、大脑半球性、非致残性颈动脉缺血事件且同侧颈动脉狭窄程度为 70%～90% 的患者可行颈动脉内膜切除术,对于有症状的视网膜短暂性缺血患者也可能有益。颈动脉手术可能适用于同侧颈动脉狭窄程度为 50%～69% 且不伴严重神经学缺陷的颈动脉区域 TIA 患者。同侧颈动脉狭窄程度＜50％的颈动脉区域 TIA 患者,不建议行颈动脉内膜切除术。

二、脑梗死

脑梗死是指脑局部血液供应障碍,缺血、缺氧引起的脑组织坏死、软化,是脑血管病中最常见者,临床常见的有脑血栓形成、脑栓塞、脑分水岭梗死及腔隙性脑梗死。

(一)诊断

1.脑血栓形成

脑血栓形成是缺血性脑血管病中常见的类型,血栓形成的部位不同,出现的临床症状和定位体征也不同。

(1)颅内动脉血栓形成若在眼动脉分出之前闭塞,如脑底动脉环完整,可代偿其供血,临床上可无任何症状;如出现症状,可表现为对侧偏瘫,偏身感觉障碍,优势半球病变时可有失语症状。如影响眼动脉,可出现同侧一过性视力障碍和 Horner 征,少数患者可有昏迷。

(2)大脑中动脉血栓形成:大脑中动脉及其分支是最易发生闭塞的血管,患者可以出现对侧偏瘫、偏身感觉障碍和偏盲,以及失语、失读、失写、失用症状,重者可昏迷甚至死亡。

(3)大脑前动脉血栓形成:患者可出现对侧下肢运动及感觉障碍,因旁中央小叶受累排尿不易控制,也可出现对侧中枢性面瘫、舌瘫及上肢瘫,另可出现淡漠、欣快等精神症状。

(4)大脑后动脉血栓形成可出现对侧同向性偏盲及一过性视力障碍如黑矇,还可出现失语、失读、失认、失写症状,伴有对侧感觉异常、感觉过敏。可出现锥体外系症状如手足徐动、舞蹈、震颤等。

(5)椎-基底动脉血栓形成:患者常出现眩晕、眼震、复视、构音障碍、吞咽困难、共济失调、交叉瘫等症状,主干闭塞时出现四肢瘫、球麻痹、意识障碍,常迅速死亡。脑桥基底部梗死可出现闭锁综合征,患者意识清楚,但不能言语,不能进食,不能做各种动作,只能用眼球上下运动来表达自己的意愿。

2.脑栓塞

脑栓塞在脑血管病中发病最快。风湿性心脏病引起者,以中青年居多,冠心病及大动脉病变引起者以中老年居多。该病发病急,多于数秒或数分钟之内症状即达高峰。个别患者因反复栓塞可在数天内呈阶梯式或进行性加重。临床表现因栓塞部位不同而不同,常见症状有偏瘫、失语、偏盲、偏身感觉障碍等。

多数患者可查出原发病史及症状、体征,如心脏病史或有心脏手术经过;骨折或手术后引起的脂肪栓塞,常先有脑外表现,如胸痛、咯血,呼吸困难等,之后出现神经系统症状。

3.分水岭区脑梗死(CWSI)

CWSI 是指脑内相邻的较大血管供血区之间即边缘带局限性缺血,出现相应的神经功能障碍。最常见的症状是体循环低血压及低血容量,发病以老年人居多,多有冠心病、高血压病、糖尿病史,有的有反复发作的低血压病史。可出现偏瘫、失语、视物不清、偏盲等,意识障碍少见。

4.腔隙性脑梗死

腔隙性脑梗死是高血压小动脉硬化引起的一种特殊类型的微梗死,为深穿支小动脉闭塞所致,受累血管直径为 $100\sim400~\mu m$,病灶直径为 $0.2\sim15~mm$。Fisher 将本病的症状归纳成 21 种综合征。临床常见的有:①纯运动性卒中;②构音障碍-手笨拙综合征;③纯感觉性卒中;④共济失调性轻偏瘫。

CT 或 MRI 检查是诊断脑梗死的重要依据,一般脑梗死在 12 小时内 CT 难以发现缺血性低密度灶,通常在 24 小时后方能清楚显示。发病 24 小时内行头颅 CT 扫描若未显示病变,至少可排除脑出血。

MRI 可显示一部分患者 CT 扫描未能发现的病灶,特别是腔隙性脑梗死患者。MRI 应用于临床以后,这些患者可在生前得到诊断。

(二)鉴别诊断

(1)脑出血发病急,常有头痛、呕吐等颅内压增高症状及不同程度的意识障碍,血压明显增高,典型者不难鉴别。但大面积脑梗死与脑出血、轻型脑出血与一般脑梗死临床症状相似,需 CT 才能鉴别。

(2)颅内占位性病变某些硬膜下血肿,颅内肿瘤、脑脓肿等发病也较快,可出现偏瘫等症状,应注意有无颅内压增高的症状及体征,必要时 CT 鉴别。

另外,应注意脑血栓形成与脑栓塞的鉴别,后者多有心脏病史或其他栓子来源。

(三)治疗

1.脑血栓形成

(1)治疗原则。

①重视超早期和急性期的处理,整体综合治疗与个体化相结合。

②尽早恢复缺血区的血液供应,阻断梗死的病理过程。

③重视缺血性脑保护治疗,尽早应用脑保护药。

④防治缺血性脑水肿,适时应用脱水降颅压药物。

⑤预防并发症。

(2)一般治疗。

①呼吸功能维持与并发症的预防和治疗:有意识障碍者应给予气道支持与辅助通气,定期监测 PaO_2 和 $PaCO_2$,预防和治疗呼吸道感染及尿路感染,预防肺栓塞、下肢深静脉血栓形成等。可以考虑皮下注射低分子肝素或肝素制剂。建议患者早期活动,防止压疮、肌肉痉挛及关节强直并及时进行康复治疗。

②调整血压:急性脑梗死患者,降压药要慎用。参照国外经验,如平均血压(收缩压+舒张压×2÷3)<17.3 kPa(130 mmHg)或收缩压<29.3 kPa(220 mmHg),建议慎服降血压药物,用脑血管扩张药时也应注意血压的变化。降压药物中不主张应用硝苯地平,可考虑应用依那普利等长效降压药。

③血糖:高血糖会加重急性脑梗死。因此,急性缺血性脑卒中患者出现的高血糖处理方法同其他高血糖状态,急性期不宜输注高糖液体。应尽量避免低血糖,一旦出现应及时纠正。

④颅内高压和脑水肿:多数发生于较大颅内动脉闭塞和大面积脑梗死或小脑梗死患者。

脑水肿一般在 3～5 天达到高峰。脑水肿的处理原则:a.减轻颅内压;b.维持足够脑血液灌注,避免缺血恶化;c.预防脑病。急性缺血性脑卒中治疗应限制液体输入,5％葡萄糖注射液可能加重脑水肿,故应慎用。可能增加颅内压的某些因素(如缺氧、高二氧化碳血症及高热等)应予纠正。常用有效降颅内压药物仍为甘露醇,也可用甘油果糖和速尿。皮质激素治疗梗死后脑水肿及颅内压增高的临床研究已证实无效,而且会增加感染风险,不宜使用。半球或小脑大面积梗死压迫脑干时,若应用甘露醇无效,应及时进行手术,手术减压不失为一种救命措施,但会遗留严重残疾。

⑤降低体温能缩小梗死范围,如患者发热应予病因治疗并用退热药或用降温机控制体温。

(3)溶栓治疗:目前认为溶栓是急性缺血性脑卒中在早期,尤其是超早期(发病 6 小时以内)最重要和最有效的治疗方法之一,但是必须严格掌握其适应证和禁忌证。常用溶栓药物为尿激酶(UK),剂量为 100 万～150 万 U,一般不超过 200 万 U,否则继发脑出血危险性较大。rt-PA(组织型纤维蛋白溶酶原激活药)适用于发病 3 小时内的急性脑梗死患者。

(4)抗凝治疗:抗凝治疗(包括肝素和口服抗凝药)长期用于防止血栓的扩延和进展性脑卒中。治疗短暂性脑缺血发作、椎-基底动脉血栓形成和预防脑栓塞再发疗效不确定,如使用不当,可增加颅内和全身出血的危险。肝素是最常用的抗凝药物,有关其安全性及疗效的确切资料有限,结果互有分歧。有几项研究报道,低分子肝素安全性增加,但其治疗急性缺血性脑卒中的疗效尚待评估,目前已有的资料难于作出肯定结论。总之,肝素和口服抗凝药的应用只能取决于主管医生的选择。有一点是明确的,口服抗凝药的剂量较国外文献报道的药量要小,为其 1/3～1/2。

(5)降纤治疗:降解血栓蛋白原、增加纤溶系统活性及抑制血栓形成,也是常用的治疗急性缺血性脑卒中的方法。常用药物包括:蛇毒降纤酶、巴曲酶等。这种疗法也应早期应用(发病 6 小时以内),特别是合并有高纤维蛋白原血症的患者。大样本、随机、对照及双盲的研究报道不多,仍处于研究阶段。降纤至何种程度,如何减少出血并发症的问题,尚待解决。目前不宜滥用,其疗效尚有待进一步评价。

(6)血液稀释疗法:国外多中心、大规模的研究结果证实,该疗法无效,不值得推荐。但如患者确有血液黏度过高、血容量不足时,适量应用低分子右旋糖酐和羟乙基淀粉注射剂(706 代血浆)等改善其循环状况,对患者还是有益的。

(7)抗血小板药物:抗血小板药物能降低血小板聚集和血黏度。目前,最常用的为阿司匹林和盐酸噻氯匹啶类,常用于二期预防。阿司匹林以小剂量为宜,一般每日 50～100 mg。因阿司匹林的即刻作用,用于急性脑卒中可能有效。最近的两项随机、安慰剂对照临床研究结果验证,中国急性卒中临床研究(CAST)及国际卒中临床应用研究结果显示,急性期患者使用阿司匹林 160 mg/d,入选的 40541 例证明有效,可减少病死率和复发率。

(8)脑保护药。

①钙通道阻滞药:能阻止细胞内钙超载,解除血管痉挛,增加血流量,改善微循环。对急性缺血性脑卒中、脑缺氧有一定作用。常用的药物如盐酸氟桂利嗪等。对短暂性脑缺血发作、椎-基底动脉供血不足或预防性用于颈动脉内膜切除术后或术中,可能有益。亦可用于高危患者的预防。

②胞二磷胆碱:具有稳定细胞膜的作用。

③其他脑保护药如谷氨酸拮抗药、钙离子通道阻滞药及 GABA 增强剂等,在理论上有一定的依据,但迄今尚未找到经临床研究确实有效的制剂,故目前不宜用于临床。

(9)外科治疗和介入性治疗:近年来,颈动脉内膜切除术对于颈内动脉闭塞70%以上者,疗效较好。介入性治疗包括颅内外血管经皮腔内血管成形术及血管内置入或与溶栓治疗相结合,引起越来越多的重视。

(10)中医治疗:可应用川芎嗪、复方丹参、脉络宁等活血化瘀药物。

2.脑栓塞

脑栓塞的治疗除治疗脑部病变外,同时要治疗引起脑栓塞的原发病。脑部病变的治疗与脑血栓相同,非出血性梗死者可应用抗凝及抗血小板聚集疗法,应注意根除栓子来源,心源性栓塞,应注意纠正心律失常,控制心率,防治心力衰竭;必要时手术治疗。

3.分水岭区脑梗死

治疗方法与脑血栓相同,应注意病因治疗,如纠正低血压,治疗休克,积极处理心脏疾患。

4.腔隙性脑梗死

治疗方法基本上与脑血栓相同,应注意控制高血压,并用小剂量阿司匹林等抗血小板聚集药及尼莫地平、西比灵等钙离子通道阻滞药,禁用抗凝药,以免出现高血压脑出血。

三、脑出血

脑出血(ICH)又称脑溢血,是指非外伤性脑实质内的自发性出血,病因多样,绝大多数是高血压小动脉硬化的血管破裂引起,故也称高血压性脑出血。脑出血与高血压的密切关系在于:高血压患者约有1/3的机会发生脑出血,而约95%的脑出血患者有高血压。脑出血是中老年人常见的急性脑血管病,病死率和致残率都很高,是我国脑血管病中病死率最高的临床类型。

(一)病因与发病机制

长期的血压增高可以使得全身动脉壁发生透明变性,使得原本较为坚韧的动脉壁变薄、脆性增加,同时可以出现一些较为细小的动脉瘤或者囊状的动脉壁扩张,因此脑动脉对血压升高的耐受性下降。骤然升高的血压可以使这些细小动脉发生突然破裂,出现脑出血,此后血凝块聚集在血管外脑组织内,可以释放各种血管活性物质,这些物质可以使得周围动脉进一步收缩,出现周围血管的再次破裂,导致恶性循环,这也就解释了为何临床上多见短时间内(多在首次出血3小时以内)再次出血的表现。在多次反复之后在局部脑组织内形成较大的血凝块,压迫破裂的血管,此时血肿形成,出血才逐渐停止。临床上常见的脑出血以基底核区最为多见,尸检研究发现供应此处血液的豆纹动脉从大脑中动脉与之呈直角方向发出,拐角较大,在原有血管病变的基础上,其受到压力较高的血流冲击后易导致血管破裂。脑出血发生后血凝块即开始吸收,这个过程血肿块可释放血红蛋白降解产物,高浓度的血红蛋白对神经细胞有较为明显的毒性作用。而出血发生后人体内全身凝血机制激活,血液内凝血酶浓度增加,聚集在脑组织内可以导致脑水肿,这是脑出血后最为常见的继发改变,临床上甚至遇到出血量不大,症状不明显,但脑水肿最终导致患者死亡的情况。

脑出血的最常见的病因是高血压,此类脑出血属于高血压最严重也是最高级别的并发症之一,患者可在短时间内出现极为严重的症状,甚至在短时间内影响患者呼吸、心搏等基本生理活动,造成患者的死亡。在综合考虑其他诱因的基础之上,必须要强调的一点就是高血压只有得到有效的控制,才能有效地避免高血压脑出血的发生。在高血压长期作用的基础上,任何可以诱发血压短期增高的因素都可以导致高血压脑出血的发生。日常生活中可以诱发血压突然增高的因素很多,主要有气候变化、情绪改变、吸烟、长期饮酒等不良生活习惯。此外,经常过度劳累,缺少体育锻炼,也会使血黏度增加,破坏血管条件,导致脑出血的发生。

(二)诊断

1.临床表现

脑出血多发生于50岁以上伴有高血压的患者,尤其是60~70岁人群更多见。但是,近年来50岁以下的患者有增加的趋势,性别差异不大,在一年四季中皆可发病,以寒冷或气温骤变时节发生较多;发病通常在情绪激动、精神紧张、剧烈活动、用力过度、咳嗽、排便等情况时,因血压升高而发病,但也可在安静无活动状态下发病;多发生于体型肥胖、脸面潮红、颈短肩宽的患者,部分病例可有家族遗传史。起病常较突然,出血前多数无前驱症状,出血后临床表现的轻重与出血的部位、出血量、出血速度及代偿能力有很大的关系,还与以下因素有关:①出血的原发动脉;②血肿扩展的方向;③脑实质破坏的程度;④有无破入脑室。持续性出血致血肿扩大是病情加重的原因之一,血肿扩大易发生于基底节和丘脑患者,血肿的形态的不规则形发生率高于圆形或规则形。一般认为血肿体积增大超过首次 CT 血肿体积的 50%,或两次血肿体积相差 20 mL 以上者为血肿扩大。表现为患者突然或逐渐意识障碍加深和血压持续升高。

(1)前驱期:一般病前无预感,少数患者在出血前数小时或数天可有头痛、头晕、短暂意识模糊、嗜睡、精神症状、一过性肢体运动不便、感觉异常或说话不清等脑部症状,也可出现视网膜出血或鼻出血等其他症状。这些症状主要与高血压有关,并非脑出血特有的前驱症状。

(2)发病期:大多数患者起病急骤,常在数分钟或数小时内病情发展到高峰,也可在数分钟内即陷入昏迷,仅少部分患者病情发展比较缓慢,经数天才发展至高峰,类似缺血性脑梗死。其病程中一般有下述不同表现。①头痛:常为首发症状,表现为突发剧烈头痛,先位于患侧颞部,随后遍及全头或后枕部,乃血液刺激颅内疼痛敏感结构及颅内压升高所致。值得注意的是,失语患者仅能以手抚摸头部表示头痛;少数幕上脑出血和部分高龄患者仅有轻度头痛或不出现头痛。②头晕:可伴发于头痛,亦可为主要表现,多在后颅凹幕下出血时发生。③恶心呕吐:是早期症状之一,呕吐多因颅内压增高或脑干受损所致。头痛剧烈时表现更明显,但在幕下血肿时,头痛虽不剧烈,呕吐仍可非常频繁;如呕吐咖啡色物,则提示下丘脑受损。④意识障碍:极少数出血者可无明显意识障碍,轻者意识混浊、嗜睡,重者昏迷、去脑强直、高热。也有患者在出血几天后出现意识障碍,这可能与脑水肿及再出血有关。⑤血压增高:绝大多数的病例血压在 170~250/100~150 mmHg,这是由原有高血压或由颅内压增高、脑干缺血而导致的血压代偿性增高所致。⑥瞳孔改变:一般大脑半球出血量不大时,瞳孔大小正常,光反应良好,有时病侧瞳孔较对侧小。如出现脑疝,动眼神经受压,出现同侧瞳孔散大,光反应迟钝或消失,边缘不齐。如病情继续加重,对侧瞳孔也散大。如脑干脑桥出血或脑室出血进入蛛网膜下隙,瞳孔常呈针尖样缩小。⑦其他：眼底检查可见动脉硬化、视网膜出血及视盘水肿；出血进入蛛网膜下隙而出现脑膜刺激征；血肿占位与破坏脑组织导致的偏瘫、失语及眼位的改变等。总之，较典型的脑内出血患者首先表现为头痛、恶心、呕吐，经过数分钟至数小时后，出现意识障碍及局灶神经障碍体征，患者脉搏缓慢有力、面色潮红、大汗淋漓、大小便失禁、血压升高，甚至出现抽搐，昏迷程度加深，呈现鼾性呼吸，重者呈潮式呼吸，进而呼吸不规则或间停等。若出现脑疝则病情进一步恶化，可出现脉快、体温高、血压下降、呕血等危险症状。

由于出血部位及范围不同可产生一些特殊定位性临床症状。

①壳核-内囊出血：临床最常见，约占脑出血的60%。脑出血好发于壳核，与豆纹动脉的外侧支易于破裂有关。因该支动脉最易破裂，又称为出血动脉。豆纹动脉外侧支有3~6条，自大脑中动脉发出，与大脑中动脉几乎成150°角发出，而大脑中动脉又是颈内动脉的直接延续，二者相距很近，故其管腔内压与颈内动脉的管腔内压相近，血流量也大；豆纹动脉分支处环状狭窄，在血压高时，该处承受压力较大，动脉硬化性改变亦较他处显著，故血压高时易于破裂。一般将壳核-内囊出血分为壳核外侧型（即外囊出血）和壳核内侧型（即内囊出血），壳核-内囊出血除具有脑出血的一般症状外，病灶对侧常出现偏瘫、偏身感觉障碍与偏盲等"三偏综合征"。临床上由于出血所累及的范围不同，"三偏"可不完全，最常见的是偏瘫、偏身感觉障碍。外侧型患者多无意识障碍，轻度偏瘫，预后较好；内侧型患者血肿的量和发展的方向不同，临床上可出现不同程度的病变，如对侧中枢性面瘫及肢体瘫痪，感觉障碍和同向性偏盲。患者双眼向病灶侧凝视，呈"凝视病灶"。优势半球病变可有失语症状。如血肿破入脑室，或影响脑脊液循环，则出现昏迷加深、偏瘫完全、头痛、呕吐、瞳孔不等大、中枢性高热、消化道出血症状，病死率高。

②丘脑出血：占脑出血的20%~25%，多见于50岁以上、有高血压动脉硬化病史的患者。常为丘脑膝状体动脉或丘脑穿动脉破裂出血，前者常为丘脑外侧核出血，后者常为丘脑内侧核患者出血。丘脑出血的血肿部位很深，位于基底节和内囊的内侧，故又称为内侧型出血。丘脑出血的患者几乎都有眼球运动障碍，如下视麻痹、瞳孔缩小等。小量出血局限丘脑或对内囊有一定的影响，在临床上以偏身感觉障碍为主，无意识障碍或有轻微意识障碍，可有轻偏瘫、不自主运动症状，预后良好。丘脑出血破入脑室多数经第三脑室侧壁或侧脑室的下壁进入脑室。临床表现为明显的意识障碍，甚至昏迷，对侧肢体完全性瘫痪，颈项强直等脑膜刺激征。丘脑内侧或下部出血，患者出现双眼内收下视鼻尖，上视障碍，这是丘脑出血的典型体征。如出血少量破入脑室者，临床症状可出现缓解，大量出血破入脑室或造成梗阻性脑室扩张者病情加重，如抢救不及时，可引起中枢性高热、四肢强直性抽搐以及脑-内脏综合征，甚至有脑疝的表现。优势半球病变的患者可出现各种类型的语言障碍，可为运动性或感觉性失语。有的病例表现为缄默不语，语言错乱，语无伦次，言语重复或阅读障碍等，偏身感觉障碍常较运动障碍为重，深感觉障碍比浅感觉障碍重。出血后很快出现昏迷者提示出血严重，所以丘脑出血的临床表现常呈多样性。

③脑叶出血：又称皮质下白质出血，占脑出血的13%~18%，是指发生在额叶、颞叶、顶叶、枕叶等部位的出血，是皮质下动脉破裂所致，原因多为脑动脉淀粉样变性。绝大多数患者急性起病，多有头痛、呕吐或抽搐，甚至尿失禁等临床表现；意识障碍少而轻；偏瘫较基底节出

血少见,而且较轻;昏迷者多为大量出血压迫脑干所致。受累脑叶可出现相应的神经缺损症状,颞顶叶出血可有同向偏盲、偏瘫、失语症状;额叶出血可有智力障碍、尿失禁等;枕叶出血则可有一过性黑矇等。

④小脑出血:约占10%,好发于一侧小脑半球齿状核部位,多见于小脑上动脉的分支破裂出血者,临床上可分为小脑半球和蚓部出血。患者多表现为突然发作的枕部头痛、眩晕、呕吐、肢体或躯干共济失调及眼球震颤等,当出血量较大锥体束受压迫时,可出现肢体瘫痪,当血肿影响到脑干和脑脊液循环通路,出现脑干受压和急性梗阻性脑积水时,表现为双瞳孔缩小、眼球分离、双侧锥体束征阳性及脑神经损害症状,部分患者出现强迫头位、颈强直等。小而局限的出血患者多无意识障碍,只有CT检查方可确诊;重者短时间内迅速昏迷,发生小脑扁桃体疝等,可致突然死亡。也有部分患者呈现出进行性加重,逐渐出现昏迷和脑干受压的体征,如不能得到及时正确的治疗,多在48小时内死亡。

⑤原发性脑干出血:90%以上的高血压所致的原发性脑干出血发生在脑桥,少数发生在中脑。脑干出血一直被认为是发病急骤、病死率很高、预后很差的疾病。中脑出血:侵犯一侧大脑脚则同侧眼球神经麻痹,伴对侧肢体瘫痪(Weber综合征)。脑桥出血:症状取决于出血灶的部位和大小,患者常突然出现剧烈头痛、恶心、呕吐、头晕或眩晕,一侧或双侧肢体乏力,偏身或半侧面部麻木;大量出血者常迅速出现深昏迷,瞳孔明显缩小呈针尖样,但对光反射存在;四肢瘫痪,双侧锥体束体征阳性,高热,呼吸不规则,血压不稳;头眼和前庭反射消失,部分患者并发消化道出血,病情进行性恶化,多在短时间内死亡。出血量小者,可有核间型眼球运动麻痹、外展神经麻痹、面神经麻痹、偏瘫、交叉性麻痹或四肢瘫、双下肢瘫等表现。延髓出血:一经出现患者即迅速死亡。

⑥脑室出血:分为原发性和继发性两种。原发性脑室出血是指出血来源于脑室脉络丛、脑室内和脑室壁的血管,以及室管膜下1.5 cm以内的脑室旁区的出血。临床表现主要是血液成分刺激引起的脑膜刺激征和脑脊液循环梗阻引起的颅内压增高症状;临床上见到的脑室出血绝大多数是继发性脑室出血。继发性脑室出血除了具有上述原发性脑室出血的临床特征外,还同时伴有原发性出血灶导致的神经功能障碍症状。因此,轻者仅有头痛、恶心、呕吐、颈强直等脑膜刺激征,无局灶性神经损害症状;重者表现为意识障碍、抽搐、肢体瘫痪、肌张力增高、瞳孔缩小或大小不定,双侧病理反射阳性等。血凝块堵塞室间孔、中脑导水管及第四脑室侧孔者,可因急性脑积水而致颅内压急剧增高,迅速发生脑疝而死亡。

2.辅助检查

(1)颅脑CT:CT扫描的问世,为脑出血的诊断和鉴别诊断提供了一种准确可靠的工具,在高清晰度的CT图像上,脑出血诊断的准确率几乎为100%。它不仅为脑出血的定性、定位与定量诊断提供了可靠依据,而且可以直观反映血肿的形态、扩展方向、破入脑室的程度及其所致的脑水肿、脑结构移位情况等。因此,CT检查既是有效的诊断方法,也是制订治疗方案、观察疗效、判断预后的重要依据。对疑有脑出血的患者,应首选CT扫描检查,并应尽早进行,必要时还应多次检查,观察血肿的动态变化。脑出血病期不同,CT表现也不同。

①急性期(血肿形成期):患者发病后1周内,血液溢出血管外形成血肿,其内含有大量血红蛋白、血浆白蛋白、球蛋白,因这些蛋白对X线的吸收系数高于脑质,故CT呈现高密度阴

影,CT值为40~90 Hu,最初高密度灶呈非均匀一致性,中心密度更高,新鲜出血灶边缘不清。a.形态及大小:基底节区血肿多为"肾"形,内侧凹陷,外侧膨隆,因外侧裂阻力较小,故向外凸,其他部位血肿多呈尖圆形或不规则形,血肿出血量通常以多田民方程式计算,即 $\pi/6 \times$ 长(cm) $\times$ 宽(cm) $\times$ 高(cm)=出血量(mL)。b.周围水肿带:一般于出血后第2天开始出现水肿带,为均匀低密度区,环绕于血肿周围,起初范围较小,第1周范围较大,出现率为95%以上,以后逐渐减轻,持续一个月左右消退。c.占位表现:由于血肿及周围水肿,邻近脑室受压移位,甚至完全闭塞,中线结构亦向对侧移位,这种占位效应的出现及严重程度与脑出血量及速度有关,可见于75%以上的病例。d.破入脑室:大约25%的病例血肿破入脑室,使脑室密度增高,血液完全充满脑室者形成高密度的脑室铸形;未完全充满脑室者血液多沉积于脑室后角,以同侧最明显,可见一高密度影。

②血肿吸收期:此期大约从第2周开始到发病2个月,自第2周开始血肿周边的血红蛋白逐渐被破坏,纤维蛋白溶解,使周围低密度带逐渐加宽,血肿高密度影呈向心性缩小,边缘模糊,一般于第4周变为等密或低密度区。

增强检查:在第2周至第2个月期间,90%的血肿周围可出现环状强化,此环可直接反映原血肿的大小和形态。随着增强检查时间的推移,环内可出现高密度、等密度或低密度区。强化环较薄,大约厚6 mm,CT值为32~55 Hu。一般认为强化环的出现是血肿周围含有增生的肉芽组织,血管自身调节力丧失,血液过度灌注及血脑屏障破坏等所致。

③囊腔形成期:发病2个月后血肿一般即完全被吸收,周围水肿消失,不再有占位表现,呈低密度囊腔,其边缘清楚,不再出现强化环,CT值近脑脊液,较小的出血灶则形成纤维瘢痕,邻近的脑室或脑沟代偿性扩大。

(2)颅脑MRI扫描:脑出血后,MRI主要显示的是血肿和血肿周围组织水肿演变过程中所形成的影像,它实际上反映了出血区红细胞的溶解和血红蛋白分子的化学变化过程。在MRI图像上,血肿信号的强弱受红细胞铁离子的影响,出血后,红细胞内所含血红蛋白历经氧合血红蛋白、脱氧血红蛋白、正铁血红蛋白、含铁血红素的变化过程。血红蛋白变化过程中不同阶段的物质所含铁离子的数量和不成对电子的数量都不相同,它们在构成这些物质的分子中的分布也不相同,因而所产生的顺磁性效应不相同。

从MRI的影像上分析:脑内血肿可分为5期,即超急性期、急性期、亚急性期、慢性期、残腔期。

①超急性期:指脑内出血24小时以内,此时出血灶的血浆尚未被吸收,血肿主要由完整红细胞内的含氧血红蛋白组成,因此,在 T_1 加权像(TR<600 ms)上呈现低信号、略高信号或等信号,在质子密度加权像上呈高信号或等信号,在 T_2 加权像(TR>1500 ms)上呈高信号区。

②急性期:出血在1周内,出血几小时内病灶区血浆成分即开始被吸收,红细胞比容逐渐升高,同时含氧血红蛋白(HbO_2)因缺氧而变成脱氧血红蛋白(DHb),伴周围脑组织水肿。因此,急性期血肿本身与灰质相比,在 T_1 加权像(TR<600 ms)上呈现等信号或略低信号,在 T_2 加权像上(TR>1500 ms,高场强)呈低信号。其中,以 T_2 加权像最有意义,即 T_2 加权像上的低信号区相当于CT上的高密度影。当红细胞内的DHb逐渐演变成正铁血红蛋白(MHB)后,在 T_1 加权像上呈高信号,在 T_2 加权像上仍呈低信号,而且比DHb更低。总之,急性期血

肿的典型表现是 T_2 加权像上呈短 T_2 低信号。急性血肿周围的脑水肿在发病后 $24\sim48$ 小时内即可在 MRI 上显示。与灰质相比,脑水肿在 T_1 加权像上呈低信号,在 T_2 加权像上呈高信号,脑水肿在 T_2 加权像上显示得最清楚,在发病数周后才会消失。

③亚急性期:出血后 1 周至 1 个月内。在出血后 1 周左右,血肿周边部的脱氧血红蛋白(DHb)已全部变成正铁血红蛋白(MHb),此时红细胞已溶解。也就是说,出血后第 1 周左右血肿周边部主要由游离而稀释的 MHb 组成。由于 DHb 先从血肿周边部转化为 MHb,因此,亚急性期血肿早期在 T_1 加权像上血肿周边部呈明显环状高信号,血肿中心部呈低信号,此乃亚急性血肿早期的 MRI 特征;在质子密度加权像上血肿周边部呈球状略高信号,血肿中心部呈等或略低信号;在 T_2 加权像上血肿周边部呈明显环状高信号,血肿中心部呈等或低信号。周围脑水肿依然存在。在以后的 $2\sim3$ 周内,DHb 进行性地变成 MHb,从血肿周边向中心蔓延。因此,在 T_1 加权像上高信号环从周边部向中心扩展,直至充满整个血肿。在质子密度加权像及 T_2 加权像上也逐渐变成高信号。在上述演变过程中,T_2 加权像比 T_1 加权像演变缓慢,此时,周围脑水肿依然存在。

④慢性期:出血 1 个月之后,此时红细胞均已溶解,慢性血肿由稀释的游离的 MHb 组成,在所有的加权像中均显示为高信号,反应性巨噬细胞积聚血肿周边,消化血红蛋白产物,在细胞质内以不溶性含铁血黄素颗粒的形式沉淀下来,形成含铁血黄素环。该环在 T_1 加权像上呈等或略低信号,在质子密度加权像上呈等或略低信号,在 T_2 加权像上呈明显低信号。此时血肿周围脑水肿已消散。总之,慢性血肿的 MR 特征为:高信号血肿,外加一个低信号含铁血黄素环。

⑤血肿残腔期:见于出血 2 个月后至数年。在出血 2 个月后血肿出现囊变液化,当慢性血肿内的所有液体被吸收后,仅留下一个含铁血黄素衬边的残腔,即脑实质内塌陷的血肿残腔。在 T_1 加权像上呈低信号,在 T_2 加权像上呈明显低信号。总之,陈旧性血肿的 MRI 特征为低信号残腔。

尽管目前 CT 仍是急性脑内出血的首选检查方法,但 MRI 诊断亚急性与慢性血肿比 CT 敏感,尤其对陈旧性血肿,MRI 可清晰显示含铁血黄素衬边的低信号残腔,容易与陈旧性脑梗死相鉴别。

(3)脑血管造影(DSA):脑出血患者一般不需要进行 DSA 检查,除非临床上怀疑有血管畸形、血管炎或 Moya-moya 病又需外科手术或血管介入治疗时才考虑进行。DSA 可清楚显示异常血管和造影剂外漏的破裂血管及部位。

(4)腰椎穿刺:在 CT 广泛应用后,已无须采用腰椎穿刺术诊断脑出血,以免诱发脑疝形成,如需排除颅内感染和蛛网膜下隙出血,可谨慎进行。

3.诊断注意事项

中老年患者在活动中或情绪激动时突然发病,迅速出现局灶性神经功能缺损症状以及头痛、呕吐等颅高压症状时应考虑 ICH 的可能,结合头颅 CT/MRI 检查结果,可以迅速明确诊断。鉴别诊断如下。①首先应与急性脑梗死、蛛网膜下隙出血等相鉴别。②颅内肿瘤出血:颅内肿瘤,特别是原发性肿瘤,多因生长速度快而致肿瘤中心部位缺血、坏死,易与脑出血相混。但肿瘤患者,病程较长,多在原有症状的基础上突然加重,也可为首发症状。增强的头颅 CT

和 MRI 对肿瘤出血具有诊断价值。③对发病突然、迅速昏迷且局灶体征不明显者,应注意与引起昏迷的全身性疾病如中毒(酒精中毒、镇静催眠药物中毒等)及代谢性疾病(低血糖、肝性脑病、肺性脑病等)鉴别。④对有头部外伤史者应与外伤性颅内血肿相鉴别。

(三)治疗

脑出血是急性脑血管疾病的常见病之一,其病程可分为急性期、恢复期及后遗症期。急性期指发病后的 3 周内,此期脑组织受到破坏、水肿严重、脑功能紊乱,机体处于应激状态,病死率高。恢复期和后遗症期主要是功能的恢复过程。因此,急性期的治疗极其重要。急性期的治疗主要包括现场急救处理、内科治疗和手术治疗。

1.现场急救处理

预诊护士必须及时接待患者,快速反应,准确分诊,尽快将患者送到诊室。患者昏迷患者须保持呼吸道通畅,可将头歪向一侧,或取侧卧位,头部抬高 20°,给予吸氧并及时清除口腔和呼吸道分泌物,对呼吸衰竭患者必要时行气管切开术给予人工通气。接诊医生应简明扼要询问病史,给患者做较全面体检,对血压过高、脑疝危象、抽搐者给予及时处理;妥善安排各种检查,尽量减少不必要的搬动。对危重患者及时开通静脉。对暂时无法收治入院的危重患者,留置抢救室或诊室内抢救治疗,并做好交接。对濒死无法抢救的患者,在向家属交代病情的同时,给予人道主义处理。

2.内科治疗

急性期内科治疗原则是制止患者继续出血和防止再出血,减轻和控制脑水肿,预防和治疗各种并发症,维持生命体征。

(1)一般治疗:①患者必须卧床休息, 经确诊尽量避免搬动。起病 24 小时内原则上以就地抢救为宜,尤其对昏迷较重、有脑疝形成者更要注意。②保持患者呼吸道通畅,给氧,防止并发症。对意识不清的患者应及时清除口腔和鼻腔的分泌物或呕吐物,头偏向一侧,或取侧卧位。必要时行气管插管或行气管切开术。③保持水、电解质平衡及营养支持。急性期患者在最初 24~48 小时应予禁食,并适当静脉输液,输液量每日控制在 1500~2000 mL。48 小时后,意识恢复且吞咽无障碍者可试进流质食物,宜少量多餐,否则应下胃管鼻饲维持营养。④保持功能体位,防止肢体畸形。

(2)控制血压:脑出血急性期血压高患者可首先脱水降颅压,血压仍过高,应给予降血压治疗。当 SBP>200 mmHg 或 MAP>150 mmHg 时,要用持续静脉降压药物积极降低血压;当 SBP>180 mmHg 或 MAP>130 mmHg 时,如果同时有疑似颅内压增高的证据,要考虑监测颅内压,可用间断或持续静脉降压药物来降低血压,但要保证脑灌注压>60~80 mmHg。若无颅内压增高的证据,降压目标为 160/90 mmHg 或 MAP 110 mmHg。药物选择乌拉地尔、非诺多泮、尼卡地平、拉贝洛尔等。

低血压的处理:要首先分析原因,区别情况加以处理。引起低血压的原因如下:①脱水过量、补液不足;②大量呕吐失水或伴有应激性溃疡导致失血;③并发严重的感染;④心力衰竭、心律失常;⑤降压药、镇静剂及血管扩张药使用过量;⑥呼吸不畅并酸中毒;⑦脑疝晚期等。在针对病因处理的同时,可静脉滴注多巴胺、间羟胺(阿拉明)等,将血压提升并维持在 150/90 mmHg 左右为宜。

脑出血恢复期应积极控制血压,尽量将血压控制在正常范围内。

(3)控制脑水肿、降低颅内压:脑出血后脑水肿约在 48 小时达高峰,维持 3～5 天后逐渐消退,可持续 2～3 周或更长。脑水肿可使颅内压(ICP)增高,并致脑疝形成,是影响 ICH 病死率及功能恢复的主要因素。积极控制脑水肿、降低 ICP 是 ICH 急性期治疗的重要环节。

(4)止血治疗:止血药物如 6-氨基己酸、氨甲苯酸、巴曲酶(立止血)等对高血压性脑出血的作用不大。如有凝血功能障碍,可针对性给予止血药物治疗,例如肝素治疗并发的脑出血可用鱼精蛋白中和,华法林治疗并发的脑出血用维生素 K_1 拮抗。

(5)防治并发症:①感染,发病早期病情较轻又无感染证据者,一般不建议常规使用抗菌药物;合并意识障碍的老年患者易并发肺部感染,或因导尿等易合并尿路感染,可给予预防性抗菌药物治疗;若已经出现系统感染,则根据经验或药敏结果选用抗菌药物。②应激性溃疡,对重症或高龄患者应预防应用 H_2RB。一旦出血按消化道出血的常规治疗方法进行处理。③抗利尿激素分泌异常综合征,即稀释性低钠血症,可发生于 10% 的 ICH 患者。应限制水摄入量在 800～1000 mL/d,补钠 9～12 g/d。④脑耗盐综合征,系因心钠素分泌过高所致的低钠血症,治疗时应输液补钠。低钠血症宜缓慢纠正,否则可导致脑桥中央髓鞘溶解症。⑤痫性发作,有癫痫频繁发作者,可静脉注射地西泮 10～20 mg,或缓慢静脉注射苯妥英钠 15～20 mg/kg 以控制发作。⑥中枢性高热,多采用物理降温,可试用溴隐亭治疗。⑦下肢深静脉血栓形成或肺栓塞,一旦发生,应给予普通肝素 100 mg/d 静脉滴注,或低分子肝素 4000 U 皮下注射,2 次/d。对高危患者可预防性治疗。

3.手术治疗

下列情况需考虑手术治疗:①壳核出血≥30 mL,丘脑出血≥15 mL;②小脑出血≥10 mL或直径≥3 cm,或合并明显脑积水;③重症脑室出血(脑室铸型);④合并脑血管畸形、动脉瘤等病变。若患者处于深昏迷、濒死状态、呼吸骤停、双侧瞳孔散大,有上述情况之一者应暂缓手术。高血压脑出血的手术方法应根据患者的出血量、出血部位、手术距离、出血的时间、患者的年龄和全身情况以及手术者的经验来决定,个体化的原则同样适用于脑出血患者,对每个患者都要具体分析,全面考虑,做出决策。常用的清除血肿的手术方法有以下几种。

(1)神经内镜治疗技术:它是在颅骨上钻一个小孔,送入颅内镜,直达血肿部位。在电子监视设备的引导下,利用导管上的通道,一边在出血点直接给药止血,一边清理吸出残留的凝血块。具有手术时间短、创伤小等优点,避免了开颅手术对脑组织大量暴露、切开、牵拉等可能带来的后遗症,有助于患者的迅速康复。

(2)定向软管血肿吸引术:也称方体定向软管吸引术,是近年来国内新兴的一种微创救治新技术,可在病房床边或 CT 下可视操作完成。它是利用方体定向原理对脑出血部位准确定位后,定向锥颅建立进入颅内血肿靶点通道,并由此在出血部位置入一根或多根软的硅胶管吸引血肿,术后反复注入纤溶药物,将血凝块溶解,并由置入的硅胶管流出。此种术式具有简便、价廉,患者恢复快等优点,适合危重患者的早期救治,有助于患者早期康复。

(3)开颅血肿清除术:它是一种传统术式,对血肿很大或已出现脑疝的危重患者,开颅在直视下彻底清除血肿、止血,并行减压术仍是一种可行的手术方法,近年来显微外科技术的应用可使手术更为安全精细。

四、蛛网膜下隙出血

蛛网膜下隙出血(SAH)指脑底部或脑表面的病变血管破裂,血液直接流入蛛网膜下隙引起的一种临床综合征,又称为原发性蛛网膜下隙出血,约占急性脑卒中的 10%,是一种非常严重的常见疾病。世界卫生组织调查显示中国发病率约为 2.0/10 万人年。脑实质内、脑室出血,硬膜外或硬膜下血管破裂,血液穿破脑组织流入蛛网膜下隙,称为继发性蛛网膜下隙出血。

(一)病因与发病机制

原发性 SAH 病因以颅内动脉瘤为最常见(占 50%~80%),其中先天性粟粒样动脉瘤约占 75%,还可见高血压、动脉粥样硬化所致梭形动脉瘤及感染所致的真菌性动脉瘤等。血管畸形次之(约占 SAH 病因的 10%),其中动静脉血管畸形(AVM)占血管畸形的 80%,多见于青年人,90%以上位于幕上,常见于大脑中动脉分布区。其他病因有 Moya-moya 病(占儿童 SAH 的 20%)、颅内肿瘤、垂体卒中、血液系统疾病和抗凝治疗并发症等。约 10%患者病因不明。

动脉瘤好发于脑底动脉环的分叉处,最常见的部位为后交通动脉与颈内动脉的接合处(约占 40%)、前交通动脉与大脑前动脉的接合处(约占 30%)、大脑中动脉的分支处(约占 20%)、基底动脉的顶端、基底动脉及其主要分支的衔接处、椎动脉与小脑后下动脉的衔接处。85%~90%发生于颅底动脉环的前半部。该处动脉内弹力层和肌层由于先天性缺陷,在血液涡流的冲击下渐向外突出而形成动脉瘤。多呈囊状,一般只有绿豆到黄豆大小,多为单发,约 20%为多发。动脉瘤随着患者年龄的增长,破裂概率增加,高峰年龄为 35~65 岁。动脉瘤的大小与破裂概率有关,直径 10 cm 以上者极易破裂;不规则或呈多囊状,位于穹窿处的动脉瘤易破裂。炎症动脉瘤是由动脉炎或颅内炎症引起的血管壁病变。AVM 是一种先天发育异常的动静脉瘘,小的仅数毫米;有的则随时间而长成一大堆迂曲、扩张的血管,动静脉分流量大可使心排血量也增加。扩张、肥大的供血动脉从脑表面进入病损组织后,在皮质下分散为呈网状分布的薄壁血管,动脉血不经过正常的毛细血管网而直接输入引流静脉。动脉血的直接进入,使得这些管壁异常薄的血管增大、扩张,呈搏动性。AVM 可发生于脑和脊髓的任何部位,但以大脑额顶区较为常见,呈楔形,基底位皮质,顶朝向脑室,大的足以覆盖整个大脑半球。由于血管畸形,管壁变薄,最后终于破裂而致 SAH 或脑内出血,常二者兼有之。脑动脉粥样硬化时,脑动脉中纤维组织替代了肌层,内弹力层变性断裂,胆固醇沉积于内膜,加上血液的冲击,逐渐扩张而形成动脉瘤,多呈梭形,常见于脑底部的较大动脉的主干。其他如肿瘤或转移癌直接侵蚀血管,引起血管壁病变,最终导致血管破裂出血。

动脉瘤出血常限于蛛网膜下隙,不造成局灶性脑损害,神经系统检查很少发现局灶体征,除非大脑中动脉瘤。而 AVM 破裂常见局灶性异常。

SAH 能引起一系列病理生理改变:①血液流入蛛网膜下腔刺激痛觉敏感结构引起头痛,颅内容积增加使颅内压(ICP)增高可加剧头痛,导致玻璃体下视网膜出血,甚至发生脑疝。②颅底或脑室内血液凝固使 CSF 回流受阻,30%~70%的患者早期出现急性阻塞性脑积水,血红蛋白及含铁血黄素沉积于蛛网膜也可导致 CSF 回流受阻,出现交通性脑积水和脑室扩张。③蛛网膜下腔血细胞崩解释放各种炎性物质引起化学性脑膜炎,CSF 增多使 ICP 增高。

④血液及分解产物直接刺激血管引起下丘脑功能紊乱,如出现发热、血糖升高、急性心肌缺血和心律失常等症状。⑤血液释放的血管活性物质如 5-HT、TXA2 和组胺等可刺激血管和脑膜,引起血管痉挛,严重者致脑梗死。

(二)诊断

1.先兆征象和诱发因素

SAH 有 1/3 患有在发病前出现先兆征象或警告信号。常见者为全头痛、局限性头痛、嗜睡、眼球运动障碍、三叉神经分布区疼痛及项背部疼痛等。颈内动脉及大脑中动脉的动脉瘤在破裂之前可因血管痉挛、局部梗死、小量出血及刺激压迫而引起对侧轻偏瘫、感觉异常及(或)失语症状;大脑前动脉瘤可引起同侧动眼神经麻痹及皮质性一过性黑矇等。多数患者有诱因如突然用力、兴奋、激动、屏气、大便、饮酒等。

2.临床表现

(1)头痛:80%~90%的患者最突出的症状是剧烈的局限性劈裂样头痛,多数患者是在意识恢复清醒后才诉头痛的。患者常描述为"一生中经历的最严重头痛",新发生的头痛最有临床意义。常伴颈项与背痛,患者表现为面色苍白与全身冷汗。头痛为氧合血红蛋白在脑脊液中对血管、脑膜、脑组织、神经根的刺激引起。老年人因反应迟钝、疼痛阈高及脑沟裂宽,可无头痛。头痛一般在起病 1~2 周后,才逐渐减轻或消失。动脉瘤性 SAH 的头痛可持续数日,2 周后可逐渐减轻,如头痛再次加重,常提示动脉瘤再次出血。局部头痛常可提示破裂动脉瘤的部位。但 AVM 破裂所致 SAH 头痛常不严重。

(2)恶心、呕吐:患者头痛常伴恶心与呕吐。多为喷射性、反复性。系因脑膜刺激或颅内压增高引起,多于发病 6~12 小时后出现。

(3)意识障碍:48%~81%的患者有不同程度的意识障碍,绝大多数起病时立即发生,持续数分钟至数小时,甚至数日。少数患者在 5~14 天发生意识障碍,可能系脑血管痉挛或再出血之故。年龄越大者意识障碍越多见。部分患者有头昏和眩晕表现。

(4)精神障碍:一般认为系大脑前动脉或前交通动脉瘤破裂出血引起,如定向障碍、谵妄、幻觉、妄想,或淡漠、嗜睡、畏光怕声、拒动、木僵、痴呆等。多数在 2~3 周内恢复。

(5)癫痫发作:5%~10%的患者在发病后短时间内出现全身性或部分性癫痫发作。出血部位多在幕上,是皮质神经元急性缺血而阵发放电的表现。癫痫发作可作为 SAH 的首发症状。

(6)脑膜刺激征:它是血液刺激脑膜所致。通常于起病后数小时至 6 天内出现,持续 3~4周。以颈项强直最常见,Kernig 征、Brudzinski 征均可阳性。而老年、衰弱患者或小量出血者,可无明显脑膜刺激征。

(7)眼底改变:血液堵塞视神经鞘的蛛网膜下隙使视网膜静脉回流受阻,既可引起视盘水肿,又可因毛细血管胀裂而引起视网膜下出血与玻璃体膜下出血。眼底出血有时可侵入房水而致视力严重减退或永久性视力障碍。

(8)脑神经麻痹:脑神经受累的发生率为 59%~63%,其中以动眼神经麻痹最常见。动眼神经从大脑后动脉与小脑上动脉之间穿过,与后交通动脉相伴前行,在后床突外进入中颅窝,进入海绵窦后经眶上裂入眼眶。它在颅底行程长,靠近大血管,可在多处受到动脉瘤压迫,如在大脑后动脉下受压,在海绵窦外侧壁与眶上裂受颈内动脉瘤压迫。因此,一侧动眼神经完全性或不完全性麻痹,常表示该侧有颅内动脉瘤。另外,面神经,视、听神经,三叉与展神经均可受累,但较少见。

(9)局限性脑损害征:引起偏瘫、偏身感觉障碍的原因主要是脑水肿、血液流入脑实质、血块压迫、脑血管痉挛。若有显著的偏瘫及严重的偏身感觉缺失则提示出血来自外侧裂中的大脑中动脉的动脉瘤;而双侧肢体轻瘫则提示出血部位靠近大脑前动脉与前交通动脉的连接处,出血扩展至两侧额叶。早期出现的偏瘫、偏身感觉障碍则可能由于脑水肿或出血进入脑实质而引起;而以后出现的偏瘫,常是由于脑血管痉挛所引起。偏瘫发生率为 7%～35%;锥体束征的发生率为 30%～52%;腹壁反射和膝反射减弱,可引出病理反射。少数患者有短暂性失语。

(10)血压升高:出现于出血时,但 1～2 天后恢复正常,可有心律失常。患者体温升高一般不超过 39℃,发生率为 38.3%～78.4%,多于起病后 24～48 小时内发生,历时 1～2 周或以上,另外可有面部充血、多汗、鼻出血、失眠、便秘、腹痛和尿潴留等症状。这些可能是出血侵及下丘脑或血管痉挛使下丘脑缺血、自主神经及内脏功能障碍所致。

(11)动脉瘤的定位症状:①颈内动脉海绵窦段动脉瘤,患者有前额和眼部疼痛、血管杂音、突眼及Ⅲ、Ⅳ、Ⅵ和Ⅴ脑神经损害所致的眼动障碍,其破裂可引起颈内动脉海绵窦瘘。②颈内动脉-后交通动脉瘤,患者出现动眼神经受压的表现,常提示后交通动脉瘤。③大脑中动脉瘤,患者出现偏瘫、失语和抽搐等症状,多提示动脉瘤位于大脑中动脉的第一分支处。④大脑前动脉-前交通动脉瘤,患者出现精神症状、单侧或双侧下肢瘫痪和意识障碍等症状,提示动脉瘤位于大脑前动脉或前交通动脉。⑤大脑后动脉瘤,患者出现同向偏盲、Weber 综合征和第Ⅲ脑神经麻痹的表现。⑥椎-基底动脉瘤,患者可出现枕部和面部疼痛、面肌痉挛、面瘫及脑干受压等症状。

(12)血管畸形的定位症状:AVM 患者以男性多见,多在 10～40 岁发病,常见的症状包括痫性发作、轻偏瘫、失语或视野缺损等。

(13)动脉瘤性 SAH 患者 Hunt 和 Hess 临床分级:0 级,未破裂动脉瘤。Ⅰ级,患者无症状或轻微头痛。Ⅱ级,患者中至重度头痛、脑膜刺激征、脑神经麻痹。Ⅲ级,嗜睡、意识混沌、轻度局灶性神经体征。Ⅳ级,昏迷、中或重度偏瘫、有早期去脑强直或自主神经功能紊乱。Ⅴ级,昏迷、去脑强直、濒死状态。

3.常见并发症

(1)脑血管痉挛:脑血管痉挛(CVS)多见于颅内动脉瘤所致 SAH 的患者,且是 SAH 致残和死亡的重要原因。CVS 发生于蛛网膜下隙中血凝块环绕的血管,痉挛严重程度与出血量相关,可导致约 1/3 以上病例脑实质缺血。病后 3～5 天开始发生,5～14 天为迟发性血管痉挛高峰期,2～4 周逐渐消失。临床可根据以下几点来判断 CVS:①出现暂时性、波动性、局限性定位体征;②进行性意识障碍,患者由清醒转为嗜睡或昏迷,或由昏迷(早期 CVS,多在 2 天内恢复)→清醒→昏迷(再次 CVS);③脑膜刺激征更明显;④病程中症状加重而腰穿无新鲜出血的迹象;⑤脑血管造影显示 CVS 变细。TCD 或 DSA 可帮助确诊。

(2)再出血:再出血是 SAH 主要的急性并发症。常见于首次出血后 2 周内。用力排便、剧咳、精神紧张激动是再出血的常见诱因,而在再出血之前可多次出现头痛、躁动不安等先兆。临床特征为:在病情好转的情况下患者突然发生剧烈头痛、频繁呕吐、抽搐、意识障碍、瞳孔不等大,去脑强直与神经定位征,眼底出血,脑脊液有新鲜出血,CT 扫描出现新的高密度影像。20%的动脉瘤患者病后 10～14 天可发生再出血;而 AVM 急性期再出血较少见。

(3)急性或亚急性脑积水:SAH 发生时,由于血液进入脑室系统和蛛网膜下隙形成血凝块阻碍脑脊液循环通路,15%～20%的患者于起病 1 周内发生急性脑积水。轻者出现嗜睡、思维缓慢、短时记忆受损、上视受限、展神经麻痹、下肢腱反射亢进等体征,严重者可出现颅内高压,甚至脑疝。亚急性脑积水发生于起病数周后,表现为隐匿出现的痴呆、步态异常和尿失禁。

4.辅助检查

(1)神经影像学检查:首选 CT 检查,可检出 90%以上的 SAH,显示大脑外侧裂池、前纵裂池、鞍上池、脑桥小脑角池、环池和后纵裂池高密度出血征象,并可确定脑内出血或脑室出血,伴脑积水或脑梗死,可对病情进行动态观察。CT 增强可发现大多数 AVM 和大的动脉瘤。当 SAH 发病后数天 CT 检查的敏感性降低时,MRI 可发挥较大作用。对确诊 SAH 而 DSA 阴性的患者,可用 MRI 来检查其他引起 SAH 的原因。当颅内未发现出血原因时,应行脊柱 MRI 检查排除脊髓海绵状血管瘤或 AVM 等。CT 血管成像(CTA)和 MR 血管成像(MRA)主要用于有动脉瘤家族史或破裂先兆者的筛查,动脉瘤患者的随访,以及 DSA 不能进行及时检查时的替代方法。MRA 对直径 3～15 mm 动脉瘤检出率为 84%～100%。国际高水准的卒中中心已将 CTA 逐步取代 DSA 成为诊断有无动脉瘤的首选方法。

(2)脑脊液(CSF)检查:SAH 时,腰穿 CSF 呈均匀血性、压力增高是本病的特征,也是确诊 SAH 的主要方法。比头颅 CT 更可靠,CT 阳性者不必作腰穿可确诊,但 CT 阴性者尚需作腰穿协助诊断。需注意腰穿有诱发脑疝形成的风险,尤其是昏迷和伴有视盘水肿患者,更应慎重。因脑脊液每 8 小时循环 1 次,发病 8 小时后做腰穿为最早时间。最好在发病 12 小时后(CSF 开始黄变)进行,以便与穿刺误伤鉴别。腰穿误伤血管所致的血性 CSF,其颜色从第 1 管至第 3 管逐渐变淡。最初 CSF 红细胞与白细胞数比例与外周血相同(700∶1),但几天后血液引起无菌性化学性脑膜炎导致 CSF 淋巴细胞增多,48 小时内白细胞数增至数千,出血后 4～8 天 CSF 糖降低。

(3)DSA:是检出动脉瘤或 AVM 的最好方法。一旦 SAH 诊断明确后需行全脑 DSA 检查,以确定动脉瘤位置、大小、与载瘤动脉的关系、侧支循环情况及有无 CVS 等,同时利于发现烟雾病、AVM 等 SAH 病因,为 SAH 病因诊断提供可靠依据,也是制订合理外科治疗方案的先决条件。造影时机一般选择在 SAH 头 3 天内或 3～4 周后,以避开 CVS 和再出血高峰期。约 5%首次 DSA 检查阴性的患者 1～2 周后再次 DSA 检查可检出动脉瘤。

(4)外周血常规:在发病初期因血性脑膜刺激反应,不仅使体温升高,同时也使白细胞计数相应升高,为(20～30)×10^9/L,多伴有核左移。如不做腰穿,甚至可误诊为脑膜炎。

(5)TCD:可作为非侵入性技术监测 SAH 后 CVS 情况。

(6)心电图检查:常见心电图异常有 QT(u)间期延长;ST 段抬高或降低;T 波加深、倒置或呈宽大 T-u 波;出现 Q 波等。SAH 引起的心律失常有窦性心动过缓、房性游走节律、房性心动过速、房颤、房室传导阻滞、室早等。

(7)其他:凝血功能和肝功能等检查有助于寻找其他出血原因。

5.诊断注意事项

突发剧烈头痛、呕吐、脑膜刺激征阳性,伴或不伴意识障碍,检查无局灶性神经系统体征,应高度怀疑 SAH,同时 CT 证实脑池和蛛网膜下隙高密度征象或腰穿检查示压力增高和血性 CSF 等可临床确诊。临床上应注意与以下疾病相鉴别。

(1)脑膜炎:患者也有剧烈头痛、发热、血与脑脊液中白细胞增高、脑膜刺激征阳性等症状,但起病不如 SAH 突然,脑脊液呈炎性改变而非血性。

(2)偏头痛:患者突发头痛,伴恶心、呕吐,但无脑膜刺激征,神经影像学检查和(或)腰穿脑脊液正常可资鉴别。

(3)硬膜外血肿与硬膜下血肿:患者有外伤史,头颅 CT 扫描可确诊。

(4)脑肿瘤:约 1.5% 的脑肿瘤可发生瘤卒中,形成瘤内或瘤旁血肿合并 SAH;癌瘤颅内转移、脑膜癌病或中枢神经系统白血病也可见血性 CSF。但可根据患者病史、CSF 检出肿瘤细胞及大脑神经影像学检查予以鉴别。

(5)脑内出血:若蛛网膜下隙出血是由基底动脉环上的动脉瘤破裂引起,出血破入脑实质内,则不易与脑内出血破入侧脑室及蛛网膜下隙区别开来。这种患者一般病情严重,处于深昏迷状态,脑膜刺激征不明显,预后不良,需靠 CT 检查确诊。急性期过后可行脑血管造影确定动脉瘤的位置及大小。

(6)继发性脑梗死:脑动脉瘤破裂后该支动脉可因血流淤滞而形成血栓,或发生明显脑血管痉挛引起缺血性脑梗死。在 SAH 症状缓解之后,患者可出现偏瘫、失语、偏身感觉障碍等局灶性定位征。脑血管造影可证实脑血管阻塞或 CVS。

此外,某些老年患者,头痛、呕吐症状均不明显,而以突然出现的精神障碍为主要症状,应特别注意。

(三)治疗

急性期治疗目的是防治再出血,降低颅内压,防治继发性脑血管痉挛,减少并发症,寻找出血病因,治疗原发病和预防复发。

1.一般治疗

SAH 患者必须绝对卧床休息 4～6 周,避免被搬动和过早离床,床头宜抬高 $15°\sim20°$,病房保持安静、舒适和暗光。避免引起血压及颅内压增高的诱因,如用力排便、咳嗽、喷嚏、情绪激动、疼痛及恐惧等,出现上述情况可针对性应用通便(可用开塞露、液态石蜡或便塞通等药物)、镇咳、镇静、止痛药等,以免诱发动脉瘤再破裂。阿司匹林的抗血小板聚集作用可能触发再出血,应予禁用。昏迷者应留置导尿管。应用足量的止痛、安定剂和镇静剂,以保持患者安静休息。维持水、电解质平衡。有抽搐发作者应及时给予抗痉挛药物。去除头痛病因后,对 SBP>180 mmHg 或 MAP>120 mmHg 患者,可在密切监测血压条件下使用短效降压药维持血压稳定在正常或发病前水平。常用尼卡地平、拉贝洛尔和艾司洛尔等降压药。由于复发出血常出现于发病的第 2～3 周,因此在起病的头 3 周内就更应强调绝对卧床,大小便及进食也不能起床。有些患者因头痛等症状减轻,且无严重的肢体瘫痪,故常不听从安静卧床的劝告,其家属也不理解,甚至医务人员也可能疏忽,结果因患者过早起床活动或用力排便、精神紧张或情绪激动,引起病情加重或再出血,甚至导致死亡。这种惨痛教训在临床上是屡见不鲜的。

2.防治颅内压增高

适当限制入水量、防治低钠血症、过度换气等有助于降低颅内压。临床上常用20%甘露醇液、呋塞米和白蛋白等脱水降颅内压治疗。颅内高压征象明显并有脑疝形成趋势者,可行脑室引流。

3.动脉瘤的介入和手术治疗

动脉瘤夹闭或血管内治疗是预防SAH再出血最有效的治疗方法。应尽可能完全闭塞动脉瘤。治疗方式的选择应根据患者的病情及动脉瘤的特点由多学科医生讨论决定。Hunt和Hess临床分级≤Ⅲ级的患者,推荐发病3天内尽早进行;Ⅳ、Ⅴ级患者手术治疗或内科治疗的预后均差,是否需介入或手术治疗仍有较大争议,但经内科治疗病情好转后可行延迟性(10～14天)介入或手术治疗。

4.预防再出血的药物治疗

早期短程(<72小时)应用抗纤溶药物结合早期治疗动脉瘤,随后停用抗纤溶药物,并预防低血容量和血管痉挛(包括同时使用尼莫地平),是较好的治疗策略。若患者的血管痉挛风险低和(或)推迟手术能产生有利影响,也可用抗纤溶药物预防再出血。抗纤溶药物可抑制纤溶酶形成,推迟血块溶解和防止再出血。常用的有:①6-氨基己酸(EACA),先取4～6 g加入0.9%氯化钠注射液100 mL中静脉滴注,15～30分钟内滴完,再以1 g/h的量持续静脉滴注12～24小时。之后剂量为24 g/d,持续用药3～7天,逐渐减至8 g/d,维持2～3周。肾功能障碍者慎用。②氨甲苯酸(PAMBA),0.1～0.2 g加入5%葡萄糖注射液或0.9%氯化钠注射液中静脉滴注,2～3次/d。③巴曲酶(立止血),静脉注射2 kU/次,1～2次/d。对高龄患者,脑动脉硬化明显,或既往有过脑梗死、糖尿病或其他可致缺血性脑血管病危险因素者应慎用,或量减半使用。在用药过程中应密切观察患者体征,如有脑梗死征象应及时停药。

5.脑血管痉挛防治

早期使用尼莫地平能有效减少SAH引发的不良结局,改善患者预后。口服尼莫地平,40～60 mg/次,4～6次/d,连用21天;或用尼莫通,以0.5～1.0 mg/h的速度持续静脉滴注(通常用微泵控制滴速),7～14天为一疗程。应在破裂动脉瘤的早期管理阶段即开始防治CVS,维持正常循环血容量,避免低血容量。在出现迟发性脑缺血时,推荐升高血压治疗。不建议用容量扩张和球囊血管成形术来预防CVS的发生。症状性CVS的可行治疗方法是脑血管成形术和(或)选择性动脉内血管扩张器治疗。

6.脑积水的治疗

对SAH急性期合并症状性脑积水患者应进行脑脊液分流术治疗。对SAH合并慢性症状性脑积水患者,应行永久的脑脊液分流术。

7.癫痫的防治

可在SAH的早期,对患者预防性用抗惊厥药。不推荐对患者长期用抗惊厥药,但若患者有以下危险因素,如癫痫发作史、脑实质血肿、脑梗死或大脑中动脉瘤,可考虑应用。

8.放脑脊液疗法

用于SAH后脑室积血扩张或形成铸型出现急性脑积水、经内科保守治疗症状加剧、伴有意识障碍患者,或伴有严重心、肺、肾等器官功能障碍而不能耐受开颅手术的老年患者。每次释放脑脊液 10~20 mL,每周 2 次,可以促进血液吸收,缓解头痛,减少 CVS。但应警惕脑疝、颅内感染和再出血的危险,应严格掌握适应证。腰穿放液时应注意:①患者颅内压很高时,如确需腰穿,可在穿刺前先静脉注射 20%甘露醇 250 mL,放液量应更少(≤5 mL)。颅压很高有脑疝危险者不能做腰穿。②操作要轻柔,勿使患者过度弯曲身体,动作要快捷,争取在极短的时间内完成。③放 CSF 速度宜慢,小心缓慢取出针芯或不完全取出,让脑脊液缓慢滴出,防止放液过多及过快导致脑疝。腰穿时切忌测量压力,以免诱发脑疝。亦可用 0.9%氯化钠注射液置换脑脊液,即先放出 CSF 5~10 mL,然后注入 5~10 mL0.9%氯化钠注射液。或可避免红细胞分解产物长期在 CSF 中引起脑积水,防止分解产物所致的 CVS。

9.SAH 合并脑室积血的治疗

SAH 破入脑室系统者高达 64%,此乃逆流(SAH 后,蛛网膜下隙压力高于脑室内压力,使血流经第四脑室正中孔和侧孔逆流入脑室系统)、直接破入(多见于前交通动脉或大脑前动脉瘤破裂出血,血聚集在大脑前间裂根部及其附近,此处蛛网膜下隙小,又是脑室壁最薄处,当压力大时,可使血穿破室壁进入脑室)或先脑内血肿然后破入脑室的结果。脑室内积血,刺激脉络丛,使 CSF 量增加;扩大的脑室可压迫脑室周围脑组织,尤其是下丘脑及脑干受压,可进一步加重病情。因此,SAH 合并脑室积血者,病情多危重,病死率高。目前均主张对此类患者行早期脑室穿刺引流术,可单侧或同时双侧引流,以迅速清除积血,降低颅内压,使病情得以较快改善。

SAH 预后与病因、出血部位、出血量、有无并发症及是否得到适当治疗有关。动脉瘤性 SAH 病死率高,约 12%的患者到达医院前死亡,20%死于入院后,2/3 的患者可存活,但其中有一半患者会遗留永久性残疾,主要是认知功能障碍。未经手术治疗者约 20%死于再出血。90%的颅内 AVM 破裂患者可以恢复,再出血风险较小。

第六章　内分泌、代谢系统常见急危重症

第一节　垂体危象

　　腺垂体功能减退症是指腺垂体激素分泌减少,可以是单种激素减少如生长激素(GH)缺乏或多种垂体激素同时缺乏。腺垂体功能减退可原发于垂体病变,或继发于下丘脑病变,表现为甲状腺、肾上腺、性腺等靶腺功能减退和(或)鞍区占位性病变。临床症状变化较大,但补充所缺乏的激素治疗后症状可迅速缓解。成年人腺垂体功能减退症又称为西蒙病,生育后妇女因产后腺垂体缺血性坏死所致者称为席汉综合征。

　　垂体功能减退性危象(简称垂体危象)是指在全垂体功能减退症基础上,血液循环中肾上腺皮质激素和甲状腺激素缺乏,对外界环境变化的适应能力下降,机体免疫力下降,在各种应激情况下,如感染、腹泻、失水、中暑、手术、外伤、麻醉及使用各种镇静安眠药等,导致患者病情发生急剧变化,表现为高热(>40℃)、低温(<35℃)、低血糖、循环衰竭,乃至精神失常、谵妄,甚至昏迷等严重垂危状态。

一、病因与发病机制

　　腺垂体分泌6种激素,包括生长激素(GH)、泌乳素(PRL)、促卵泡素(FSH)、促黄体生成素(LH)、促肾上腺皮质激素(ACTH)和促甲状腺素(TSH),主要管辖3个靶腺及其相应靶组织:性腺、肾上腺皮质和甲状腺。

　　腺垂体功能减退症是临床上常见的内分泌疾病,系因腺垂体激素分泌功能部分或全部丧失。常见病因为以下几方面。

　　1.垂体及附近肿瘤压迫浸润

　　垂体肿瘤、鞍上及鞍旁肿瘤、各种转移性癌、淋巴瘤、白血病、组织细胞增多症等均可浸润下丘脑和垂体,引起腺垂体功能不全。

　　2.产后大出血所致腺垂体破坏及萎缩

　　产妇在分娩过程中大出血,可导致腺垂体坏死,称为席汉综合征。一般认为,垂体伴随妊娠,呈生理性肥大。产妇大出血时血管痉挛,血栓形成,或产后败血症引起垂体栓塞或DIC,导致腺垂体急性坏死。神经垂体的血流供应不依赖门脉系统,故产后出血一般不伴有神经垂体坏死。

3.感染和炎症

各种病毒、结核、化脓性脑膜炎、脑膜脑炎、流行性出血热、梅毒、真菌感染,均可引起下丘脑-垂体损伤而导致其功能减退。

4.自身免疫性疾病

常见的自身免疫性疾病为自身免疫性垂体炎,好发于妊娠及产后妇女,男性少见。自身免疫性垂体炎临床多表现为垂体功能减退,鞍区肿物或垂体柄增粗,有时伴高催乳素血症,金标准是病理诊断。

5.手术、创伤和放射损伤

垂体瘤摘除、放疗,或鼻咽癌等颅底及颈部放疗后均可引起本症。颅底骨折、垂体柄挫伤可阻断神经与门脉系统的联系而导致腺垂体及神经垂体功能减退。

6.其他

空泡蝶鞍、动脉硬化可引起垂体梗死,颞动脉炎、海绵窦血栓常导致垂体缺血,糖尿病性血管病变可引起缺血坏死等。长期大剂量糖皮质激素治疗也可抑制相应垂体激素的分泌,突然停药可出现单一性垂体激素分泌不足的表现。

上述多种病因均可引起下丘脑和(或)垂体功能减退。若为中度或重度垂体功能减退症,未经系统和正规激素补充治疗,或终止治疗,再遇各种应激如感染、败血症、失水、饥饿、寒冷、AMI、脑卒中、手术、外伤、麻醉及使用镇静药、催眠药、降血糖药等,常可诱发多种代谢紊乱和器官功能失调,出现精神失常、意识模糊、神志不清、谵妄甚至昏迷诱发垂体危象。

二、诊断

(一)临床表现

患者在发病前多已有性腺、甲状腺、肾上腺皮质功能减退的症状与体征,如面色苍白,皮肤色素减少,消瘦,产后缺乳,头发及阴毛、腋毛脱落,闭经,性欲减退,生殖器及乳房萎缩,怕冷,反应迟钝,虚弱乏力,厌食,恶心,血压降低等。本病起病急骤,大多数患者则在应激或服用安眠镇静药情况下发病。少数患者则可由于使用甲状腺激素治疗先于肾上腺皮质激素,代谢率增加使肾上腺皮质功能减退进一步加重。在诱发因素作用下,患者易于发生意识不清和昏迷症状。

临床表现有多种类型,其中以低血糖型为多见。

(1)低血糖型较多见,由于垂体功能减退和其升糖激素缺乏,肝糖原贮备不足,糖异生减弱,血糖降低时不能及时升高血糖,患者常清晨空腹时发病,伴有头晕、出汗、心慌、精神失常症状,癫痫样发作,最后进入昏迷,血糖<2.5 mmol/L。

(2)高热型多因感染引起,患者高热(体温可达 40℃),瞬即显现神志不清、昏迷,多伴有血压降低甚至休克。

(3)低体温型多发生于冬季,严重者体温可低于 30℃,四肢冰冷,皮肤苍白、干燥,脉弱缓慢,系甲状腺功能减退所致。

(4)水中毒型患者皮质醇不足,对水负荷后的利尿反应较差,因此在饮水过多或进行水试验时容易引起水中毒、脑细胞水肿,出现恶心、呕吐、烦躁不安、抽搐、昏迷等症状。

(5)垂体卒中型起病突然,并伴有颅内高压和脑膜刺激征,患者感觉剧烈头痛,出现恶心、呕吐,视力减退以至失明,继而意识障碍以至昏迷,多有脑膜刺激征。脑脊液检查可发现红细胞、含铁血黄素、蛋白质增高等;患者在起病前已有肢端肥大症、库欣综合征、纳尔逊综合征等临床表现与体征,但无功能的垂体肿瘤则可缺如。

(6)垂体切除后昏迷垂体肿瘤或糖尿病视网膜病变等需做垂体切除治疗的患者,术后可因局部损伤、出血和垂体前叶功能急剧减退以致昏迷不醒。患者可有大小便失禁,对疼痛刺激仍可有反应。血压可以正常或偏低。如术前已有垂体前叶功能不全和(或)手术前后有水、电解质平衡紊乱者则更易发生。

(7)失钠、循环衰竭型常表现为急性胃肠炎和胃肠功能紊乱,循环衰竭。

(8)混合型即上述表现的综合存在,不以某一症状和系统为突出表现。

(二)实验室检查及其他辅助检查

患者血糖、血钠低下,严重者血糖可降至 $1.1\sim2.0$ mmol/L($20\sim36$ mg/dL)。尿 17-酮类固醇、17-羟类固醇水平低下,血浆促肾上腺皮质激素(ACTH)、皮质醇降低,嗜酸性粒细胞直接计数常在 0.3×10^9/L($300/\mu$L)以上。甲状腺摄[131]I 功能低下,血浆促甲状腺激素(TSH)、三碘甲腺原氨酸(T_3)、甲状腺素(T_4)浓度水平降低;血浆卵泡刺激素(FSH)、黄体生成素(LH)、雌二醇(E_2)、睾酮、孕酮等浓度水平均降低。促甲状腺激素释放激素(TRH)、黄体生成激素释放激素(LRH)兴奋试验有助于鉴别病变部位在下丘脑或垂体。①TRH 兴奋试验:静脉推注 TRH 200 μg,$15\sim30$ 分钟后 TSH、催乳素(PRL)明显升高者提示垂体分泌 TSH、PRL 贮备功能正常,反应低下者提示垂体前叶功能低下,延迟反应者提示垂体前叶功能低下系下丘脑病变所致。②LRH 兴奋试验:静脉推注 LRH 100 μg,$15\sim30$ 分钟后 FSH、LH 较基础升高 $3\sim5$ 倍为正常反应,反应低下者提示垂体前叶功能减退,反应延迟者提示病变部位在下丘脑。ACTH 兴奋试验呈延迟反应。垂体卒中患者,急性期血浆皮质醇和 T_3、T_4 正常,稍后才出现皮质醇降低,T_3、T_4 降低出现的时间则较皮质醇出现降低的时间为晚。

(三)诊断和鉴别诊断

根据患者临床表现,有关病史,若患者发病前已有肾上腺、甲状腺、性腺功能减退的症状与体征,在诱发因素下出现垂体危象的临床表现,应考虑可能为本病。诊断的确立有赖于垂体肾上腺和垂体甲状腺轴的检查,除有肾上腺、甲状腺等靶腺功能不足(血浆皮质醇和 T_3、T_4 浓度水平降低)外,还需有垂体前叶功能减退(血浆 ACTH、TSH 浓度水平降低,ACTH 兴奋试验延迟反应)的依据。病变部位在垂体或下丘脑,可通过 TRH 兴奋试验、LRH 兴奋试验进行诊断。本病主要的临床表现为低血糖、高热或低体温、低血压、昏迷,因此需与其他原因所致者,如肝昏迷、尿毒症、糖尿病酮症酸中毒昏迷、糖尿病非酮症性高渗性昏迷、药物中毒、中枢神经系统感染、颅脑外伤、脑血管意外,以及各种原因所致的休克等进行鉴别。本病既往有特殊的慢性病史,危象的发生大多有急性诱因,而其他原因引起者均有其各自的临床特点,可资鉴别。垂体卒中者大多数有垂体肿瘤的症状与体征,X 线蝶鞍照片和计算机 X 线断层摄影(CT)检查有肿瘤的依据,起病急骤,脑脊液检查显示红细胞、含铁血黄素和蛋白质增加,脑血管造影可与动脉瘤出血鉴别。

病史不清或昏迷患者应注意以下特点,有其中一点就应考虑垂体危象的可能。

(1)女性患者有产后大出血或高热史,产后一直无乳、闭经。男性患者平时有性欲减退、勃起功能障碍史。

(2)曾有严重的颅内感染,颅底骨折、外伤,或颅内中路术后和放疗史,或白血病、淋巴瘤等病史,伴不明原因的低体温、低血糖、低血压或低钠,循环衰竭。

(3)毛发和(或)眉毛稀疏,腋毛和阴毛脱落,乳房萎缩,乳晕变浅,皮肤苍白、干燥、无弹性,四肢冰冷,血压偏低,脉缓弱。

(4)平时免疫力低,反复感染,轻度感染即可引起严重症状,发生高热、休克和意识改变。

(5)难以解释的体质虚弱、厌食、慢性吐泻、困倦、嗜睡和不明原因的精神症状。

三、治疗

垂体危象虽然是继发性肾上腺皮质和(或)甲状腺功能减退病情的进一步发展,但威胁患者生命最主要的病因为肾上腺皮质功能减退,故治疗应以此为重点。根据垂体危象的临床类型进行针对性的治疗,当然可取得理想的效果,但由于垂体危象是内科急症,通过实验室检查等进行分型才予治疗,势必延误治疗时机甚至危及患者生命。鉴于本病发生低血糖较多,且治疗上应以纠正肾上腺皮质功能使皮质激素水平恢复正常水平为首要措施,因此对拟诊为垂体危象的患者于采血进行血糖、血钠、血尿素氮、尿钠、血浆渗透压及有关激素等检查后,不必等待检验结果,应迅速按以下措施进行治疗。

(1)补充葡萄糖和水、电解质:先给予50%葡萄糖注射液40～60 mL静脉推注,继而予10%葡萄糖注射液或5%葡萄糖氯化钠注射液静脉滴注,不可骤然停止以免发生继发性低血糖,可同时加入皮质激素,以避免内源性胰岛素分泌过多引起低血糖。密切监测患者血糖变化,及时纠正低血糖。有呕吐、腹泻等失钠病史及血容量不足者,需补充5%葡萄糖氯化钠注射液及0.9%氯化钠注射液。补液量根据血钠、失水量等而定。

(2)补充氢化可的松:补充糖皮质激素是治疗垂体危象的关键,不但可使肾上腺皮质激素不足得到补充,而且可使血糖稳定,不致因给予葡萄糖使内源性胰岛素分泌再度引起低血糖。于开始治疗第1小时静脉给予氢化可的松100 mg,以后每6～8小时给予100 mg。第1天用量为300～500 mg,以后可根据病情改善情况,每天减少剂量30%～50%,直至改用可的松或氢化可的松口服维持。严重感染、休克、循环衰竭者可加量,病情稳定后改维持量口服,低体温有甲状腺功能减退的昏迷患者,氢化可的松的用量不宜过大,以免抑制甲状腺功能而使病情加重。

(3)其他治疗:①发热感染者,应积极采用有效抗菌药物治疗,感染性休克者除补液、静脉滴注氢化可的松外,还需用升压药物。②水中毒患者如能口服,立即给予泼尼松10～20 mg;不能口服者可将50 mg氢化可的松溶于25%葡萄糖注射液40 mL中,缓慢静脉推注,继以氢化可的松100 mg溶于5%或10%葡萄糖注射液250 mL内静脉滴注。③低温患者应予保温,注意避免烫伤,给予甲状腺激素口服;如不能口服则鼻饲。可给予甲状腺素粉片,每6小时30～45 mg。T_3的效果更为迅速,可每6小时静脉推注25 μg。低温型患者在用甲状腺激素治疗的同时宜用适量的氢化可的松(如50～100 mg静脉滴注),以免发生肾上腺皮质功能不足。④其他对症治疗。

(4)垂体危象的护理:垂体危象患者的主要护理目标如下。①严格监测患者各种生命指标和重要脏器功能;②消除患者焦虑情绪,使患者主动配合治疗和护理;③保证机体营养的需要,保持水、电解质平衡,待患者清醒后鼓励患者进食;④帮助患者尽早活动,并逐渐使患者恢复排便功能;⑤做好健康宣教,预防并发症和再次发生危象。

(5)垂体卒中的治疗,主要是经蝶窦进行手术以去除对下丘脑及生命中枢的压迫,特别是视力呈进行性减退的患者,尤需立即进行。应急时,可予大剂量地塞米松,一方面可迅速减低颅内压,另一方面可补充肾上腺皮质激素的不足。开始剂量为4 mg,加入50%葡萄糖注射液中静脉推注,然后加入5%～10%葡萄糖注射液中以每小时4 mg的速度静脉滴注。

(6)垂体危象患者严禁使用吗啡、氯丙嗪、巴比妥等中枢神经抑制剂及麻醉剂,因可导致昏迷或使昏迷加重;对胰岛素及口服磺脲类药物十分敏感者,可发生严重低血糖甚至昏迷,亦不宜使用,必须使用时要小心谨慎,密切监测血糖及病情变化,防止低血糖的发生。本病经积极治疗后病情多能迅速改善,但大部分患者需使用激素终身替代治疗。使用激素替代治疗的患者不能随意中断,在应激情况时需将治疗剂量加大,以免危象再次发生。

第二节 甲状腺危象

甲状腺危象是甲状腺毒症急性加重的一个综合征,发作原因可能为循环内FT3水平增高,病因多种,其中以格雷夫斯病为多见,约占90%,其余约占10%,异位性及促激素性甲状腺功能亢进则少于1%。临床表现主要以甲状腺激素过多所引起的代谢增高和神经兴奋两大症状群为特征。甲状腺危象较常见的诱发因素有感染、外伤、手术、[131]I治疗、创伤、严重药物反应、心肌梗死、精神刺激等。发病机制除甲状腺激素释放过多外,还牵涉到机体靶器官对激素反应的改变,甲状腺激素中间代谢受影响致灭活减弱,儿茶酚胺活性增强,增加甲状腺激素与儿茶酚胺的相互作用等亦为导致发病的原因。

一、病因与发病机制

(一)甲状腺毒症的病因

甲状腺毒症是指血液循环中甲状腺激素量过多,引起以神经、循环、消化等系统兴奋性增高和代谢亢进为主要表现的一组临床综合征。根据甲状腺的功能状态,甲状腺毒症可分为甲状腺功能亢进型和非甲状腺功能亢进型;前者的病因主要有Graves病、多结节性毒性甲状腺肿、甲状腺自主高功能腺瘤(Plummer病)、碘致甲状腺功能亢进症(碘甲亢)、桥本甲状腺毒症、垂体TSH分泌性腺瘤等,后者包括破坏性甲状腺毒症和服用外源性甲状腺激素所致的甲状腺毒症。由于甲状腺滤泡被炎症(如亚急性甲状腺炎、无症状性甲状腺炎、桥本甲状腺炎、产后甲状腺炎等)破坏,甲状腺滤泡腔内储存的甲状腺激素过量进入循环引起的甲状腺毒症称为破坏性甲状腺毒症。

(二)甲状腺危象的诱因

多种原因可诱发甲状腺危象,这些原因可以是单一的,也可以是几种原因合并叠加的。

1.内科方面的诱因

①感染:感染是引发甲状腺危象最常见的内科原因。主要包括上呼吸道感染、咽炎、扁桃体炎、气管炎、支气管肺炎。其次是胃肠道和泌尿系感染。脓毒病及其他感染如皮肤感染等均少见。②应激:精神极度紧张、工作过度劳累、高温、饥饿、药物反应(如药物过敏、白细胞明显减少、洋地黄中毒等)、心绞痛、心力衰竭、糖尿病酸中毒、低血糖、高钙血症、肺栓塞、脑梗死及其他脑血管意外、妊娠(甲状腺患者妊娠后未治疗的)、分娩及妊娠高血压综合征等,均可能导致甲状腺突然释放大量甲状腺激素,引起甲状腺危象。③不适当停用碘剂药物:应用碘剂治疗甲状腺肿突然停用碘剂,原有甲状腺症状可迅速加重,因为碘化物可以抑制甲状腺激素结合蛋白质的水解,使甲状腺激素释放减少。此外,细胞内碘化物增加超过临界浓度时,可使甲状腺激素的合成受抑制,由于突然停用碘剂,甲状腺的滤泡上皮细胞内碘的浓度减低,抑制效应消失,甲状腺内原来贮存的碘又能合成甲状腺激素,释入血中,使病情迅速加重。不规则使用或停用硫脲类抗甲状腺药,偶尔也会引发甲状腺危象,但这种情况并不多见。④少见原因:由于放射性碘治疗甲状腺引起的放射性甲状腺炎、甲状腺活体组织检查,以及过多或过重或反复触摸状腺,使甲状腺受到损伤,均可使大量的甲状腺激素在短时间内释放进入血中,引起病情突然加重。也有称给碘剂(碘造影剂或口服碘)也可引发甲状腺危象。此甲状腺并发症也会发生于以前甲状腺毒症治疗不充分或始终未进行治疗的患者。

2.外科方面的诱因

甲状腺患者存在手术后4～16小时内发生甲状腺危象,要考虑甲状腺危象与手术有关;而甲状腺危象在16小时以后出现者,尚需寻找感染病灶或其他原因。由手术引起甲亢危象的原因如下。①甲亢病情未被控制而行手术:甲亢患者术前未用抗甲状腺药做准备;或因用药时间短或剂量不足,准备不充分;或虽用抗甲状腺药,但已经停药过久,手术时甲状腺功能仍处于亢进状态;或是用碘剂做术前准备时,用药时间较长,作用逸脱,甲状腺又能合成及释放甲状腺激素。②术中释放甲状腺激素:手术本身的应激、手术时挤压甲状腺,使大量甲状腺激素释放进入血中。另外,采用乙醚麻醉时也可使组织内的甲状腺激素进入末梢血中。③剖宫产或甲状腺以外的其他手术。

一般来说,内科方面的原因诱发的甲状腺危象,其病情较外科方面的原因引起的甲状腺危象更为常见,程度也更严重。

(三)发病机制

甲状腺危象发生的确切机制尚不完全清楚,可能与下列因素有关,这些因素可以解释部分患者甲状腺危象的发生原因,尚不能概括全部甲状腺危象发生机制。

1.大量甲状腺激素释放至血液循环

它不是导致甲状腺危象发生最主要的原因,但与服用大量甲状腺激素、施行甲状腺手术、不适当地停用碘剂以及放射性碘治疗有关。

2.血中游离甲状腺激素增加

感染、甲状腺以外其他部位的手术等应激,可使血中甲状腺激素结合蛋白质浓度减少,与其结合的甲状腺激素解离,血中游离甲状腺激素增多。这可以解释部分甲状腺危象患者的发病。

3.周围组织对甲状腺激素反应的改变

由于某些因素的影响,甲状腺患者身体各系统的脏器及周围组织对过多的甲状腺激素适应能力减低,由于此种失代偿而引起危象。临床上可见到甲状腺危象患者有多系统的功能衰竭、血中甲状腺激素水平可不升高,以及一些患者死后尸检所见无特殊病理改变,均支持对甲状腺激素反应发生改变的这种看法。

4.儿茶酚胺结合和反应力增加

在甲状腺危象发病机制中儿茶酚胺起关键作用。甲状腺危象患者的儿茶酚胺结合位点增加,对肾上腺素能刺激反应力增加,阻断交感神经或服用抗交感神经或 β 肾上腺素受体拮抗剂后甲状腺和甲状腺危象的症状和体征可明显改善。

5.甲状腺素在肝中清除降低

手术前、后和存在其他的非甲状腺疾病存在,进食量减少,热量不足,均可引起 T_4 清除量减少,血中甲状腺素含量增加。

二、诊断

(一)临床表现

多数患者原有明显的与甲状腺毒症相关的临床表现,在诱发因素作用下出现临床表现明显加重者为甲状腺危象,少数患者起病迅猛,快速进入到甲状腺危象。

甲状腺危象典型临床表现如下。

1.高热

本症发生时,患者体温急骤升高,常在 39℃ 以上,伴大汗淋漓,皮肤潮红,严重者,继而汗闭,皮肤苍白和脱水。高热是甲状腺危象的特征性表现,是与重症甲状腺的重要鉴别点。

2.中枢神经系统异常

患者表现为精神变态、焦虑、肢体震颤、极度烦躁不安,甚至出现谵妄、嗜睡症状,最后陷入昏迷状态。部分患者可伴有脑血管病发生,脑出血或脑梗死。

3.心血管功能异常

患者心动过速,心率 140 次/min 以上,甚至超过 160 次/min。伴有各种形式的快速心律失常,特别是快速房颤。有些患者可出现心绞痛、心力衰竭,收缩压增高、脉压显著增加。随着病情的恶化,血压下降,患者可能陷入休克。一般来说,甲状腺伴有甲状腺性心脏病的患者,容易发生甲状腺危象,当甲状腺危象发生以后心脏功能进一步恶化。

4.消化功能异常

患者食欲极差,进食减少,恶心,呕吐频繁,腹痛,腹泻明显。腹痛及恶心、呕吐可发生在病的早期。病后体重锐减。肝脏可肿大,肝功能异常,随病情的进展,肝细胞功能衰竭,常出现黄痘。黄疸的出现则预示病情严重及预后不良。

5.电解质紊乱

由于进食少、呕吐、腹泻频繁以及大量出汗,患者最终出现电解质紊乱,约半数患者有低钾血症,1/5 的患者血钠浓度降低。一些患者出现酸碱失衡。

有些患者甲状腺危象临床征象不明显,称作"安静"类型。临床表现为行为改变、睡眠及记忆力障碍、痴呆、抑郁、嗜睡以及被动处事等。

只有很少一部分患者临床症状和体征表现得更不典型,称为"淡漠型"。其特点是患者表现为表情淡漠、木僵、嗜睡、反射降低、低热、明显乏力、心率慢、脉压小及恶病质,甲状腺常仅轻度肿大,最后陷入昏迷,甚而死亡。多见于老年及体质极度衰弱者。

(二)实验室检查

甲亢危象时,血白细胞数可升高,伴轻度核左移。可有不同程度的肝功能异常、血清电解质异常,包括轻度的血清钙和轻度血糖水平升高。

甲亢危象时,患者血清甲状腺激素水平升高,但升高的程度不一样,与一般甲状腺毒症患者比较多数没有更显著的增高,危象病程后期有些患者血清 T_3 水平甚至在正常范围。因此,血中甲状腺激素水平高低对甲亢危象的诊断帮助不大。

(三)诊断标准和注意事项

任何一个甲状腺毒症患者,特别是未经正规治疗或治疗中断及有上述的内科及外科方面的诱因存在时,若出现原有的甲亢病情突然明显增重,则应考虑有甲亢危象的可能。

有甲亢病史和一些特殊体征,如突眼、甲状腺肿大或其上伴血管杂音,以及胫骨前黏液性水肿、皮肤有白癜风及杵状指等表现提示存在甲亢可能,对诊断甲亢危象均有帮助。临床上怀疑有甲亢危象时,可先取血检查甲状腺激素。

甲亢危象尚无统一诊断标准。Wartofsky 和 Peele 介绍用打分法进行诊断[即根据体温高低、中枢神经系统影响、胃肠功能的损害、心率的增加、充血性心力衰竭表现程度、心房纤颤的有无、诱因的存在与否来评分,依据打分后的最后积分来判断:不能诊断(<25 分)、怀疑(25~44 分)或确诊(>45 分)]。某医院通过多年的临床实践,将甲亢危象大体分为两个阶段,即患者体温低于 39℃ 和脉搏在 159 次/min 以下,出现多汗、烦躁、嗜睡、食欲缺乏、恶心,以及大便次数增多等症状定为甲亢危象前期;而当患者体温超过 39℃,脉搏多于 160 次/min,患者出现大汗淋漓或躁动、谵妄、昏睡和昏迷、呕吐及腹泻显著增多等,定为甲亢危象。在病情处于危象前期时,如未被认识、未得到及时处理,会发展为危象。甲亢患者因各种原因使甲亢的病情加重时,只要具备上述半数以上危象前期诊断条件,即应按危象处理。

三、治疗

患者一旦有甲状腺危象前期表现或甲亢危象一经诊断,就应立即开始治疗,一定不要等待血清甲状腺激素的化验结果,才开始治疗。治疗的目的是纠正严重的甲状腺毒症和诱发疾病,保护脏器功能,维持生命指征。对怀疑有甲亢危象的患者,开始治疗时,应当在重症监护病房

(ICU)进行持续监护。

(一)保护机体脏器、防止重要脏器功能衰竭

改善患者危重病况,积极维护生命指征是救治的首要目标。

1.降温

发热轻者可用退热剂,如对乙酰氨基酚,可使用冰袋、室内用电风扇进行物理降温,也需要适当的空调。不宜用阿司匹林。大剂量的阿司匹林可增高患者的代谢率,还可与血中的 T_3 及 T_4 竞争结合 TBG 及 TBPA,使血中游离甲状腺激素增多。高热者,须积极物理降温,如使用电风扇、冰袋、空调,必要时可用人工冬眠方法进行降温(哌替啶 100 mg,氯丙嗪及异丙嗪各 50 mg,混合后静脉持续泵入)。

2.给氧和支持治疗

持续给氧是必要的。患者因高热、呕吐及大量出汗,极易发生脱水及高钠血症,需补充水及注意纠正电解质紊乱。补充葡萄糖可提供必需的热量和糖原。还应补充大量维生素。有心力衰竭或有肺充血存在时,应积极处理,可应用洋地黄及利尿药。对有心房纤颤、房室传导阻滞、心率增快的患者,应当使用洋地黄及其衍生物或钙离子通道阻断剂。

(二)减少甲状腺激素的合成和释放

1.抑制甲状腺激素的合成

抑制甲状腺激素的合成可选用硫脲类抗甲状腺药。可口服或经胃管鼻饲或必要时直肠给药大剂量硫脲类药物(丙基硫氧嘧啶,PTU 600~1000 mg/d,分次用),在 1 小时内可阻止甲状腺内碘化物有机结合。此后每日给予维持剂量(相当于 PTU 300~600 mg/d,分次给药)。甲亢危象时选用 PTU 优于甲巯咪唑,PTU 不仅可抑制甲状腺激素的合成,还可以抑制甲状腺外 T_4 向 T_3 转化。用 PTU 1 天以后,血中的 T_3 水平可降低 50%。

2.抑制甲状腺激素的释放

用硫脲类抗甲状腺药 1 小时后,开始给碘剂,可迅速抑制 TBG 水解,从而减少甲状腺激素的释放。一般每日口服复方碘溶液(林格氏液)30 滴(也有口服 5 滴,每 6 小时 1 次),或静脉滴注碘化钠 1~2 g(或 0.25 g/6 h),或复方碘溶液 3~4 mL/1000~2000 mL 5% 葡萄糖溶液中。若碘化物的浓度过高或滴注过快易引起静脉炎。既往未用过碘剂者,使用碘剂效果较好。有报告指出,在碘化物中用 5'脱碘酶的强抑制剂胺碘苯丙酸钠 0.5 g,每日 2 次,或 0.25 g/6 h,可减缓甲状腺激素从甲状腺中释放,用碘番酸钠替代碘化物更有效。

(三)降低循环中甲状腺激素水平

硫脲类抗甲状腺药和碘化物只能减少甲状腺激素的合成和释放,不能快速降低已经释放到血中的甲状腺激素水平,尤其是 T_4,它的半衰期为 6.1 天,且绝大部分是与血浆蛋白质结合的,在循环中保留的时间相当长。文献中介绍可迅速清除血中过多的甲状腺激素的方法有:换血法、血浆除去法和腹膜透析法,这些方法均较复杂,应用经验较少。

(四)降低周围组织对甲状腺激素的反应

对已经释入血中的甲状腺激素,应设法减低末梢组织对其反应。抗交感神经药物可减轻周围组织对儿茶酚胺的作用。常用的药物如下。

1.β肾上腺素能受体拮抗剂

对抗肾上腺素能的药物对循环中甲状腺激素能间接发挥作用。在无心功能不全时,β-肾上腺素能阻断剂用来改善临床表现。常用的是普萘洛尔(心得安),甲亢患者用本品后,虽然对甲状腺功能无改善,但用药后患者的兴奋、多汗、发热、心率增快等症状均有改善。目前认为本品有抑制甲状腺激素对交感神经的作用,也可较快地使血中 T_4 转变为 T_3。用药剂量需根据具体情况决定,危象时一般每 6 小时口服 40～80 mg,或静脉缓慢注入 2 mg,能持续作用几小时,可重复使用。心率常在用药后数小时内下降,继而体温、精神症状,甚至心律失常(期前收缩、心房纤颤)也均有明显改善。严重的甲状腺毒症患者可发展为高排出量的充血性心力衰竭,β肾上腺素能受体拮抗剂可进一步减少心排血量。但心脏储备功能不全、心脏传导阻滞、心房扑动、支气管哮喘等患者,应慎用或禁用。使用洋地黄制剂心力衰竭已被纠正,在密切观察下可以使用普萘洛尔或改用超短效的艾司洛尔,静脉使用。

2.利血平

消耗组织内的儿茶酚胺,量大时有阻断作用,可减轻甲亢在周围组织的表现。首次可肌内注射 2.5～5 mg,以后每 4～6 小时注射 2.5 mg,约 4 小时以后危象表现减轻。利血平有抑制中枢神经系统及降血压的作用,使用时应予考虑。

(五)糖皮质激素的使用

甲亢危象时肾上腺皮质激素的需要量增加,此外,甲亢时糖皮质激素代谢加速,肾上腺存在潜在的储备功能不足,在应激情况下,激发代偿分泌更多的皮质激素,导致皮质功能衰竭。另外肾上腺皮质激素还可抑制血中 T_4 转换为 T_3。因此,抢救甲亢危象患者时需使用糖皮质激素。皮质激素的剂量:相当于氢化可的松 200～300 mg/d,或地塞米松 4～8 mg/d 的量,分次使用。

四、预后

甲亢危象病死率为 20% 以上(20%～50%)。治疗成功者多在治疗后 1～2 天内好转,1 周内恢复。某医院 36 例次危象患者,平均在抢救治疗后 3 天内脱离危险,7(1～14)天内恢复。开始治疗后的最初 3 天是抢救的关键时刻。危象消失以后,碘剂及皮质激素可逐渐减量、停用,做甲亢病的长期治疗安排。

第三节 肾上腺危象

肾上腺危象亦称急性肾上腺皮质功能减退症或艾迪生危象,是指肾上腺皮质功能急性衰竭所致的危重综合征。病因多由于肾上腺皮质严重破坏致肾上腺皮质激素绝对不足,或慢性肾上腺皮质功能减低,患者在某种应激情况下出现肾上腺皮质激素相对不足。主要临床表现为高热、胃肠功能紊乱、循环虚脱、神志淡漠、萎靡或躁动不安、谵妄甚至昏迷,诊治稍失时机将耽误患者生命。

一、病因与发病机制

肾上腺危象的常见病因如下。

(1)急性肾上腺皮质出血、坏死:①最常见的病因是感染。严重感染脓毒症合并全身和双侧肾上腺出血,如流行性脑脊髓膜炎合并的 Waterhause-Friderichsen 综合征、流行性出血热合并肾上腺出血等。②全身性出血性疾病合并肾上腺出血,如血小板减少性紫癜、DIC、白血病等。③癌瘤的肾上腺转移破坏。④外伤引起肾上腺出血或双侧肾上腺静脉血栓形成,以及抗凝药物治疗引起的肾上腺出血等。

(2)肾上腺双侧全部切除,或一侧全切、另一侧 90% 以上次全切除后,或单侧肿瘤切除而对侧已萎缩者,如术前准备不周、术后治疗不当或激素补给不足、停药过早等均可发生本症。

(3)原发和继发性慢性肾上腺皮质功能不全患者,在下列情况下可发生肾上腺危象:①Addison患者和肾上腺次全切除术后患者,在感染、劳累、外伤、手术、分娩、呕吐、腹泻和饥饿等应激情况下可致肾上腺危象;②长期激素替代治疗患者突然减停激素;③垂体功能减低患者,如 Sheehan 征患者在未补充激素情况下给予甲状腺素或胰岛素时也可能诱发肾上腺危象。

(4)在长期大剂量肾上腺皮质激素治疗过程中,由于患者垂体、肾上腺皮质受重度抑制而萎缩,如骤然停药或减量过速,可引起本症。

肾上腺皮质激素是维持人生命活动所必需的物质。正常人在严重应激情况下皮质醇分泌增加至基础水平的 10 倍,但慢性肾上腺皮质功能减低、肾上腺皮质破坏的患者则不仅其没有相应的增加,反而是肾上腺皮质激素严重不足。当盐类皮质激素不足时,肾小管回吸收 Na^+不足,失水、失 Na^+,K^+,H^+潴留;而糖皮质激素不足除糖原异生减弱致低血糖外,也有与盐皮质激素对水、盐相同的作用,由于失 Na^+、失水引起血容量减少,血压下降可致患者虚脱和休克,引起肾上腺危象。

二、诊断

(一)临床表现

肾上腺危象的发病可呈急性型,即可因皮质激素缺乏或严重应激而骤然发病;也可以呈亚急性型,主要是由于部分皮质激素分泌不足或轻型应激所造成,临床上发病相对缓慢,但疾病晚期也可以表现为严重的急性型。发生危象时,既具有共同的临床表现,也可因原发病不同而表现出各自的特点。

1.原发病的不同与起病特点

各种病因所致的肾上腺危象本身的表现是相同的,他们之间的鉴别有赖于发生危象前各自的临床特征;危象的诱因和起病特点也有参考价值。①手术所致的肾上腺危象多于术后即发生,因失盐、失水有一个过程,常于48小时后症状明显。②难产分娩的新生儿若有肾上腺出血也常在出生后数小时至1~2天内发生危象。③弥散性血管内凝血所致者,常有严重的感染、休克、出血倾向、缺氧发绀及多器官栓塞等表现,凝血机制检查有异常发现。④流脑所致者,有烦躁、头痛呕吐、神志改变、颅内压增高、高热、皮肤黏膜紫斑、白细胞升高、脑脊液异常等症状。⑤慢性肾上腺皮质功能减退症患者常有明显色素沉着、消瘦、低血压、反复昏厥发作等病史。⑥长期应用肾上腺皮质激素者有向心性肥胖、多血质、高血压、肌肉消瘦、皮肤薄等库欣综合征表现。⑦肾上腺动静脉中血栓形成时,患者可出现骤然腹痛,疼痛部位位于患侧脐旁肋缘下约6.5 cm处,一般早期无高热、休克与心率及呼吸显著加速等表现。

2.肾上腺危象的共同表现

典型的肾上腺危象的表现如下。

(1)循环系统:患者心率快,为160次/min以上,心律失常,脉搏细弱,全身皮肤湿冷、四肢末梢发绀,血压下降,虚脱,休克。

(2)消化系统:患者食欲缺乏甚至厌食,有恶心、呕吐,腹痛、腹泻、腹胀症状。部分病例的消化道症状特别明显,出现严重腹痛、腹肌紧张、反跳痛,酷似外科急腹症。

(3)神经系统:患者极度孱弱,萎靡不振、烦躁不安、谵妄,逐渐出现淡漠、嗜睡、神志模糊症状,严重者乃至昏迷。有低血糖者常有出汗、震颤、视物模糊、复视表现,严重者出现精神失常、抽搐。

(4)泌尿系统:因循环衰竭、血压下降,患者出现肾功能减退,血中尿素氮增高,出现少尿、无尿等症状。

(5)全身症状:患者极度乏力,严重脱水(细胞外液容量丧失约1/5)。绝大多数患者有高热,亦可有体温低于正常者。最具特征性者为全身皮肤色素沉着加深,尤以暴露处、摩擦处、掌纹、乳晕、瘢痕等处为最明显,黏膜色素沉着见于齿龈、舌部、颊黏膜等处,系垂体ACTH、黑色素细胞刺激素(MSH)分泌增多所致。

3.肾上腺切除后发生本症的两种类型

①糖皮质激素缺乏型:一般出现于停止补充可的松治疗1～2天后,患者有厌食、腹胀、恶心、呕吐、精神萎靡、疲乏嗜睡、肌肉僵硬、血压下降等表现。严重者可有虚脱、休克、高热等危象。②盐皮质激素缺乏型:由于术后补钠或摄入不足,加以厌食、恶心、呕吐、失水、失钠,患者常于症状发生5～6天后出现疲乏软弱、四肢无力、肌肉抽搐症状,因血压、体重、血钠、血容量下降而发生本症。

(二)实验室检查

本症的实验室检查特点是三低(低血糖、低血钠、低皮质醇)、两高(高血钾、高尿素氮)和外周血嗜酸性粒细胞增高(常>0.05×10⁹/L,可高达0.3×10⁹/L,此与非肾上腺病引起休克时血嗜酸性粒细胞<0.05×10⁹/L者不同。应排除合并寄生虫病及过敏性休克)。最具诊断价值者为ACTH兴奋试验,肾上腺皮质功能减退症患者储备功能低下,而非本症患者,经ACTH兴奋试验后血、尿皮质类固醇明显上升。

(三)诊断注意事项

肾上腺危象的诊断不难,关键在于能否想到本症的可能性和是否对本症有足够的认识。在临床急诊工作中,若患者有导致肾上腺危象的上述原因与诱因,又出现下列情况之一时应考虑到危象的可能:①不能解释的频繁呕吐、腹泻或腹痛;②发热、白细胞增高但用抗菌药物治疗无效;③顽固性休克;④顽固性低血钠(血钠/血钾<30);⑤反复低血糖发作;⑥不能解释的神经精神症状;⑦患者精神萎靡、明显乏力、虚脱或衰弱与病情严重程度不相关,且出现迅速加深

的皮肤色素沉着。简言之，凡有慢性肾上腺皮质功能减退、皮质醇合成不足的患者，一旦遇有感染、外伤或手术等应激情况时，出现明显的消化道症状、神志改变和循环衰竭即可诊断为危象。

由于大多数肾上腺危象患者表现有恶心、呕吐、脱水、低血压、休克和意识障碍、昏迷，因此必须与其他病因的昏迷鉴别，如糖尿病酮症酸中毒昏迷、高血糖高渗状态、急性中毒及急性脑卒中等。此类患者血糖高或正常，嗜酸性粒细胞数不增加，而本症表现为血糖低，嗜酸性粒细胞增加等，可以此鉴别。由于本病患者常有显著的消化道症状，因此也必须和常见的急腹症鉴别，如胃肠穿孔、急性胆囊炎、重型急性胰腺炎、肠梗阻等。若患者同时有血钾升高、嗜酸性粒细胞增加和血、尿皮质醇减低，则提示有肾上腺危象的可能。仔细询问患者病史在鉴别诊断中是关键。

三、治疗

本病为内科危重急症，一经临床诊断即须进行抢救，不必等待血皮质醇等检验结果才开始治疗。治疗包括纠正水、电解质紊乱，补充足够的皮质激素，治疗诱发因素和抗休克。

1.纠正水、电解质紊乱

抽取血标本测定皮质醇、醛固酮、钾、钠、钙、尿素氮、肌酐、血糖以及嗜酸性粒细胞直接计数后，应立即给予5%葡萄糖氯化钠液或0.9%氯化钠注射液静脉滴注。典型危象患者液体损失量一般不超过总体液量的10%，估计补充液的体量约为正常体重的6%，补液量还需根据个体的脱水程度、年龄和心脏情况而定。开始补液的第1小时可给予1000 mL，第2至第4小时给予1000 mL，以后可根据尿量、血细胞比容、血电解质情况适当调整滴注速度。第一天的补液量为3000～5000 mL。对老年及伴有心肺功能不全的患者进行补液时宜监测中心静脉压。由于肾上腺皮质功能减退患者，肾脏排泄水负荷的能力减退，因此液体输入的总量和速度均需控制，不能过量和过快，以防诱发肺水肿。如体重增加，皮肤有可陷性压痕，纠正血容量后尿量不增加，血清钠显著降低，中心静脉压升高，应警惕水中毒。此时应注意输液量，必要时要限制水分输入。

肾上腺危象的低血钠经补充0.9%氯化钠注射液和皮质激素后多可纠正，不宜输入高渗盐水和高渗溶液，以免加重细胞脱水。对于以糖皮质激素缺乏为主，而脱水不甚严重者盐水补充量应适当减少。如血钾>6.5 mmol/L，可给予1.25%或2.5%碳酸氢钠注射液50～100 mmol（4.2～8.4 g），多能有效地降低血钾和改善心律失常。本病可有酸中毒，但一般不需补充碱性药物，有条件时可做血气分析，了解酸碱平衡紊乱情况后进行治疗。轻度至中等度的酸中毒者经上述治疗后能很快得以纠正，如血pH<7.2，或HCO_3<10～12 mmol/L，可给予碳酸氢钠纠正。治疗期间应每2小时监测患者血钾、钠、血糖、CO_2结合力等。

2.补充足够的皮质激素

有条件时可于开始治疗的同时做人工合成ACTH试验。方法是于第1个1000 mL液体中加入人工合成ACTH 250 μg、地塞米松10 mg，在60分钟内均匀滴入，于治疗前及滴注后30分钟、60分钟分别取血测定皮质醇浓度。不做人工合成ACTH试验者，可给予氢化可的松治疗。开始用氢化可的松 100 mg 静脉推注,使血皮质醇浓度达到正常人在发生严重应激时的水平。继之以氢化可的松 200～400 mg 加入补液中(浓度为 1000 mL 液体中加入氢化可的松 100 mg)静脉滴注 24 小时,使最初 24 小时总量达 400 mg,第 2、第 3 天可减至 300 mg,分次静脉滴注。如病情好转,继续减至每天 200 mg,继而减至 100 mg。呕吐停止、可进食者,可改为口服。如用氢化可的松后,收缩压不能回升至 13.3 kPa(100 mmHg),或者有低血钠症,则可同时服 9α-氟氢可的松 0.05～0.2 mg/d。严重慢性肾上腺皮质功能低下或双肾上腺全切除后的患者需长期服用维持量。

3.休克、低血糖治疗

血压下降者,主要纠正其血容量,必要时可输注全血、血浆、人血白蛋白等。如补充血容量后收缩血压仍小于 70 mmHg,可使用间羟胺或去甲肾上腺素。低血糖者静脉推注 50% 葡萄糖注射液 50～100 mL,随后以 5% 葡萄糖氯化钠注射液维持。

4.治疗诱发因素

有感染者使用有效抗菌药物。体温达 40℃ 或以上者,应予物理降温,使体温降至 39℃ 左右。使用抗凝剂治疗所致者可用鱼精蛋白。沃-弗综合征的发病与 DIC 有关,除使用抗菌药物外,可根据 DIC 情况给予肝素治疗。

5.支持治疗

肾上腺危象多于治疗后 24 小时病情趋向稳定。治疗第 2 天以后,液体入量可根据患者失水情况、尿量、血压等予以调整,一般仍可给予 2000～3000 mL。如患者开始清醒,呕吐停止,可予牛乳、肉汁、糖水、果汁等流质饮食,宜少量多餐,每 4 小时 1 次,可减少补液量。氢化可的松使用剂量可按前 1 天的总量每天减少 30%～50% 给予,或根据病情改为肌内注射或口服,逐渐减至氢化可的松每天 20～30 mg 或可的松每天 25～37.5 mg 的维持剂量以替代治疗。

第四节　低血糖危象

正常情况下,循环血浆中葡萄糖的浓度通过一个复杂而相互联系的神经、体液和细胞调节系统维持在 3.9～7.8 mmol/L(70～140 mg/dL),这是个相对狭窄的范围。当某些病理或生理原因导致非糖尿病患者血糖 ≤2.8 mmol/L(50 mg/dL)、接受药物治疗的糖尿病患者血糖 ≤3.9 mmol/L(70 mg/dL)而引起交感神经兴奋和中枢神经异常甚至意识障碍的症状及体征时,称为低血糖危象。低血糖危象临床表现多样,与血糖下降速度、程度和持续时间等相关。持续严重的低血糖可以导致患者脑细胞产生不可逆损害,甚至死亡,因此不管什么原因引起的低血糖危象均需紧急处理。

一、病因与发病机制

引起低血糖的原因很多,按其发生与进食的关系可分为空腹低血糖和餐后低血糖;按其进展速度可分为急性、亚急性和慢性低血糖;按症状可分为症状性低血糖和无症状性低血糖;按病因可以分为器质性、功能性及外源性低血糖;这些分类方法之间有一定的内在联系和交叉。空腹低血糖主要病因是不适当的高胰岛素血症,餐后低血糖是胰岛素反应性释放过多。临床上反复发生空腹低血糖提示有器质性疾病,餐后引起的反应性低血糖症,多见于功能性疾病。某些器质性疾病(如胰岛素瘤)虽以空腹低血糖为主,但也可有餐后低血糖发作。就低血糖危象而言,依空腹和餐后低血糖来分类有助于指导诊断。

(一)空腹低血糖

1.血糖利用过多

(1)存在高胰岛素血症。常见于:①口服降糖药物患者,以口服胰岛素促泌剂者最常发生,如:格列本脲(优降糖)、消渴丸(含优降糖)、甲苯磺丁脲(D860)、格列美脲、格列齐特、格列吡嗪、格列喹酮等。二甲双胍与胰岛素或促胰岛素分泌剂联合使用时可增加低血糖发生的危险性,特别是老年患者和肝、肾功能不全,药量过大者更多见,甚至出现难治性低血糖。②胰岛 B 细胞瘤、异位胰岛素分泌瘤、胰岛素自身免疫综合征(IAS)及注射胰岛素患者等均可因内生或外源性胰岛素过多导致低血糖。③氯喹、奎尼丁、奎宁等可延缓胰岛素的降解,在血中胰岛素浓度升高从而加强其降血糖作用。④糖尿病患者妊娠时,胎儿由于连续得到葡萄糖的过量供给,其胰腺细胞会受到高血糖的刺激而显著增生,胎儿出生后因失去母亲供给的葡萄糖,在自身的血糖调节机制未完全发挥作用之前极易发生低血糖。

(2)正常血浆胰岛素浓度。多见于:①胰外肿瘤,如胸腹腔肿瘤(纤维肉瘤、间皮瘤、黏液瘤)、胆管癌、肾上腺皮质癌、肾胚胎瘤、淋巴瘤、肝癌、胃肠癌及肺癌、卵巢癌等,这些癌肿可能分泌胰岛素样生长因子-Ⅰ、Ⅱ(IGF-Ⅰ、IGF-Ⅱ)致使产生血糖。②对胰岛素过度敏感,见于 Addison 病、甲状腺功能低下、腺垂体功能减低等患者。③全身性卡尼汀缺乏、脂肪氧化酶缺乏、3-羟基-3-甲基戊二酸-CoA 还原酶缺乏等均可因影响糖代谢而导致低血糖。

2.血糖生成不足

(1)升糖激素缺乏:垂体功能降低、肾上腺功能不全、胰高血糖素缺乏等情况,可因应激时升糖作用不足而导致严重的低血糖。

(2)先天性葡萄糖酶缺乏:如肝糖原累积症(Ⅰ、Ⅳ、Ⅵ、Ⅸ型)、半乳糖血症、遗传性果糖不耐受症、家族性半乳糖-果糖不耐受症、果糖-1,6-二磷酸缺乏症、儿童酮症性低血糖等。

(3)肝脏疾病:如肝淤血、严重肝炎、肝硬化、急性肝衰竭时,肝脏对血糖调节作用的缺失,易致低血糖。

(4)药物:除了胰岛素和磺脲类药物外,乙醇最常见。乙醇可在空腹一定时间后将糖原储存耗尽,大量饮酒可因为肝糖原消耗以及糖原异生减少而引起严重的低血糖。其次,水杨酸是最常涉及的药物,它在与降糖药物联用时会使血药浓度增大,同时也有降糖作用,可以导致低血糖昏迷。此外,奎宁、β受体拮抗剂、吲哚美辛(消炎痛)和保泰松等也会导致血糖过低。

(5)严重的营养不良:如小肠吸收不良综合征、克罗恩病、慢性肠炎、尿毒症、饥饿性营养不良症等。

(6)新生儿因糖原储备不足或消耗过多、糖异生能力低下极易发生低血糖。

(二)餐后(反应性)低血糖

1.血糖利用过多

(1)餐后营养性高胰岛素血症。包括:①胃大部切除术后低血糖(滋养性低血糖),由于胃迅速排空致使葡萄糖吸收加速,胰岛素反应性分泌增加。而葡萄糖的下降较胰岛素的下降更快,导致葡萄糖和胰岛素的不平衡而发生低血糖。②早期糖尿病反应性低血糖,糖尿病早期的胰岛 B 细胞分泌呈第一时相反应迟钝、第二时相高峰延迟的特点,致使患者在进食 4～5 小时后出现低血糖。

(2)特发性功能性低血糖症:由于迷走神经兴奋性增高,患者餐后 3～4 小时出现低血糖反应。临床表现以肾上腺素分泌过多综合征为主。

(3)降糖药物剂量偏大或用药后未进食所致。

(4)亮氨酸过敏:亮氨酸对胰岛素分泌有很强的刺激作用。对亮氨酸过敏是导致婴幼儿低血糖的重要原因。

2.血糖生成不足

(1)慢性脏器功能不全及伴有自主神经病变的糖尿病患者,由于对低血糖反应的应激性下降造成血糖生成不足。

(2)先天性糖代谢酶缺乏,如先天性果糖不耐受症、半乳糖血症。

(三)病理生理

脑细胞所需要的能量几乎完全来自血液中的葡萄糖。当血糖下降至 2.8～3.0 mmol/L(50～55 mg/dL)时,胰岛素分泌受抑制,升糖激素(胰高血糖素、肾上腺素、生长激素和糖皮质激素等)分泌增加,出现交感神经兴奋症状。血糖下降至 2.5～2.8 mmol/L(45～50 mg/dL)时,大脑皮层受抑制,继而皮层下中枢包括基底核、下丘脑及自主神经中枢相继累及,最后延脑活动受影响。低血糖纠正后,按上述顺序逆向恢复。

二、诊断

(一)临床表现

低血糖症的临床表现是非特异的,个体间差异也较大,并与低血糖的程度、患者的年龄、血糖下降的速度及持续的时间有关。临床表现多分为交感神经过度兴奋与脑功能障碍两个阶段。若无第 1 阶段即进入第 2 阶段且很快昏迷者,多为糖尿病患者注入过多的胰岛素所致。低血糖时先发生交感神经系统兴奋性增高反应者称为急性神经性低血糖,主要见于血糖迅速降到阈值时。该值健康人为 2.8 mmol/L,新生儿为 1.70 mmol/L,接受药物治疗的糖尿病患者只要血糖水平≤3.9 mmol/L 就属低血糖范畴。继发于慢性器质性或代谢性疾患的低血糖症状,常在不知不觉中出现,称为亚急性或慢性低血糖,表现为以大脑损害为主的中枢神经系统病症,这类患者的前驱症状不明显。总的来说,低血糖危象临床症状表现在交感神经兴奋症状和脑功能障碍两个阶段。

1.自主(交感)神经兴奋症状

它是指由于低血糖激发交感神经系统释放肾上腺素、去甲肾上腺素和一些肽类物质,患者因此产生的多汗、饥饿感和感觉异常、震颤、心悸、焦虑、紧张、面色苍白、软弱无力、心率加快、四肢冰凉、手颤动、收缩压轻度增高等的症状。此时患者神志尚清,若不能及时补充糖分,则进一步发展为第2阶段脑功能障碍的症状。

2.中枢神经系统症状

低血糖时中枢神经的表现本质上是中枢神经系统葡萄糖缺乏的结果,可轻可重,从精神活动的轻微损害到惊厥、昏迷甚至死亡。先是大脑皮质受抑制,继而皮质下中枢包括基底核、下丘脑及自主神经中枢相继累及,最后延脑活动受影响。①大脑皮质功能受抑制:患者有意识模糊,定向力及识别力渐丧失,嗜睡、肌张力低下、多汗、震颤、精神失常等表现;②皮质下中枢受抑制:患者躁动不安,痛觉过敏,可有阵挛性及舞蹈样动作或幼稚动作(吮吸、紧抓、鬼脸)等,表现为瞳孔散大、强直性惊厥、锥体束征阳性、昏迷等;③中脑受累时可有阵挛性及张力性痉挛、扭转痉挛、阵发性惊厥等;④当波及延脑时患者进入严重昏迷阶段,可有去大脑强直、各种反射消失、瞳孔缩小、肌张力降低、呼吸减弱、血压下降等症状。如历时较久,常不易逆转。

值得注意的是,老年人发生低血糖症状多不典型,经常容易被误诊,尤其是以昏迷、抽搐伴偏瘫为首发症状的低血糖患者,出现暂时性偏瘫,常伴有意识不清,与脑卒中很相似。

(二)实验室检查

1.血糖测定

临床上一般用静脉血浆葡萄糖浓度表示血糖水平。低血糖患者血糖浓度多低于2.8 mmol/L,但长期高血糖的糖尿病患者血糖突然下降时,虽然血糖浓度高于此水平,仍会出现低血糖反应的症状。

2.延长(5小时)口服葡萄糖耐量试验(OGTT)

多用于餐后低血糖的诊断。不同原因的低血糖症有不同的糖耐量曲线(表6-4-1)。

表6-4-1 各种低血糖症糖耐量试验曲线的特点

低血糖症	空腹血糖	高峰	曲线下降情况
功能性低血糖	正常	正常	服糖后2~3小时出现低血糖
滋养性低血糖	正常	较高	服糖后2小时左右出现低血糖
胰岛B细胞瘤	降低	降低	服糖后2小时血糖仍低
肝源性低血糖	偏低	较高	服糖后2小时血糖仍较高
糖尿病早期反应性低血糖	升高	升高	服糖后2小时血糖仍高,3~5小时后出现低血糖

3.血清胰岛素、C肽、胰岛素原测定

胰岛素测定在低血糖症的诊断中非常重要,尤其对内源性胰岛素分泌过多引起的低血糖的诊断。由于胰岛素升高尚见于胰岛素免疫、妊娠后期等,因此判断时必须结合同时测定的血糖值。①胰岛素释放指数:血浆免疫反应性胰岛素(μU/mL)与同时测定的血糖值(mg/dL)之比,正常值<0.3,>0.4为异常,胰岛B细胞瘤的患者该指数常>1。②胰岛素释放修正指数:血浆胰岛素×100/(血浆葡萄糖值-30 mg/dL)。该值<50为正常,>80提示胰岛B细胞瘤。③低血糖时胰岛素测定值:放射免疫法>6 μU/mL提示低血糖为胰岛素分泌过多所致。胰岛B细胞瘤患者的胰岛素水平很少超过100 μU/mL(放免法),如超过1000 mU/L提示为外源性胰岛素或存在胰岛素抗体。④C肽>200 pmol/L(ICMA)或胰岛素原>5 pmol/L(ICMA)

也可以诊断为胰岛素分泌过多。

4.禁食试验

正常人饥饿 72 小时血糖值不＜3.1 mmol/L,胰岛素水平不＜10 μU/mL,而 90％胰岛 B 细胞瘤患者饥饿 24 小时即有低血糖反应,发作时血糖值＜2.5 mmol/L,而胰岛素水平不降,因而计算的胰岛素释放指数增加。这项试验需在医生监护下进行,患者一旦出现低血糖症状,立即取血测血糖和胰岛素,同时给患者注射葡萄糖或进食以终止试验。注意一次饥饿试验阴性不能完全排除胰岛素瘤。

5.激素测定

内分泌疾患引起的低血糖,根据不同的原因可测定生长激素、皮质醇、甲状腺激素、肾上腺素、性激素和 IGF-Ⅰ、IGF-Ⅱ等。

(三)诊断注意事项

(1)确定低血糖危象:可依据 Whipple 三联征确定。①低血糖症状;②发作时血糖＜2.8 mmol/L(50 mg/dL);③补充葡萄糖后低血糖症状迅速缓解。少数空腹血糖降低不明显或处于非发作期的患者,应多次检测有无空腹或吸收后低血糖,必要时采用 48～72 小时禁食试验。

(2)临床常用的词"低血糖反应":指有与低血糖相应的症状体征(主要是交感神经兴奋的表现),但血糖值未低于 2.8 mmol/L,常见于药物治疗的糖尿病患者。"低血糖"则属于生化诊断,指血糖低于 2.8 mmol/L 的情况,患者往往伴有临床症状,无症状者称为"无症状低血糖"。患者没有自觉的前驱症状直接进入意识障碍状态者为"未察觉的低血糖症"。

(3)尚未确诊的低血糖昏迷,应排除 AEIOUH 六大类昏迷原因,A.脑血管病;E.癫痫;I.感染;O.中毒;U.尿毒症;H.中暑。

(4)已确诊低血糖症者,应与不同病因所致的低血糖症相鉴别。

①糖尿病早期反应性低血糖:患者多在进食后 3～5 小时出现低血糖。患者多超重或肥胖,可有糖尿病家族史。5 小时 OGTT 显示空腹血糖高于正常,服糖后 0.5、1、2 小时血糖升高,3～5 小时内可出现低血糖,血浆胰岛素高峰往往迟于血糖高峰。

②特发性功能性低血糖症:为发生于餐后 2～4 小时或 OGTT 2～5 小时的暂时性低血糖。多见于女性,临床表现以肾上腺素分泌过多综合征为主,患者表现为心悸、心慌、出汗、面色苍白、饥饿、软弱无力、手足震颤、血压偏高等。一般无昏迷或抽搐,偶有昏厥,午餐及晚餐后较少出现。每次发作时间为 15～20 分钟,可自行缓解,病情非进行性发展,空腹血糖正常,发作时血糖可以正常或低至 2.8 mmol/L(50 mg/dL),但不会更低。口服葡萄糖耐量试验,在服糖后 2～4 小时其血糖可下降至过低值,然后恢复至空腹时水平。患者能耐受 72 小时禁食。没有胰岛素分泌过多的证据。糖尿病家族史常缺如。

③肝源性低血糖:患者多有严重的肝脏疾患,肝功能异常。主要为空腹低血糖,饥饿、运动等可诱发该病,病情呈进行性。餐后可有高血糖。OGTT 显示空腹血糖偏低,服糖后 2 小时血糖偏高,3～5 小时可能出现低血糖。

④胰岛 B 细胞瘤:可见于任何年龄患者,女性约占 60％;该病起病缓慢,反复发作,进行性加重。多在清晨、饥饿及运动时发作低血糖,发作时血糖很低。OGTT 呈低平曲线,血清胰岛

素、C肽、胰岛素原浓度明显升高；禁食试验及激发试验均呈阳性反应。

⑤酒精性低血糖：患者常有慢性肝病病史，在大量饮酒，尤其是空腹饮酒后出现低血糖；低血糖的临床表现常被醉酒状态所掩盖。没有胰岛素过多的证据；可伴有代谢性酸中毒、酮尿或酮血症。

⑥胰外肿瘤：临床低血糖发作典型，多为空腹低血糖，有胰外肿瘤的依据、症状及体征。没有胰岛素分泌过多的证据，如血中IGF-Ⅱ增加则有助于诊断。

⑦胰岛素自身免疫综合征(IAS)：常与其他自身免疫性疾病同时存在。实验室检查在发现低血糖的同时存在内源性胰岛素分泌过多的证据，血清中胰岛素自身抗体(IAA)阳性，少数患者可查出胰岛素受体抗体。

应注意低血糖危象若以脑缺糖而表现为脑功能障碍为主者，可被误诊为精神病、神经疾患（癫痫、短暂性脑缺血发作）或脑卒中等。

三、治疗

（一）低血糖危象发作时的治疗

(1)已明确为低血糖危象而神志尚未完全丧失者：采血测患者的血糖、胰岛素后，立即予以口服葡萄糖10～20 g，每15～30分钟测其血糖，反复予以葡萄糖口服，直至血糖升至正常，维持血糖在正常范围数小时。

(2)意识障碍的重症患者：立即静脉注射50%葡萄糖注射液20～40 mL；症状不能改善者可重复注射直至清醒，清醒后以10%葡萄糖注射液静脉滴注，维持每小时供糖12 g。将血糖浓度保持在较高水平，并密切观察数小时甚至48小时。

(3)胰高血糖素：输入葡萄糖注射液后仍不见效者，可给胰高血糖素0.5～1 mg，皮下、肌内或静脉注射。用药后患者多于5～20分钟内清醒，否则可重复给药。胰高血糖素起效迅速，维持时间较短，仅为1～1.5小时。清醒后嘱患者进食或继续静脉输入葡萄糖注射液，避免血糖再次下降。目前国内无胰高血糖素。

(4)对垂体及肾上腺皮质功能减退所致的低血糖，经上述处理无效者：可给氢化可的松100～200 mg静脉滴注。

(5)经上述处理，维持血糖在正常范围30分钟以上，仍存在意识障碍者，考虑存在脑水肿。可给予20%甘露醇250 mL，快速静脉滴注，20～30分钟内滴完；并予以地塞米松10 mg静脉注射，根据血糖及意识障碍恢复情况增减用量。

（二）病因治疗

1.胰岛素瘤患者

确诊后应尽早手术切除。恶性胰岛素瘤尽量切除原发病灶、转移淋巴结及转移病灶。胰岛素瘤有可能为多发，所以强调术中血糖监测是判断有无肿瘤残存的简便有效的方法。肿瘤切除1小时内，血糖升至术前基础值的1倍或5.6 mmol/L，就认为切除完全。对高龄、体衰不能承受手术或转移性恶性胰岛素瘤患者可使用化疗药物如链脲霉素和氟尿嘧啶联合治疗，或使用普卡霉素等。

2.肝源性低血糖患者

需进行保肝治疗,随着肝功能的好转低血糖可获改善。患者应多进食高蛋白、高碳水化合物,必要时睡前加餐以免发生清晨低血糖。

3.胰外肿瘤

治疗以手术切除为首选。但许多病例发现时已不能手术,可加强支持疗法,供给丰富的碳水化合物维持血糖。根据肿瘤的性质选择放疗或化疗。

4.功能性低血糖患者

宜少食多餐,饮食中减少碳水化合物含量,适当增加吸收慢的蛋白质及脂肪,多数病例能防止低血糖的发作。精神紧张、易激动、多焦虑者可适当应用地西泮或镇静药物,苯妥英钠有轻度升高血糖作用亦可应用。也可应用阿托品或普鲁本辛,以减轻迷走神经张力,部分患者用药后葡萄糖耐量曲线可获改善。对葡萄糖耐量曲线为糖尿病型的患者,应按葡萄糖耐量减低(IGT)处理。

5.胰岛素自身免疫综合征

糖皮质激素治疗可减轻低血糖的发生。

参考文献

[1]闫春江,陈立强,肖金凤.急诊与重症医学科新诊疗[M].北京:中国纺织出版社,2024.

[2]管向东.重症医学[M].北京:人民卫生出版社,2023.

[3]刘玉光,孟凡刚.临床神经外科学(第3版)[M].北京:人民卫生出版社,2023.

[4]孙同文,张玉想.疑难与急危重病例解析[M].北京:清华大学出版社,2022.

[5]刘如恩.周围神经外科学[M].北京:人民卫生出版社,2022.

[6]张庆华.神经外科学临床应用研究[M].合肥:中国科学技术大学出版社,2021.

[7]邵小平.实用急危重症护理技术规范(第2版)[M].上海:上海科学技术出版社,2020.

[8]毛怀玉.实用急诊内科学进展[M].上海:上海交通大学出版社,2020.

[9]王辰.呼吸危重症实践与临床思维[M].北京:人民卫生出版社,2020.

[10]瞿介明.呼吸与危重症医学[M].北京:中华医学电子音像出版社,2020.

[11]杨志寅,任涛,马骏.内科危重病学[M].北京:人民卫生出版社,2019.

[12]张文武.急诊内科学[M].北京:人民卫生出版社,2018.

[13]方邦江.中西医结合急救医学[M].北京:中国中医药出版社,2017.

[14]谢灿茂.内科急症治疗学[M].上海:上海科学技术出版社,2017.

[15]祝益民.儿科危重症监护与护理[M].北京:人民卫生出版社,2017.

[16]朱蕾.机械通气[M].4版.上海:上海科学技术出版社,2016.

[17]王振杰,何先弟,吴晓飞.实用急诊医学[M].4版.北京:科学出版社,2016.

[18]李春盛.急危重症医学进展[M].北京:人民卫生出版社,2016.

[19]陆付耳.中医临床诊疗指南[M].北京:科学出版社,2016.

[20]杨晴.实用中医诊疗手册[M].北京:人民军医出版社,2015.

[21]徐欣昌,田晓云.消化系统疾病[M].北京:人民卫生出版社,2015.

[22]李春盛.急危重症医学进展[M].北京:人民卫生出版社,2015.

[23]王辰.呼吸与危重症医学[M].北京:人民卫生出版社,2015.

[24]中华医学会.重症医学[M].北京:人民卫生出版社,2015.

[25]张建平,雍文兴,吕娟.中西医结合急危重症学[M].兰州:甘肃科学技术出版社,2015.